DE

L'AUSCULTATION

MÉDIATE.

DE
L'AUSCULTATION
MÉDIATE,

OU

TRAITÉ DU DIAGNOSTIC DES MALADIES

DES POUMONS ET DU COEUR,

FONDÉ PRINCIPALEMENT SUR CE NOUVEAU
MOYEN D'EXPLORATION.

Par R. T. H. LAENNEC,

D. M. P., Médecin de l'Hôpital Necker, Médecin honoraire
des Dispensaires, Membre de la Société de la Faculté de
Médecine de Paris et de plusieurs autres sociétés nationales
et étrangères.

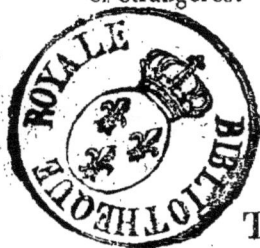

Μέγα δὲ μέρος ἡγεῦμαι τῆς τέχνης εἶναι
τὸ δύνασθαι σκοπεῖν.

Pouvoir explorer est, à mon avis, une
grande partie de l'art. HIPP., *Epid. III.*

TOME SECOND.

A PARIS,

Chez J.-A. BROSSON et J.-S. CHAUDÉ, Libraires,
rue Pierre-Sarrazin, n° 9.

1819.

DE L'IMPRIMERIE DE FEUGUERAY,

rue du Cloître Saint-Benoît, n° 4.

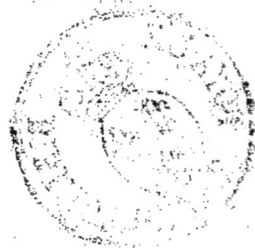

TABLE ANALYTIQUE

DU SECOND VOLUME.

—

TROISIÈME PARTIE.

EXPLORATION DU RALE.

QUATRIÈME PARTIE.

EXPLORATION DE LA CIRCULATION.

SECTION PREMIÈRE. *Analyse des battemens du cœur dans l'état de santé et de maladie.*

SECTION DEUXIÈME. *Des Maladies du cœur.*

CHAP. Ier. *Des Maladies du cœur en général.*

ART. Ier. *Symptômes communs à toutes les maladies du cœur.*

FIN DE LA TABLE ANALYTIQUE DU SECOND VOLUME.

DE L'AUSCULTATION MÉDIATE.

TROISIÈME PARTIE.

EXPLORATION DU RALE.

CHAPITRE PREMIER.

EXPLORATION DU RALE EN GÉNÉRAL.

474. On désigne communément sous le nom de *râle* le murmure bruyant que l'air fait entendre chez les mourans en traversant avec peine des crachats que les poumons ne peuvent plus expulser. A défaut de terme plus générique, je prends ce mot dans une acception plus étendue, et j'entends par *râle* tous les bruits produits par le passage de l'air, pendant l'acte respiratoire, à travers les liquides quelconques qui peuvent se trouver dans les bronches ou dans le tissu pulmonaire. Ces bruits accompagnent également la toux lorsqu'il en existe; mais il est toujours plus commode de les explorer à l'aide de la respiration.

475. Ils sont extrêmement variés; ils ont, pour la plupart, des caractères extrêmement frappans, et les mots me manqueront souvent pour les exprimer, ou du

moins il me sera difficile de les décrire d'une manière
assez exacte pour en donner une idée juste à celui qui
ne les aurait jamais entendus.

Les sensations simples ne peuvent se peindre que
par des comparaisons ; et , quoique celles que j'em-
ploierai me paraissent assez justes , on ne doit pas s'attendre à une similitude parfaite. J'espère cependant
que la description que je vais donner de ces bruits
suffira pour faire reconnaître chacun d'eux à l'observateur le moins attentif ; car ils sont beaucoup moins
difficiles à distinguer qu'à décrire.

Après avoir indiqué les diverses espèces de râles , et
les signes qu'elles fournissent dans plusieurs maladies,
je parlerai , dans des articles séparés , des autres bruits
étrangers à ceux de la respiration et de la circulation,
qui peuvent s'entendre dans la cavité de la poitrine.

476. On peut distinguer quatre espèces principales
de râle : 1° le râle humide ou *crépitation ;* 2° le râle
muqueux ou *gargouillement ;* 3° le râle sec sonore
ou *ronflement ;* 4° le râle sibilant sec ou *sifflement.*

477. Le *râle crépitant* a été décrit en parlant de la
péripneumonie. Je ne répéterai pas, en conséquence,
ce que j'en ai dit : j'ajouterai seulement que le bruit
qui le constitue est fort analogue à celui que fait entendre le tissu d'un poumon sain que l'on presse entre
les doigts , et qu'il est seulement un peu plus fort.
Cette espèce de râle est, comme nous l'avons vu, le
caractère pathognomonique de la péripneumonie au
premier degré. On l'observe également dans l'œdème
du poumon , et quelquefois dans l'hémoptysie. Il ne
se rencontre dans aucun autre cas.

478. Le *râle muqueux* ou *gargouillement* est ce-

lui que produit le passage de l'air à travers des crachats accumulés dans la trachée ou les bronches, ou à travers la matière tuberculeuse ramollie dans une cavité ulcéreuse du poumon : c'est le râle des mourans, et je ne puis en donner une idée plus exacte. Il est le seul que l'on puisse entendre à l'oreille nue : encore cela n'a-t-il lieu que lorsqu'il a son siége dans la trachée ou dans les gros rameaux bronchiques. Le cylindre le fait entendre, comme tous les autres, dans quelque partie du poumon que ce soit.

479. Le *râle sonore sec* ou *ronflement* présente des caractères plus variables que les deux premières espèces. Il consiste en un son plus ou moins grave, et quelquefois extrêmement bruyant, qui ressemble tantôt au ronflement d'un homme qui dort, tantôt au son que rend une corde de basse que l'on frotte avec le doigt, assez souvent au roucoulement de la tourterelle. Cette imitation est quelquefois tellement exacte que l'on serait tenté de croire qu'une tourterelle est cachée sous le lit du malade. Cette dernière variété du râle n'a ordinairement lieu que dans une partie peu étendue du poumon. J'en ai souvent trouvé le siége dans des fistules pulmonaires d'une médiocre capacité ; d'autres fois dans des tuyaux bronchiques dilatés. Il me paraît qu'il ne peut avoir lieu dans ceux qui sont d'un petit diamètre.

Il ne faut pas confondre le râle sonore ou ronflant avec le ronflement guttural dont j'ai parlé ailleurs (§ 183) : le premier a son siége dans la poitrine, et ne s'entend pas à l'oreille nue; le second, au contraire, est dû uniquement, comme nous l'avons vu, à la manière dont l'air inspiré et expiré frappe le voile du palais ; et, en appliquant le cylindre sur la poitrine, il est facile de se convaincre qu'il ne se passe point dans cette cavité.

Il est difficile de déterminer quelle peut être la cause du ronflement pectoral et de ses diverses variétés. La nature du bruit entendu n'a rien qui indique qu'il soit dû au passage de l'air à travers une matière quelconque ; et, à l'ouverture des cadavres, on trouve fort peu de mucosités dans les points où il se faisait entendre. Sa nature, en quelque sorte musicale, porterait plutôt à croire qu'il est dû à un changement quelconque dans la forme des canaux que l'air parcourt dans les poumons.

480. Quoiqu'il soit assez difficile de reconnaître exactement, par l'autopsie, des altérations d'une espèce aussi mobile, celles que j'ai faites me portent à croire que le râle ronflant a lieu toutes les fois qu'une cause quelconque, comme le voisinage d'une tumeur ou d'une glande engorgée, la pression exercée par une inflammation locale et peu étendue du tissu pulmonaire, la présence d'une masse un peu volumineuse de mucus bronchique très-tenace et non mêlé d'air, ou un gonflement local de la membrane interne du poumon rétrécit l'ouverture d'un rameau bronchique, et en rend l'origine plus étroite que le reste de son trajet. Cela me paraît surtout probable pour le roucoulement, qui, comme je viens de le dire, n'a guère lieu que dans des cas où l'air inspiré pénètre à travers un rameau de moindre calibre, dans une fistule pulmonaire ou dans un rameau bronchique dilaté.

481. Le *râle sibilant sec* ou *sifflement* a des caractères assez variés : tantôt il ressemble à un petit sif-

flement prolongé , grave ou aigu , sourd ou assez
sonore ; d'autres fois , au contraire , ce bruit est de
très-courte durée , et ressemble au cri des petits oiseaux , à l'espèce de bruit que font entendre deux plaques de marbre enduites d'huile et que l'on sépare
brusquement l'une de l'autre , ou au cliquetis d'une
petite soupape. Ces diverses variétés du râle sibilant
existent souvent à-la-fois dans diverses parties du poumon , ou se succèdent , dans le même point , à des
intervalles plus ou moins longs.

482. La nature du bruit entendu et les résultats de
l'ouverture des cadavres prouvent que le râle sibilant
est dû à une mucosité peu abondante , mais très-vis-
queuse , obstruant plus ou moins complètement les
petites ramifications bronchiques.

483. On doit distinguer dans chacune de ces espèces de râle , outre la nature particulière du bruit
qui le caractérise , une sorte de léger frémissement
qu'il imprime au cylindre toutes les fois que le point
où le râle a lieu se trouve situé immédiatement au-
dessous de celui où est appliqué le cylindre.

Ce frémissement , fort analogue à celui que produit la voix elle-même sur les parois thoraciques
(§ 19) , peut quelquefois , comme ce dernier , être
senti à la main , et , dans quelques cas , il est même
beaucoup plus sensible. Il est , en général , extrêmement fort dans le râle muqueux et le ronflement , un
peu moins dans le râle crépitant , et moins encore
dans le râle sibilant , surtout quand ce dernier est
lui-même peu bruyant.

Lorsque le râle a son siége dans une partie éloignée du point où est appliqué le cylindre , quoi-

qu'on l'entende très-distinctement et même fortement, on ne sent point le frémissement dont il s'agit. Quand on ne le sent dans aucun point de la surface de la poitrine, le râle a son siége dans les parties les plus centrales du poumon. Ce signe peut paraître subtil à la lecture; mais je puis assurer que rien n'est plus facile à saisir, et qu'il est à peine besoin de quelques minutes d'étude pour apprendre à distinguer, à l'aide du stéthoscope, le degré d'éloignement du point où le râle a lieu.

484. Certains râles, quoique très-forts, peuvent n'être pas entendus à un ou deux pouces du point où ils ont leur siége. Cela a surtout lieu pour le râle muqueux et le râle crépitant. Le ronflement, au contraire, et le râle sibilant s'entendent quelquefois d'un côté à l'autre de la poitrine, et, par cette raison, ils compliquent souvent les autres espèces. Ainsi un homme qui présente le râle muqueux dans le côté droit peut faire entendre, dans le même point et dans le même temps, un râle sonore sec, dont le siége réel est dans les gros rameaux bronchiques du poumon gauche. Cette complication est très-facile à distinguer d'un râle muqueux très-bruyant par lui-même.

485. Le râle présente encore différentes circonstances plus faciles à reconnaître qu'à analyser et surtout qu'à décrire, et dont on ne peut guère donner l'idée qu'en comparant les perceptions fournies par le sens de l'ouïe avec celles que donnerait la vue.

Le râle, écouté à l'aide du cylindre, présente le plus souvent l'image de bulles analogues à celles que l'on forme en soufflant avec un chalumeau dans de l'eau de savon. L'oreille apprécie exactement la consistance du liquide qui forme ces bulles ; et nous n'avons pas exprimé , à beaucoup près , toutes les nuances qu'elle distingue évidemment, en divisant les râles en *secs*, *humides* et *muqueux*.

486. L'ouïe apprécie également de la manière la plus claire le volume des bulles formées par l'air qui traverse le liquide contenu dans le poumon , et , sous ce rapport , on peut dire que le râle est *très-gros*, *gros*, *moyen*, *petit* ou *menu*. Cette dernière expression convient particulièrement au râle crépitant , tel qu'on l'observe dans la péripneumonie au premier degré. Il semble , dans ce cas , qu'une multitude de petites bulles très-égales entre elles se dégagent à-la-fois , et frémissent plutôt qu'elles ne bouillonnent à la surface d'un liquide.

487. Le râle muqueux, au contraire , paraît toujours plus gros , et le plus souvent d'une grosseur inégale , de sorte que , dans le même point et dans le même moment , il présente l'image d'un liquide que l'on insuffle, et qui forme des bulles, les unes de la grosseur d'une aveline, les autres de celle d'un noyau de cerise, ou même d'un grain de chenevis.

488. La quantité des bulles peut être estimée aussi exactement , de sorte que l'on peut dire que le râle est tantôt abondant et tantôt rare. Tantôt, en effet , l'espace du tissu pulmonaire correspondant à celui que couvre le cylindre paraît plein de bulles qui se touchent ; tantôt, au contraire , on n'entend que quelques bulles çà et là , éloignées les unes des autres par des espaces dans lesquels la respiration se fait sans mélange de râle , ou ne se fait pas du tout , suivant la nature de l'affection pulmonaire existante.

Fort souvent on entend une bulle se former seulement de temps en temps ; et dans l'intervalle la respiration est pure ou nulle, suivant l'état du tissu pulmonaire. Les diverses variétés du râle sibilant sec
particulièrement n'existent presque jamais qu'avec
cette espèce d'intermittence.

Lorsque le râle muqueux est très-gros et peu abondant, on sent évidemment les bulles se distendre par
l'effort de l'air qui les gonfle, et lui livrer, en cre-
vant, un libre passage. Quand il est à-la-fois abondant, gros et continu, il devient quelquefois tellement bruyant qu'il simule le roulement d'un tambour.

489. Les caractères de chacune des espèces de râle
que je viens de décrire sont tellement tranchés, les
bruits qu'ils font entendre sont souvent si sonores,
que cette catégorie de signes semblait d'abord,
entre celles que l'auscultation peut fournir, la
plus propre à faire distinguer les diverses maladies
du poumon, ou les accidens notables de ces maladies. Le râle, cependant, est loin de fournir des données aussi importantes et aussi nombreuses que la respiration et la voix.

Nous allons examiner successivement les diverses
maladies dans lesquelles le râle donne des signes utiles.
J'ai montré ailleurs que le râle crépitant est le principal signe de la péripneumonie au premier degré,
et par conséquent je ne répéterai pas ce que j'ai dit
à cet égard.

CHAPITRE II.

DE L'OEDÈME DU POUMON.

ARTICLE Iᵉʳ.

Caractères anatomiques de l'œdème du Poumon.

490. L'œdème du poumon est une infiltration de sérosité dans le tissu pulmonaire, portée à un degré tel qu'elle diminue notablement sa perméabilité à l'air.

Cette maladie, quoique fort commune, est très-peu connue. Aucun des auteurs qui ont traité dogmatiquement des hydropisies n'en a parlé, ou, si l'on trouve chez eux quelques mots qui paraissent d'abord se rapporter à cette maladie, comme l'expression d'*hydropisie du poumon*, un examen attentif montre bientôt qu'il s'agit de l'hydrothorax ou de l'opinion des auteurs hippocratiques qui, transportant à l'homme une observation faite sur les animaux domestiques, pensaient que le développement de kystes séreux dans le poumon était fort commun, et que la rupture de ces kystes dans la plèvre était la cause de l'hydropisie de poitrine (*a*). Parmi les observateurs, Albertini (*b*) et Barrère (*c*) sont les seuls qui paraissent

---

(*a*) *Hippocrates, de intern. Affect.*—*Carol. Piso, de Morbis à serosâ colluvie.*—*De Haen, Ratio medendi, tom. II, pars. V, cap. III, de Hydrope pectoris.*

(*b*) *Comment. de Bonon. sc. inst., tom. I.*

(*c*) Observations anatomiques, par M. Barrère, médecin de l'hôpital militaire de Perpignan. *Perpignan,* 1753.

avoir fait quelque attention à l'œdème du poumon ;
et qui en aient donné des exemples. Les observations
du dernier, surtout, montrent qu'il a bien connu la
maladie, quoiqu'il y ait peut-être attaché trop d'importance, et qu'il ne l'ait pas suffisamment distinguée
de la péripneumonie au premier degré.

491. L'œdème du poumon est rarement idiopathique et primitif. Il survient le plus souvent avec
d'autres hydropisies chez les sujets cachectiques, vers
l'époque de la terminaison fâcheuse des fièvres qui ont
duré long-temps, ou des affections organiques, et particulièrement de celles du cœur. La péripneumonie
terminée par résolution paraît aussi laisser après elle
une grande disposition à l'infiltration du tissu pulmonaire ; et les sujets chez lesquels j'ai rencontré les
œdèmes du poumon les plus universels et les plus
intenses étaient morts peu de temps après avoir éprouvé
une péripneumonie grave, et pour ainsi dire dans la
convalescence de cette maladie. Le catarrhe chronique
y prédispose également, et beaucoup de sujets attaqués de cette maladie meurent suffoqués par le développement de l'œdème du poumon.

492. Quoique l'œdème du poumon ne survienne
ordinairement qu'à la fin des maladies aiguës ou chroniques, et souvent peu d'heures avant la mort, cependant il est des cas où il paraît évidemment avoir
duré pendant plusieurs semaines, et même pendant
plusieurs mois ; et, dans quelques-uns de ces cas, l'œdème paraît même avoir été idiopathique.

L'orthopnée suffocante qui emporte quelquefois
les enfans à la suite de la rougeole n'est probablement
autre chose qu'un œdème idiopathique du poumon. Je

n'ai point eu occasion de vérifier cette conjecture, parce que j'ai été assez heureux pour n'avoir jamais perdu un malade parmi ceux que j'ai traités de la rougeole ; mais elle me paraît bien fondée d'après la disposition à la diathèse séreuse qui existe souvent à la suite de cette maladie , et d'après la fréquence de la complication péripneumonique pendant sa durée même.

493. L'œdème du poumon présente les caractères anatomiques suivans : lorsqu'il occupe la totalité d'un poumon , et qu'il a une date un peu ancienne , le tissu pulmonaire présente une teinte d'un gris pâle, et qui n'a plus rien de la couleur légèrement rosée qui lui est naturelle ; ses vaisseaux paraissent contenir moins de sang que dans l'état ordinaire. Le poumon , plus dense et plus pesant que dans l'état naturel , ne s'affaisse nullement à l'ouverture de la poitrine. Il est cependant encore presque aussi crépitant que dans l'état naturel. L'impression du doigt y reste un peu plus fortement marquée que dans un poumon sain. Lorsqu'on l'incise, il en ruisselle une sérosité abondante, presque incolore ou très-légèrement fauve , transparente et à peine spumeuse.

494. Ces derniers caractères suffiraient pour faire distinguer cette lésion de la péripneumonie au premier degré, dans laquelle la sérosité infiltrée dans le tissu pulmonaire enflammé est fortement sanguinolente et très-spumeuse, si, d'ailleurs, la rougeur caractéristique de l'inflammation n'établissait entre les deux affections une différence extrêmement tranchée. Au reste , il n'est pas rare de trouver dans un poumon œdémateux quelques points péripneumoniques

au premier degré et même au second, et autour de ces points le passage insensible et graduel de la péripneumonie à l'œdème. Les faits de ce genre se rattachent naturellement à ceux qui établissent une grande affinité entre l'inflammation et la diathèse séreuse, et que nous avons exposés plus haut (§ 425 et suiv.)

495. Quelque intense que soit l'œdème du poumon, la texture spongieuse des cellules aériennes reste sans altération, et on la reconnaît toujours parfaitement, surtout à l'intérieur et lorsqu'il a coulé une certaine quantité de sérosité par les incisions; mais lorsque le poumon est encore entier, il est assez difficile de distinguer les alvéoles aériennes, parce que la sérosité qui les remplit diminue à-la-fois leur transparence et l'opacité de leurs cloisons.

496. Lorsque l'œdème du poumon est ancien et universel, il ne présente ordinairement aucun mélange de l'infiltration sanguine cadavérique que l'on observe vers les parties postérieures du poumon dans la plupart des cadavres.

497. L'œdème du poumon qui survient aux approches de la mort, dans quelque maladie que ce soit, est ordinairement partiel, et occupe le plus souvent les parties postérieure et inférieure du poumon, comme l'infiltration cadavérique sanguine, à laquelle il est alors assez souvent réuni.

498. Il ne faut pas confondre avec l'œdème du poumon une espèce particulière d'infiltration que le tissu pulmonaire présente assez souvent, chez les phthisiques, dans l'intervalle des masses tuberculeuses. Cette infiltration, toujours partielle et peu étendue,

est formée par une matière demi-liquide et en quelque sorte gélatiniforme, demi-transparente, grisâtre ou légèrement sanguinolente. Par-tout où elle existe, on ne distingue plus les cellules aériennes; quelques filamens celluleux rares traversent seuls cette infiltration demi-concrète. Les points ainsi infiltrés ne sont plus du tout crépitans. Lorsqu'on les presse, il en suinte une très-petite quantité de sérosité qui n'est nullement spumeuse. La matière qui forme cette espèce d'infiltration me paraît, comme je l'ai dit (§ 40), être la même que celle qui constitue les tubercules au premier degré, c'est-à-dire gris et demi-transparens : elle est seulement à un moindre degré de concrétion. Cette opinion se fonde sur ce que, dans les endroits où cette infiltration a le plus de densité, elle est souvent comme parsemée de petits points de matière tuberculeuse, jaune, opaque et parfaitement reconnaissable. Il est, en conséquence, à présumer que c'est de cette manière que se forment et l'infiltration tuberculeuse du poumon et l'endurcissement gris qui se trouve si souvent dans le voisinage des cavités ulcéreuses. Au reste, on observe fréquemment sur le même poumon toutes les nuances du passage de l'infiltration dont il s'agit à l'état d'endurcissement gris, et de ce dernier à l'infiltration tuberculeuse du tissu pulmonaire.

ARTICLE II.

Des Signes de l'œdème du poumon.

499. Les symptômes de l'œdème du poumon sont extrêmement équivoques. La gêne de la respiration, une toux légère, et une expectoration presque aqueuse

et plus ou moins abondante, sont les seuls signes auxquels on puisse le soupçonner. La percussion n'indique rien, les deux côtés étant ordinairement affectés à-la-fois ; et, lors même qu'un poumon est seul œdématié ou l'est beaucoup plus que l'autre, cette méthode d'exploration ne donne encore aucun résultat bien évident.

5oo. Le cylindre, dans ce cas, offre deux moyens de reconnaître l'altération du poumon. La respiration s'entend beaucoup moins qu'on ne devrait s'y attendre, à raison des efforts avec lesquels elle se fait et de la grande dilatation du thorax dont elle est accompagnée. L'on entend en même temps, comme dans la péripneumonie au premier degré, une légère crépitation plus analogue au râle qu'au bruit naturel de la respiration. Ce *râle crépitant* est moins fort que dans la péripneumonie au premier degré : cependant on doit avouer qu'il est fort difficile de distinguer ces deux affections l'une de l'autre à l'aide des seuls signes donnés par le cylindre, et qu'il est nécessaire d'y joindre la comparaison des symptômes généraux.

5o1. Il est un cas dans lequel les signes de l'œdème du poumon deviennent très-obscurs ou même tout-à-fait nuls : c'est celui où il survient dans un poumon emphysémateux. Dans ce cas, si l'on a reconnu précédemment l'emphysème, on ne sera point averti de la complication qui est venu s'y joindre, la respiration étant trop faible et trop peu étendue pour pouvoir déterminer et faire entendre le râle crépitant. Si la complication existe déjà au moment où l'on voit pour la première fois le malade, l'absence presque totale de la respiration avec un léger râle sibilant par inter-

valles et sans altération notable de la résonnance des
parois thoraciques, indiquera l'existence de l'emphysème; mais on le croira simple, parce que le râle crépitant n'existera pas, ou sera si faible et si rare qu'on
ne pourra le distinguer du râle sibilant qui accompagne
toujours l'emphysème.

Si le malade succombe, à l'ouverture du cadavre
on sera exposé à une erreur toute opposée. On n'aper-
cevra d'abord que l'œdème; et, s'il est considérable
et général, il faudra même de l'attention pour distinguer quelques traces d'emphysème. Les cellules
aériennes, pleines de sérosité, perdent de leur transparence, et on ne les distingue plus assez pour reconnaître si quelques-unes d'entre elles sont dilatées.
Le poumon, d'ailleurs gonflé de sérosité, ne s'affaisse
nullement à l'ouverture de la poitrine, dans laquelle
il est étroitement serré; et les cellules aériennes les plus
dilatées ne sont pas plus saillantes que le reste de la surface de ce viscère. Il est rare, au reste, qu'un poumon
soit fortement œdémateux dans toute son étendue; et
le plus ordinairement l'emphysème est encore reconnaissable dans divers points, et particulièrement vers
le bord antérieur et les pointes de chaque lobe.

Lorsqu'il y a quelque doute sur l'existence de l'emphysème, il faut lier avec une ficelle les portions du
poumon dans lesquelles on le soupçonne, de manière
à y enfermer l'air et la sérosité qui s'y trouvent. On
coupe ensuite au-delà de la ligature, et l'on fait sécher
ces portions de poumon au soleil ou auprès d'un
poële. Dès que leur surface commence à se dessécher,
les cellules dilatées par l'air deviennent beaucoup plus
apparentes.

Ce procédé est également utile pour bien voir l'état des cellules dilatées dans l'emphysème simple, et en reconnaître la grandeur et les communications, soit entre elles, soit avec les bronches, parce qu'après la dessiccation elles restent béantes, et leurs cloisons ne s'affaissent nullement dans quelque sens que l'on coupe le poumon. Il faut se servir pour cette opération d'un rasoir ou de quelqu'autre instrument bien tranchant. On reconnaît facilement, par l'inspection de la surface de ces coupes, que les cellules aériennes sont presque toujours plus dilatées qu'elles ne le paraissent extérieurement ; que celles, par exemple, qui forment à la surface du poumon une saillie de la grosseur d'un grain de chenevis sont souvent capables de loger un noyau de cerise. On reconnaît également que quelques-unes sont simplement dilatées et que leurs cloisons sont intactes, tandis que les cloisons de plusieurs autres sont détruites ou qu'il n'en reste que de simples filamens.

502. Ce que nous venons de dire de l'œdème du poumon s'applique également à la péripneumonie : elle fait aussi, et à plus forte raison, disparaître sur le cadavre les traces de l'emphysème du poumon ; et cela est d'autant plus facile à concevoir, que l'engorgement péripneumonique est beaucoup plus dense, plus opaque que celui que produit l'œdème, et qu'obstruant à-la-fois toutes les cellules aériennes, il les confond en une seule masse.

Dans ce cas comme dans le précédent, les parties du poumon exemptes de l'engorgement, ou qui n'en ont été atteintes qu'à un léger degré, sont les seules où l'on puisse encore reconnaître l'emphysème.

Dans cette dernière complication, si la péripneumonie est au premier degré, on ne reconnaîtra souvent encore sur le vivant que l'emphysème du poumon, à moins que l'engorgement péripneumonique
ne soit déjà assez considérable pour produire une diminution notable du son thoracique. Si, au contraire,
la péripneumonie est au deuxième ou au troisième
degré, on ne reconnaîtra qu'elle, l'absence de la respiration et du son étant complète; mais si l'on a vu le
malade et reconnu l'emphysème avant l'apparition de
la péripneumonie, la percussion indiquera cette complication, car avant qu'elle n'existât la poitrine résonnait bien, quoique la respiration ne s'entendît presque
pas, et, au moment où l'engorgement péripneumonique est devenu un peu considérable, la résonnance
des parois thoraciques s'est changée en un son tout-
à-fait mat.

503. J'ai cru devoir entrer dans quelques détails
relativement à ces complications, parce qu'elles peuvent faire méconnaître l'une ou l'autre maladie, pendant la vie comme à l'ouverture des cadavres; et
parce qu'après s'être trompé quelquefois de cette manière, un observateur peu attentif pourrait conclure
que les signes que nous avons donnés de l'inflammation, de l'emphysème et de l'œdème du poumon, ne
sont ni sûrs ni constans.

J'ai vu dernièrement un cas dans lequel une semblable erreur eût été très-facile et en quelque sorte
inévitable pour un médecin qui n'aurait pas encore
appris à bien connaître l'emphysème du poumon,
tant sur le vivant que sur le cadavre. Un homme
d'environ soixante ans entra à l'hôpital Necker avec

tous les signes de cette maladie portés au plus haut
degré. La poitrine résonnait bien et la respiration ne
s'entendait que très-faiblement, par momens seulement,
dans des points variables, et avec un léger râle semblable au cliquetis d'une soupape. La maladie étant bien
constatée et le malade étant dans un état désespéré,
je ne percutai pas de nouveau la poitrine. Les trois
jours qui précédèrent sa mort, je trouvai l'absence de
la respiration tout-à-fait complète dans la partie supérieure droite de la poitrine. A l'ouverture du corps,
nous trouvâmes les lobes supérieurs du poumon droit
dans un état d'engorgement péripneumonique passant
du premier au deuxième degré; il avait déjà une
densité presque égale à celle du foie, était très-rouge
et ne présentait plus aucune trace de cellules aériennes, quoiqu'il n'eût pas encore parfaitement l'aspect
granulé (§ 189); le reste de ce poumon était fortement infiltré d'une sérosité légèrement sanguinolente
dans quelques points, et tout-à-fait incolore dans
d'autres. Le poumon gauche était également infiltré de
sérosité, mais moins abondante, plus spumeuse, et
plus généralement incolore : il ne présentait aucun
point péripneumonique.

Au premier aspect, ni l'un ni l'autre poumon ne
paraissaient emphysémateux; on trouva seulement, à la
face externe du lobe supérieur du poumon gauche
(point très-peu infiltré), une cellule aérienne énormément dilatée, et présentant assez bien l'apparence
de la moitié d'un grain de raisin : incisée, elle laissa
voir, dans la substance même du poumon, une
cavité capable de loger une aveline, et dont les parois
étaient formées par d'autres cellules moins dilatées

qui paraissaient s'y ouvrir. En examinant avec attention la surface des deux poumons, on y remarqua
çà et là un grand nombre de cellules aériennes assez
dilatées pour pouvoir contenir un grain de millet ou
même de chenevis, mais dont la dilatation ne frappait
pas les yeux au premier abord, parce que l'infiltration
leur avait fait perdre presque toute leur transparence.
On y trouva également trois ou quatre bosselures
correspondantes à des ruptures du tissu pulmonaire
semblables à celles que j'ai décrites en parlant de
l'emphysème du poumon (§ 247).

504. Le malade dont il s'agit présentait les signes
de l'emphysème du poumon d'une manière tellement
évidente que l'élève le moins instruit, après avoir lu
ce que nous en avons dit (§ 256 et suiv.), n'aurait
pu les méconnaître. Cependant, à l'ouverture du corps,
il est presque certain qu'il n'aurait pu distinguer
d'autre trace de cette lésion que la grosse bulle décrite ci-dessus, à moins qu'il n'eût déjà vu la même
altération sur d'autres sujets : et, par conséquent, il
aurait cru s'être trompé sur le diagnostic, ou il
aurait pensé que les signes de l'emphysème ne sont
pas sûrs et constans.

505. Des trois observations suivantes, la première
montrera l'œdème du poumon dans son état de simplicité ; la seconde offrira un exemple de la complication dont nous venons de parler ; la troisième
en donnera un de l'œdème survenu à la suite d'une
péripneumonie grave, et avant que sa résolution ne
fût tout-à-fait parfaite.

506. Obs. xxxii *Œdème des poumons avec ascite*

et anasarque. — Elisabeth Roussel , cantinière , âgée de quarante-sept ans , veuve , ayant la peau assez blanche et un embonpoint médiocre , avait toujours joui d'une bonne santé jusqu'à l'âge de quarante-six ans. Réglée à onze ans , mariée à douze , et mère peu de temps après , ses menstrues avaient toujours eu un cours régulier , malgré les fatigues et les changemens fréquens de pays et de régime auxquels elle était exposée en suivant les armées. Ce ne fut que vers la fin de 1817 que leur cours commença à se déranger et devint de plus en plus irrégulier : il se passait quelquefois deux mois sans que les règles parussent , puis elles coulaient abondamment pendant huit ou quinze jours.

Au commencement du mois de décembre 1818 , la malade éprouva tout-à-coup une douleur assez vive, ayant son siége dans la partie postérieure gauche de la poitrine ; cette douleur se jeta ensuite sur le sein du même côté. La respiration devint en même temps très-gênée , et la malade commença à tousser et à cracher. On lui conseilla d'appliquer un emplâtre de ciroène sur le point douloureux, et ce moyen la soulagea beaucoup. Néanmoins elle se décida à entrer à l'hôpital Necker , et y fut admise le 20 décembre.

Elle présentait alors les symptômes suivans : face légèrement jaunâtre , maigreur assez marquée, œdème des extrémités supérieures , et surtout de la gauche ; respiration courte et embarrassée, toux peu fréquente, crachats blancs , visqueux , mêlés de beaucoup de salive ; digestion assez bonne , sommeil rare depuis quinze jours. (Un séton pratiqué sur le côté gauche soulagea beaucoup la malade , et rendit la respira-

tion beaucoup plus libre (*a*). L'usage d'un looch gommeux avec addition de laudanum lui procura un peu
de sommeil.)

Les règles reparurent un peu deux ou trois jours
après , mais elles cessèrent presqu'aussitôt.

La malade alla de mieux en mieux jusque vers la
fin du mois de janvier 1819. Elle ne toussait presque plus ; elle respirait plus librement ; elle crachait
fort peu : ses crachats offrirent à plusieurs reprises une
couleur noire très-prononcée , couleur due probablement au voisinage d'une lampe qui fumait beaucoup ; l'œdème des bras était beaucoup moindre ;
toutes les fonctions se faisaient bien.

Vers le commencement de février , l'enflure des
bras augmenta un peu ; les jambes et les cuisses com-
mencèrent aussi à devenir œdémateuses. La malade
resta trois jours sans uriner.

Le 8 février, elle s'en plaignit pour la première fois,
et avoua que, depuis le commencement de cette ré-
tention d'urine , elle avait perdu de nouveau le sommeil ; qu'elle éprouvait des étouffemens , des nausées ,
et quelques douleurs sourdes dans la matrice. Elle
avait maigri sensiblement depuis quelques jours ; l'enflure des cuisses gagnait l'abdomen et les parties extérieures de la génération. Presque tout le corps , la
face exceptée, était œdémateux; l'abdomen était très-
volumineux ; mais sa tuméfaction paraissait dépendre

(*a*) La feuille de diagnostic de cette malade ayant été perdue , et l'élève chargé de recueillir l'observation ayant négligé,
les premiers jours , d'y reporter cette feuille , je ne sais d'après
quel motif je me décidai à faire appliquer ce séton. Je ne crois
pas cependant avoir reconnu ce jour-là l'œdème du poumon.

plutôt de l'infiltration de ses parois que d'un épanchement dans la cavité du péritoine, car on ne sentait
aucune fluctuation.

On sonda la malade, et quoique cette opération
n'eût donné issue qu'à une fort petite quantité d'urine,
elle se trouva soulagée et urina plusieurs fois avec facilité dans la journée.

Les jours suivans, elle était assez bien et ne se
plaignait que de quelques coliques légères; elle urinait facilement; mais l'œdème ne diminuait point.

Le 18, les coliques étaient plus fortes; l'infiltration des cuisses et de l'abdomen avait beaucoup augmenté; les battemens du cœur étaient irréguliers,
peu forts et peu sonores; le pouls était presqu'insensible; une douleur pongitive légère existait depuis
la veille sous le sein gauche. La respiration d'ailleurs
était assez libre, et s'entendait bien par-tout à l'aide
du cylindre, mais avec un léger râle crépitant.

On porta sur la feuille du diagnostic : *OEdème du
poumon avec diathèse séreuse générale.*

(Tisane apéritive, frictions sur les cuisses avec le
vinaigre scillitique, quatre sangsues sur le côté gauche.)

Le point de côté céda sur-le-champ à l'application
des sangsues.

Le 25, augmentation de l'œdème des cuisses et de
l'abdomen ; excoriation à la partie postérieure des
jambes, laissant suinter beaucoup de sérosité ; peu
d'appétit, peu de sommeil, point de diarrhée, tris-
tesse et plaintes continuelles.

(On supprima les frictions avec le vinaigre scillitique, et on prescrivit le julep anodin et l'infusion
de gui de chêne dans du vin blanc.)

Les jours suivans, la malade parut se trouver un peu mieux. Le 1er mars, elle se plaignit d'expectorer encore des crachats noirs ; mais elle toussait fort peu d'ailleurs , et n'éprouvait aucune douleur dans la poitrine. La respiration s'entendait très-bien antérieurement dans les deux côtés , et avec un léger râle crépitant dans les parties inférieures des côtés et du dos. Le cœur ne s'entendait presque pas ; ses contractions ne donnaient à-peu-près aucune impulsion ; le pouls était à peine sensible ; l'infiltration des extrémités était à-peu-près la même ; celle des parois de l'abdomen avait évidemment diminué. La malade se trouvait assez bien d'ailleurs ; mais elle dormait fort peu , et l'appétit était presque nul.

Le 16 mars , la malade se plaignit d'une douleur dans tout le trajet du nerf sciatique droit. L'enflure des cuisses et des jambes était considérable : ces dernières présentaient , à la partie interne et postérieure du mollet, de larges excoriations rouges , et laissant suinter beaucoup de sérosité ; l'abdomen et les bras, surtout le droit , étaient toujours très-infiltrés.

Le 31 mars, la fluctuation était très-sensible dans l'abdomen ; le ventre était très-volumineux et les membres inférieurs énormes ; la partie postérieure et interne des cuisses était toujours excoriée et laissait suinter beaucoup de sérosité ; les bras étaient fortement œdématiés ; la face était un peu affaissée et légèrement infiltrée ; le pouls était petit , faible ; les contractions du cœur, assez irrégulières, ne donnaient presque point d'impulsion ; la respiration s'entendait assez bien par-tout , mais avec un râle crépitant assez marqué. La malade urinait assez facilement, mais peu et rarement ; elle n'avait point de dévoiement ; elle dormait peu et avait peu d'appétit.

Le 2 avril., la malade avait une fièvre très-forte ; le pouls était très-fréquent et petit ; la peau était très-chaude ; la langue était humide, mais très-rouge ; les traits étaient légèrement tirés en haut ; la malade éprouvait une soif assez vive ; elle urinait peu, mais facilement ; elle était un peu constipée ; elle n'éprouvait aucune douleur dans l'abdomen, et la pression même n'en déterminait pas.

Elle mourut dans la nuit du 2 au 3.

Ouverture du corps faite trente heures après la mort. — Face violette, infiltration considérable de tout le tissu cellulaire sous-cutané, abdomen extrêmement volumineux, larges excoriations livides à la partie postérieure des jambes, au sacrum et au haut des cuisses ; bras moins gros que pendant la vie.

Le crâne ne fut pas ouvert.

Le tissu cellulaire sous-cutané de la poitrine était chargé de graisse et distendu par une sérosité abondante. Les muscles pectoraux et les glandes mammaires étaient eux-mêmes infiltrés d'une manière notable ; les plèvres contenaient un peu moins d'une pinte de sérosité limpide et légèrement citrine ; les poumons adhéraient presque de toutes parts à la plèvre costale par des lames celluleuses assez longues, fermes et bien organisées ; le tissu pulmonaire était, dans l'un et l'autre de ces organes, assez peu crépitant et infiltré d'une sérosité médiocrement spumeuse et presque incolore, qui ruisselait avec abondance sous le scalpel, et donnait au tissu pulmonaire une sorte de demi-transparence. Du reste, il était sain, avait une couleur d'un rose pâle, ne contenait aucun tubercule, et ne présentait aucune trace d'engorgement sanguin cadavérique ou de péripneumonie.

Le péricarde contenait cinq à six onces de sérosité limpide ; le cœur était à-peu-près du volume du poing du sujet ; l'oreillette droite était assez fortement distendue par le sang qu'elle contenait ; les cavités et les parois de cet organe étaient bien proportionnées ; son tissu musculaire était, en général, flasque, mou et un peu pâle ; les valvules sygmoïdes de l'aorte offraient une couleur rouge assez prononcée et tranchant avec celle de la membrane interne du ventricule ; la surface interne de l'aorte, à sa naissance, était un peu inégale, et sa membrane interne offrait dans cette partie plusieurs taches d'un rouge tirant sur le violet ; dans cet endroit, la membrane interne était évidemment épaissie, et s'enlevait avec la plus grande facilité ; la membrane interne de l'artère pulmonaire, à sa naissance, offrait absolument le même aspect, mais les taches étaient un peu moins grandes.

L'abdomen contenait environ quatre pintes d'une sérosité limpide et légèrement citrine ; toute la masse intestinale, ainsi que les mésentères et l'épiploon, offraient extérieurement une couleur pâle extrèmement marquée ; la membrane muqueuse de l'estomac et celle des intestins étaient également d'un blanc sale sans trace de rougeur ; elles offraient par-tout des replis très-prononcés, effet dû sans doute à la diète qu'avait observée la malade, car le tube intestinal était à-peu-près vide et contracté sur lui-même.

Le foie était très-inégalement bosselé à sa surface convexe ; son volume était assez petit ; son parenchyme n'offrait d'ailleurs aucune trace d'altération. Les autres organes étaient sains.

507. OBS. XXXIII. *OEdème des poumons survenu chez un sujet attaqué d'emphysème du même organe.* — Françoise B***, âgée de quarante-cinq ans, d'une taille un peu au-dessous de la moyenne, d'un caractère triste et difficile, entra à l'hôpital Necker le 23 mars 1819.

Depuis l'âge de neuf ans, elle était, disait-elle, sujette à l'*asthme*; elle toussait habituellement, mais elle crachait peu. Elle était affectée depuis plusieurs années d'une surdité assez forte; elle avait cessé d'être réglée depuis long-temps. Une difficulté plus grande de respirer et une douleur survenue depuis quelques jours à la jambe gauche l'avaient déterminée à entrer à l'hôpital.

Le 24 mars, elle offrait les symptômes suivans: habitude du corps pâle et flasque, face assez maigre, œdème autour des malléoles, langue humide et blanchâtre, ventre souple et non douloureux à la pression, soif modérée, urines et selles comme dans l'état ordinaire, peau plus froide que chaude, pouls un peu fréquent, régulier. Les battèmens du cœur étaient réguliers; les contractions des ventricules donnaient une impulsion notable, mais qui cependant ne pouvait être regardée comme trop forte. La respiration était courte, difficile et interrompue par quelques quintes de toux suivies de l'expectoration de crachats jaunes et muqueux: elle s'entendait très-peu au moyen du stéthoscope dans toute l'étendue de la poitrine, et était accompagnée par momens d'un léger râle tantôt sibilant,

tantôt analogue au cliquetis d'une soupape. Le thorax
paraissait résonner un peu moins à la partie postérieure
gauche. D'après ces signes, on porta le diagnostic suivant : *Catarrhe chronique, emphysème du poumon.*

(Décoction de polygala.)

La malade resta à-peu-près dans le même état jusqu'au 15 avril. A cette époque, une douleur assez vive se
fit sentir le long du trajet du nerf sciatique droit ; elle
céda au bout de quelques jours à des frictions faites avec
le liniment volatil. L'appétit reparut, la respiration devint moins gênée, et la malade paraissait à-peu-près
rendue à son état de santé ordinaire, lorsque, le 25
avril, elle fut prise d'un assoupissement qui, joint
à une lividité des pommettes plus marquée que les
jours précédens, pouvait faire craindre une attaque
d'apoplexie. Depuis deux jours l'œdème des extrémités avait augmenté ; la respiration présentait sous
le cylindre le même caractère que lors de l'entrée de
la malade ; les contractions des ventricules du cœur
étaient toujours accompagnées d'une certaine impulsion ; mais leur son, devenu plus sourd, s'était changé
en un bruissement analogue à un coup de lime donné
sur un morceau de bois (*a*). Ce bruissement n'était pas
accompagné, comme il l'est quelquefois, d'un frémissement sensible à la main.

(Six sangsues à l'épigastre, vésicatoire à la nuque.)

La malade éprouva un soulagement assez évident à
la suite de l'emploi de ces moyens : cependant le

(*a*) Ce bruissement indiquait une trop grande réplétion et un
dégorgement difficile des cavités du cœur, et ce fut ce qui me
détermina à faire appliquer les sangsues.

penchant à l'assoupissement était toujours très-marqué.

Les jours suivans, l'infiltration s'étendit aux cuisses, aux parois abdominales et aux extrémités supérieures, principalement du côté droit, sur lequel la malade paraissait se coucher de préférence.

(Tisane d'orge nitrée, looch avec acétate de potasse.)

Dans les premiers jours de mai, une diarrhée très-forte se joignit aux symptômes précédens ; les traits de la face s'affaissèrent ; le pouls devint petit et très-faible ; on ne put presque plus explorer la poitrine, à raison de la surdité et de la morosité de la malade.

Le 6 mai, elle mourut après une courte agonie.

Ouverture du corps faite vingt-quatre heures après la mort.—La pie-mère était infiltrée d'une assez grande quantité de sérosité diaphane. Chacun des ventricules latéraux en contenait plus d'une demi-once. La substance cérébrale était molle et très-humide ; elle n'offrait d'ailleurs aucune altération.

Les conduits auriculaires externes étaient bouchés par un cérumen jaunâtre et mollasse. Les diverses parties de l'oreille interne n'offraient aucune altération : il paraissait probable que l'obstruction des conduits auditifs par l'accumulation du cérumen avait été la seule cause de la surdité dont la malade était affectée.

Le poumon droit remplissait exactement la cavité de la plèvre et ne s'affaissa nullement à l'ouverture de la poitrine. On distinguait sur son bord antérieur plusieurs cellules aériennes dilatées de la grosseur d'un grain de chenevis. Ce poumon adhérait de toutes parts à la plèvre costale par un tissu cellulaire bien organisé et infiltré, par endroits, d'une sérosité jaunâtre. Le tissu de l'organe paraissait assez ferme ; en le comprimant à sa surface, on remarqua qu'il conservait l'impression du doigt ; en l'incisant transversalement, il en sortait une très-grande quantité de sérosité diaphane et très-peu spumeuse. A la partie supérieure du poumon, on voyait çà et là quelques points peu étendus qui étaient un peu rouges, compactes, et d'un tissu plein qui présentait à l'incision une surface grenue. Dans le reste de son étendue, le tissu pulmonaire était luisant, assez crépitant encore, mais pesant, résistant à la pression, et infiltré d'une très-grande quantité de sérosité presque incolore, qu'on en exprimait comme d'une éponge en comprimant légèrement.

Le poumon gauche était refoulé contre les côtes, et adhérait intimement à la plèvre dans toute son étendue. Inférieurement cette adhérence était cellulaire ; mais vers le sommet du poumon elle avait lieu au moyen d'une membrane fibro-cartilagineuse, épaisse de deux à trois lignes, d'un blanc brillant et un peu grisâtre, qui adhérait intimement à la plèvre costale par une de ses faces, et par l'autre au lobe supérieur du poumon, qu'il recouvrait comme un bonnet. Le tissu de ce poumon offrait, à l'incision, un aspect analogue au précédent, excepté qu'on n'y trouvait pas de points péripneumoniques comme dans la partie supérieure du poumon droit. On y distinguait aussi çà et là, dans les parties les moins infiltrées, des vésicules aériennes dilatées de manière à pouvoir contenir un grain de chenevis.

On voyait, en outre, à la partie supérieure de ce poumon, une cavité capable de loger une pomme de reinette de moyenne grosseur. Cette cavité occupait une grande partie du lobe supérieur, et ne contenait qu'une petite quantité de mucosité très-liquide (a). Sa surface interne était tapissée par une membrane lisse, épaisse d'un quart de ligne, d'un blanc assez transparent pour laisser apercevoir la couleur livide du tissu pulmonaire environnant, d'une consistance ferme, et d'une texture qui semblait moyenne entre celle des membranes muqueuses et celle des cartilages.

Cette excavation était traversée en différens sens par de petites colonnes arrondies, très-blanches, partant de son plancher inférieur, et se fixant sur ses parois supérieure ou latérales, où elles se divisaient en rameaux à la manière des vaisseaux sanguins. Ces ramifications se confondaient par continuité de substance avec la membrane interne de l'excavation, mais restaient cependant très-distinctes à raison de leur blancheur éclatante et de leur opacité. En disséquant

---

(a) Cette fistule a servi de modèle à la fig. 8, pl. 1. C'est un nouvel exemple de la possibilité de la guérison des excavations tuberculeuses. Celle qui a donné naissance à la fistule dont il s'agit devait être énorme; car on sait que les fistules qui succèdent à un abcès sont toujours au moins deux fois moins amples que lui, de même que les cicatrices sont beaucoup plus étroites que les plaies auxquelles elles succèdent. Il paraîtrait, d'après l'historique exposé ci-dessus, que la fistule existait depuis l'âge de neuf ans. Elle offre encore une particularité remarquable, celle d'être traversée par des vaisseaux sanguins, cas très-rare, ainsi que je l'ai dit § 33.

avec précaution ces colonnes , on les reconnaissait facilement pour des vaisseaux sanguins oblitérés et trans-
formés en cordons fibro-cartilagineux. Les troncs dont
ils partaient se terminaient en culs-de-sac dans leur
intérieur , à deux ou trois lignes en dedans ou en dehors de l'excavation. Le reste de ces cordons et leurs
rameaux étaient tout-à-fait pleins ; mais , en les coupant transversalement , on distinguait encore dans
leur centre un faisceau plus transparent qui indiquait
évidemment la place qu'avait occupée leur cavité.

Le fond de l'excavation présentait cinq ou six ouvertures arrondies , béantes, capables d'admettre une
plume d'oie. Ces ouvertures étaient la terminaison de
tuyaux bronchiques évidemment dilatés , et dont la
membrane interne se confondait avec celle de l'excavation. Cette dernière présentait, près de l'ouverture
d'un de ces tuyaux , une ulcération de la largeur de
l'ongle , dont les bords, quoique très-peu élevés ,
étaient taillés perpendiculairement , et dont le fond
offrait une rougeur blafarde et un aspect un peu
granulé.

Le tissu pulmonaire, à la partie inférieure de l'excavation , était crépitant quoique infiltré de sérosité ;
mais , dans tout le reste de ses parois, il formait une
couche de deux à trois lignes d'épaisseur seulement,
flasque , et d'un noir assez foncé, dû à l'accumulation
de la matière noire pulmonaire. Ce tissu, imperméable
à l'air , semblait comprimé entre la membrane interne
de l'excavation et la calotte fibro-cartilagineuse qui em-
brassait le sommet du poumon (a).

(a) J'ai parlé ailleurs de ces productions cartilagineuses qui

Le poumon gauche ne contenait pas de tubercules, non plus que le droit; dans les parties les plus infiltrées de l'un et de l'autre, c'est-à-dire, dans presque toute leur étendue, il était impossible de reconnaître si les cellules aériennes étaient ou n'étaient pas dilatées.

Le cœur était d'un bon volume, et plutôt grand que petit, mais sans hypertrophie et sans dilatation. Ses cavités, bien proportionnées, étaient remplies de sang caillé; il y avait environ une once de sérosité limpide dans le péricarde.

La cavité du péritoine contenait environ une pinte et demie de sérosité citrine et limpide.

L'estomac offrait intérieurement une rougeur assez marquée; la même disposition se remarquait dans quelques points du gros intestin et de l'intestin grêle.

Tous les autres organes étaient sains.

508. OBS. XXXIV. *OEdème du poumon survenu dans la convalescence d'une péripneumonie.* — Marie-Mélanie Basset, femme-de-chambre, âgée de quarante ans, d'un tempérament lymphatique, avait tou-

---

semblent destinées à protéger les parois trop minces d'une excavation ulcéreuse ou d'une fistule pulmonaire (§ 117). Celle dont il s'agit ici aurait certainement donné la pectoriloquie de la manière la plus évidente. Il n'y avait aucune raison de la chercher, puisque la malade ne présentait aucun symptôme d'affection tuberculeuse; mais on l'eût trouvée en étudiant sous d'autres rapports l'état de la poitrine, si, comme je l'ai dit, la surdité et le caractère morose de la malade n'avaient empêché de la fatiguer par des explorations dont son état ne permettait pas d'espérer rien d'utile pour elle.

jours été d'une santé chancelante. Dès sa première
jeunesse, elle était sujette à une difficulté de respirer
très-grande et à des palpitations fréquentes. Les battemens du cœur se faisaient sentir au-dessous du sternum. La région épigastrique était habituellement gonflée, surtout après les repas : cependant la malade n'a-
vait jamais eu d'indigestion ni de nausées. A dix-neuf
ans, les règles avaient paru pour la première fois : la
malade ne s'en était pas trouvé soulagée, quoique
l'évacuation périodique eût continué de se faire régulièrement.

Mariée à vingt-quatre ans, elle avait eu d'abord,
sans aucun changement sensible dans son état,
deux enfans à un an d'intervalle, et ses grossesses
s'étaient passées sans accidens notables. (L'aîné de
ces enfans est une jeune fille qui a actuellement quinze
ans, et qui se plaint depuis plusieurs années de palpitations accompagnées des autres indispositions auxquelles la mère était sujette au même âge.)

Elle devint de nouveau enceinte à vingt-sept ans,
et cette nouvelle grossesse fut aussi heureuse que les
précédentes ; mais après l'accouchement, les règles ne
reparurent pas. Bientôt après il survint une anasarque
générale suivie d'ascite, d'une oppression extrême et
d'une insomnie opiniâtre. Un charlatan donna à la
malade des médicamens qui produisirent un flux
abondant des urines ; l'enflure diminua peu à peu, et
disparut enfin totalement ; la dyspnée et les palpitations devinrent plus supportables ; les règles repri-
rent leur cours : la malade atteignait alors vingt-neuf
ans. Depuis cette époque, le flux périodique avait tou-

jours été régulier, et cependant l'état de la malade avait toujours été en empirant.

Le 1er janvier 1817, ayant été obligée de passer plusieurs nuits auprès d'un malade, elle tomba dans un état de faiblesse extrême : elle éprouvait une suffocation imminente pour peu qu'elle fît un mouvement un peu rapide. Bientôt il lui fut impossible de monter un escalier. Il y avait une toux légère avec expectoration muqueuse, quelquefois noirâtre; appétit et sommeil nuls. Forcée de garder le lit, la malade se décida à entrer à l'hôpital Necker le 7 mars.

Le 8, à la première inspection, l'ensemble des symptômes et la constitution régnante faisaient soupçonner l'existence d'une péripneumonie. La poitrine rendait un son moins bon à droite en arrière, et à gauche en devant; le son manquait dans la région du cœur; la respiration, explorée à l'aide du cylindre, ne s'entendait pas dans ces points. La malade présentait d'ailleurs les symptômes suivans : face et habitude du corps très-pâles, avec bouffissure légère; œdème bien prononcé aux jambes, lèvres d'un violet pâle, oppression extrême, palpitations fréquentes, insomnie ou sommeil interrompu par des réveils en sursaut. La malade se plaignait d'élancemens dans la tête. Il y avait diarrhée depuis quatre jours. Les battemens du cœur, explorés par le cylindre, ne donnaient presque pas d'impulsion, mais avaient un son clair. On porta, en conséquence, le diagnostic suivant : *Péripneumonie partielle des deux poumons, chez un sujet attaqué de dilatation du cœur sans hypertrophie.*

(L'état de cachexie de la malade et la diathèse séreuse qui existait chez elle empêchèrent de la saigner.)

Le 10, le gonflement de la face augmenta ; la malade se plaignait du sentiment d'une barre à la région diaphragmatique, d'une douleur inter-scapulaire, avec un prurit incommode au-dessous de l'épaule droite, et qui revenait, disait-elle, périodiquement à certaines heures de la journée.

Le 11, il y avait un peu d'œdème des paupières et des joues. Les jours suivans, l'œdème fit des progrès ; le 21, il avait envahi toute la face, les avant-bras, les jambes et les cuisses.

Le 28, la dyspnée était plus forte qu'à l'ordinaire ; le son était devenu plus obscur dans les parties jusques alors sonores de la poitrine.

Le 30, la face était excessivement tuméfiée par l'infiltration.

Dans les premiers jours d'avril, la malade commença à vomir le peu d'alimens qu'elle prenait. Pendant tout ce mois, il y eut peu de changement dans son état ; l'œdème faisait toujours des progrès et la faiblesse augmentait.

Le 2 mai, les douleurs que la malade éprouvait dans la région épigastrique déterminèrent à prescrire l'application d'un vésicatoire sur cette partie ; mais elle n'y consentit que le 17. Les vomissemens semblèrent alors devenir moins fréquens : cependant la malade tomba dans une faiblesse extrême ; le pouls devint presque insensible ; les extrémités étaient froides. La malade succomba le 2 juin.

Ouverture du corps faite vingt-quatre heures après la mort. — Anasarque générale ; peau d'une extrême blancheur, lèvres violettes.

Le cerveau et ses membranes étaient dans l'état naturel ; il y avait à-peu-près deux gros de sérosité dans
les ventricules latéraux.

Le poumon droit adhérait à la plèvre par quelques lames cellulaires extrêmement molles, mais très-
diaphanes, qui flottaient dans environ une demi-
pinte de sérosité jaunâtre épanchée dans la cavité de la
plèvre. La partie supérieure de ce poumon était saine
et seulement infiltrée d'une sérosité incolore. Les
lobes moyen et inférieur étaient plus compactes et
laissaient ruisseler à l'incision une grande quantité de
sérosité transparente et incolore, dans laquelle on distinguait un liquide jaunâtre, plus épais et puriforme.
Le tissu de ces lobes était cependant crépitant, à l'exception de quelques points peu étendus çà et là, qui
avaient une densité presque égale à celle du foie, une
couleur d'un jaune un peu rougeâtre très-pâle, et
dont l'incision offrait une surface grenue (a).

Le poumon gauche, également sain dans son parenchyme, était aussi infiltré d'une sérosité qui, dans
certains points, ruisselait pure, et dans d'autres
mêlée à un liquide plus opaque et puriforme.

La cavité de la plèvre gauche contenait à-peu-près
la même quantité de sérosité que la droite.

Le tissu des deux poumons offrait par-tout un aspect
d'un gris jaunâtre, analogue à celui des poumons infiltrés de pus à la suite de la péripneumonie, et seulement plus pâle. Il semblait, en un mot, évident que,
chez ce sujet, une péripneumonie des parties infé-

(a) Ces points étaient des restes non complètement résolus
de l'engorgement péripneumonique.

rieures des deux poumons s'était terminée par suppuration ; que la résolution ou l'absorption du pus s'était faite en grande partie, et que ce qui restait à faire à cet égard était peu de chose si les forces eussent suffi.

Le péricarde contenait environ deux onces de sérosité.

Le cœur avait un volume supérieur à celui du poing du sujet ; son tissu était mou et facile à déchirer, ses parois minces, ses cavités très-vastes.

La membrane interne de l'estomac était striée de taches rougeâtres, principalement le long de sa grande courbure et dans le voisinage du pylore.

Les intestins offraient à l'extérieur quelques taches noirâtres ; intérieurement, ils présentaient une couleur grise, et ils contenaient des matières muqueuses presque inodores.

Le foie, blanchâtre à sa surface, adhérait au diaphragme par quelques brides celluleuses; son tissu était parfaitement sain. Les reins et la vessie étaient dans l'état naturel.

509. Je crois, en terminant ce chapitre, devoir dire quelque chose d'un état du poumon sur lequel Bichat, le premier, a appelé l'attention des médecins qui se livrent à l'anatomie pathologique, et que l'on pourrait souvent prendre à tort pour la cause d'accidens observés pendant la vie : je veux parler de l'engorgement séreux, sanguinolent ou sanguin, que l'on rencontre vers la racine et la partie postérieure-inférieure des poumons chez presque tous les cadavres.

Cet engorgement est très-variable quant à son intensité et à son aspect. Extérieurement, le poumon

présente, dans les parties engorgées, une couleur violette plus ou moins foncée ; et intérieurement son
tissu, plus dense et moins crépitant que dans l'état
naturel, est infiltré d'une plus ou moins grande quantité de sang ; quelquefois ce sang paraît à demi caillé,
et il est assez difficile de l'exprimer en entier en pressant la partie engorgée ; mais il n'est pas à beaucoup
près aussi concret et intimement combiné avec le tissu
pulmonaire que dans l'engorgement hémoptysique
dont nous parlerons plus bas. Cette espèce d'engorgement est celle que l'on rencontre chez les sujets
dont les vaisseaux et le système capillaire contiennent
beaucoup de sang, et particulièrement chez ceux qui
ont succombé aux fièvres essentielles ou à une affection scorbutique.

Chez les sujets exsangues, au contraire, et particulièrement chez ceux qui sont morts dans le marasme
à la suite d'une affection cancéreuse, l'engorgement
des parties postérieures du poumon se réduit à une
simple teinte vermeille du tissu pulmonaire, sans
qu'il en soit moins crépitant, et sans qu'il laisse rien
suinter à l'incision.

Chez les hydropiques, les parties postérieures du
poumon contiennent souvent, au lieu de sang, une
sérosité très-spumeuse et plus ou moins sanguinolente : quelquefois elle est à peine fauve. Dans ces
cas, l'engorgement cadavérique ressemble quelquefois
beaucoup à la péripneumonie au premier degré ou
à l'œdème du poumon ; et le seul moyen de les distinguer est que ces dernières affections occupent indi-
féremment diverses parties du poumon, sans égard
aux lois de la pesanteur, tandis que l'engorgement

cadavérique est toujours plus considérable dans les parties les plus déclives.

510. Bichat assimilait avec raison l'engorgement cadavérique des poumons aux vergetures et aux taches violettes que l'on remarque ordinairement sur le dos et les parties postérieures des membres chez presque tous les cadavres, et pensait que l'un et l'autre phénomène étaient dus à l'habitude de coucher les cadavres sur le dos. Son opinion me paraît tout-à-fait probable; mais je pense que, de même que l'on observe quelquefois des taches violettes très-étendues sur les parties postérieures du corps un ou deux jours avant la mort, chez les malades dont les forces sont dans une grande prostration, et particulièrement dans les fièvres graves, de même il se peut aussi que l'engorgement sanguin ou séreux des parties postérieures des poumons arrive quelquefois chez ces sujets quelques heures avant la mort. La crainte de tourmenter inutilement des moribonds m'a empêché de vérifier souvent avec le cylindre cette conjecture. Le peu d'essais que j'ai faits à cet égard me portent cependant à croire qu'elle est fondée; et, au reste, elle expliquerait le râle et l'oppression que l'on observe chez la plupart des mourans, lors même que les organes respiratoires ont été parfaitement intacts pendant tout le temps de la maladie.

CHAPITRE III.

DE L'APOPLEXIE PULMONAIRE.

ARTICLE I.

Caractères anatomiques de l'apoplexie pulmonaire.

511. La maladie que je désigne sous ce nom est très-commune, et cependant à-peu-près inconnue sous le rapport de ses caractères anatomiques. Elle est, au contraire, fort connue sous le rapport de son symptôme principal, qui est une hémoptysie ordinairement grave et abondante.

512. Les anciens attribuaient l'hémoptysie à la rupture de quelques-uns des vaisseaux du poumon, et cette doctrine, devenue populaire, est encore celle de certains médecins qui tiennent à prudence de n'accueillir les doctrines nouvelles que lorsqu'elles sont devenues si générales qu'on se trouve en quelque sorte obligé de les admettre sans les examiner.

513. Les anatomistes modernes ont reconnu depuis long-temps que cette cause prétendue de l'hémoptysie était tout-à-fait fausse. Deux sortes d'hémoptysie seulement peuvent lui être attribuées, celle qui dépend de l'ouverture d'un anévrysme dans la trachée, les bronches ou le tissu pulmonaire, et celle qui peut être produite par la rupture d'un vaisseau sanguin traversant une excavation tuberculeuse, cas des plus rares, et dont je ne connais d'autre exemple que celui dont j'ai déjà parlé d'après M. Bayle. Ces deux espèces d'hémoptysie sont suivies d'une

mort subite ou presque subite, et ne peuvent rendre raison d'une maladie aussi commune et aussi souvent légère que l'hémoptysie.

On attribue, en conséquence, assez communément aujourd'hui l'hémoptysie à une perturbation des propriétés vitales de la membrane muqueuse bronchique, perturbation en vertu de laquelle cette membrane exhale du sang au lieu de sécréter de la mucosité. Cette cause est incontestable pour ce qui est des hémoptysies très-légères, telles que celles qui accompagnent le catarrhe pulmonaire et la péripneumonie, et celle qui est due à l'irritation produite par le développement des tubercules dans le poumon; cette dernière peut, en outre, être quelquefois l'effet d'une véritable dilacération du tissu pulmonaire engorgé, surtout lorsqu'elle arrive au moment où la matière tuberculeuse ramollie se fait jour dans les bronches.

514. Mais les hémoptysies fortes et abondantes, celles que la saignée et les dérivatifs ont peine à réprimer et ne répriment pas toujours, dépendent d'une cause beaucoup plus grave, et dont le premier effet est de produire une altération profonde du tissu pulmonaire lui-même.

Cette altération consiste en un endurcissement égal à celui du poumon le plus fortement hépatisé, mais d'ailleurs tout-à-fait différent. Cet endurcissement est toujours partiel et n'occupe même jamais une grande partie du poumon; son étendue la plus ordinaire est d'un à quatre pouces cubes. Il est toujours très-exactement circonscrit; et, au point où cesse l'induration, l'engorgement est aussi considérable

que vers son centre. Le tissu pulmonaire environnant est tout-à-fait crépitant et sain, et n'offre rien
d'analogue à cette densité progressivement moindre
à mesure qu'on s'éloigne du lieu affecté que l'on observe dans la péripneumonie. Le tissu pulmonaire
est souvent même très-pâle autour des engorgemens
hémoptysiques : quelquefois cependant il est fortement rosé ou même rouge, et infiltré ou plutôt teint
d'une certaine quantité de sang vermeil; mais, dans
ce cas même, la ligne de démarcation entre l'engorgement dense et la légère infiltration sanguine dont
il s'agit est toujours très-tranchée.

La partie engorgée présente une couleur d'un rouge
noir très-foncé et tout-à-fait semblable à celle d'un
caillot de sang veineux. La surface des incisions est
granulée, comme dans l'hépatisation; mais, d'ailleurs, l'aspect de ces deux altérations est tout-à-fait
différent. Dans l'hépatisation au second degré, la couleur vermeille du tissu pulmonaire enflammé laisse
distinguer parfaitement les taches noires pulmonaires,
les vaisseaux et les légères intersections celluleuses qui
partagent çà et là le tissu du poumon; et c'est même le
mélange de ces couleurs qui donne, comme nous
l'avons dit, au poumon hépatisé l'aspect de certains
granits. La même chose s'observe encore dans la péripneumonie au troisième degré, et lorsque l'infiltration purulente a converti la totalité du poumon en une
masse jaunâtre. Dans l'engorgement hémoptysique,
au contraire, la partie endurcie présente un aspect
tout-à-fait homogène, et sa couleur, presque noire ou
d'un brun rouge très-foncé, ne permet de distinguer
autre chose de la texture naturelle du poumon que

les bronches et les plus gros vaisseaux, dont les tuniques ont même perdu leur couleur blanche et semblent teintes de sang.

Si l'on racle avec le scalpel la surface de ces incisions, on en enlève un peu de sang très-noir et à demi coagulé, mais en beaucoup moindre quantité que la sérosité sanguinolente qui suinte d'un poumon hépatisé au second degré. Les granulations que présente la surface des incisions quand on l'expose à contre-jour m'ont toujours paru plus grosses que dans l'hépatisation.

Quelquefois le centre de ces indurations est ramolli et rempli par un caillot de sang pur.

515. Cette lésion est évidemment le résultat d'une exhalation sanguine dans le parenchyme pulmonaire lui-même, c'est-à-dire dans les alvéoles aériennes, et c'est par cette raison que je crois devoir la désigner sous le nom d'*apoplexie pulmonaire* : elle ressemble en effet entièrement à l'exhalation sanguine cérébrale qui produit l'apoplexie.

Le cerveau et le poumon ne sont pas, au reste, les seuls organes où de semblables épanchemens sanguins peuvent se faire. J'en ai vu se former spontanément et en un clin d'œil dans le tissu cellulaire souscutané, et j'en ai trouvé, chez les cadavres, dans celui de presque toutes les parties du corps, entre les tuniques des intestins, entre les fibres musculaires du cœur, et sous les enveloppes celluleuses des reins et du pancréas. J'ai assisté, il y a quelques années, avec mon confrère M. Royer-Collard, à l'ouverture d'un homme mort d'une attaque d'apoplexie foudroyante, chez lequel des épanchemens sanguins abondans existaient dans le tissu cellulaire de tous les membres, dans celui du tronc, et dans celui qui entoure la plupart des organes abdominaux.

On connaît quelques exemples de morts subites causées par des exhalations sanguines abondantes dans le tissu pulmonaire, et à la suite desquelles on a trouvé, à l'ouverture des cadavres, des caillots de sang plus ou moins considérables au milieu d'un poumon dilacéré à-peu-près comme l'est le tissu cérébral dans une violente apoplexie. M. Corvisart rapporte un cas très-remarquable de cette espèce, dans lequel l'épanchement avait été tellement abondant qu'il avait déchiré le poumon et avait rempli la cavité de la plèvre (a).

516. L'engorgement *hémoptysique* que nous avons décrit ci-dessus n'est qu'un degré moins intense de la même affection; et le sang exhalé se concrétant dans les cellules aériennes, se combine en quelque sorte avec le tissu pulmonaire sous l'influence vitale, et d'une manière qui diffère essentiellement de la concrétion du sang tiré de ses vaisseaux.

On rencontre quelquefois deux ou trois engorgemens semblables dans le même poumon, et assez souvent les deux poumons sont affectés à-la-fois de la même manière. Ces engorgemens se trouvent ordinairement vers le centre du lobe inférieur, ou vers la partie postérieure moyenne du poumon; et c'est par conséquent dans le dos et les parties inférieures de la poitrine qu'il faut les chercher avec le cylindre.

(a) Nouvelle méthode pour reconnaître les maladies internes de la poitrine par la percussion, etc., par Avenbrugger, etc., ouvrage traduit et commenté par J.-N. Corvisart. *Paris*, 1808, in-8°, pag. 227.

517. L'engorgement hémoptysique est aussi facile à distinguer de l'engorgement sanguin cadavérique que de la péripneumonie. En effet, l'engorgement cadavérique est toujours très-humide et formé par un sang mêlé de sérosité souvent spumeuse, qui ruisselle abondamment sous le scalpel et donne au tissu pulmonaire une couleur livide ou vineuse. Cet engorgement n'est jamais circonscrit. Soumis aux lois de la pesanteur, il est plus fort dans les parties les plus déclives du poumon, et il diminue graduellement de bas en haut. Les parties les plus fortement engorgées offrent encore un reste de crépitation, et la surface des incisions n'est nullement granulée, lors même qu'on n'y peut plus distinguer la texture spongieuse du poumon. En pétrissant sous un filet d'eau les parties les plus fortement infiltrées, on exprime tout le sang qui y est contenu, et on réduit facilement le tissu pulmonaire à l'état de flaccidité qu'il présente dans un poumon comprimé par un épanchement pleurétique. L'engorgement hémoptysique, au contraire, exactement circonscrit, très-dense, d'un rouge noirâtre ou brun, présentant à l'incision une surface grenue et à peine humide, pâlit un peu par le lavage, mais ne perd rien de sa consistance.

518. Quelque grave que soit cette affection, la résolution de l'engorgement pulmonaire paraît se faire, dans ces cas, avec assez de facilité ; car on voit un assez grand nombre de personnes qui ont guéri après avoir éprouvé des hémoptysies graves et abondantes. Je n'ai point eu occasion de suivre les progrès de la résolution par l'ouverture de sujets morts pendant qu'elle s'opérait. Il me paraît que cette résolution est

parfaite, et ne laisse aucune trace de la maladie dans le tissu pulmonaire, car je n'en ai trouvé aucun vestige dans les poumons de sujets qui avaient éprouvé, plusieurs années avant leur maladie mortelle, des hémoptysies graves.

ARTICLE II.

Des Signes de l'apoplexie pulmonaire.

519. Les symptômes principaux de cette maladie sont une oppression forte, une toux accompagnée de beaucoup d'irritation au larynx et quelquefois de douleurs assez vives ou même aiguës dans la poitrine; l'expectoration d'un sang rutilant et spumeux pur, ou mêlé seulement de salive et d'un peu de mucosité bronchique et gutturale; un pouls fréquent, assez large, et offrant une sorte de vibration particulière, lors même qu'il est mou et faible, ce qui arrive souvent au bout de quelques jours.

De tous ces symptômes, le crachement de sang est le plus constant et le plus grave. Il est ordinairement très-abondant, et revient par intervalles avec toux quinteuse, oppression, anxiété, rougeur intense ou pâleur extrême de la face, et refroidissement des extrémités. Quand le crachement de sang est excessivement abondant, il survient quelquefois avec une toux très-peu forte, et accompagnée d'un soulèvement du diaphragme analogue à celui qui a lieu dans le vomissement : aussi la plupart des malades qui ont éprouvé une hémoptysie abondante disent-ils *qu'ils ont vomi le sang.*

520. Ces symptômes, lorsqu'ils sont caractérisés

comme nous venons de le dire, indiquent toujours l'existence d'un engorgement hémoptysique ; mais quand ils sont moins graves, et surtout quand la quantité du sang expectoré est peu considérable, il peut être fourni par un simple suintement de la membrane muqueuse bronchique, qui est alors plus rouge et un peu plus épaisse que dans l'état naturel.

Je dis *il peut*, car la quantité du sang expectoré ne peut pas seule faire distinguer l'hémoptysie bronchique de celle qui est due à l'engorgement sanguin pulmonaire. Ce dernier est quelquefois assez étendu, quoique le malade ne crache qu'une petite quantité de sang, un verre, par exemple, dans les vingt-quatre heures ; et une simple hémorrhagie bronchique peut être beaucoup plus abondante. Haller rapporte, sous le nom de *péripneumonie produite par la transsudation du sang*, l'histoire succincte d'une maladie qui, d'après la description qu'il donne de l'état des poumons, me paraît être une apoplexie pulmonaire très-étendue et formée d'une manière un peu lente. Il est probable qu'il n'y eut pas dans ce cas d'hémoptysie notable, puisque l'auteur n'en fait pas mention, et qu'il a regardé la maladie comme une péripneumonie (a). Il faut donc, pour faire cette distinction, recourir à des signes plus sûrs.

521. L'engorgement hémoptysique a ordinairement trop peu d'étendue pour que la percussion puisse le faire connaître. Il se trouve d'ailleurs très-souvent dans des parties du poumon sur l'état desquelles la percussion n'indique jamais rien.

_____

(a) *Opusc. pathol. Obs. XVI, hist. I.*

522. L'exploration par le cylindre donne deux signes de l'engorgement hémoptysique : le premier est
l'absence de la respiration dans une portion peu étendue du poumon; le second est un râle muqueux dont
les bulles paraissent extrêmement grosses, semblent
se dilater en parcourant les bronches, et crèvent souvent par excès de distension. Le bruit de cette rupture se fait entendre d'une manière non équivoque.

523. Le crachement de sang produit par une simple
exsudation bronchique donne aussi lieu à la même espèce de râle ; mais, dans ce dernier cas, les bulles
ne paraissent pas aussi abondantes que dans le premier ; et d'ailleurs la respiration s'entend bien dans
toute l'étendue de la poitrine.

524. L'engorgement hémoptysique est, au reste,
fort souvent accompagné d'exsudation sanguine bronchique ; car l'on trouve presque toujours la membrane
muqueuse bronchique fortement rougie et gonflée
chez les sujets qui présentent des engorgemens hémoptysiques un peu étendus.

Lorsque l'engorgement hémoptysique est très-peu
considérable, l'absence de la respiration dans ce
point ne pouvant être facilement constatée, il est
quelquefois difficile de décider laquelle des deux espèces d'hémoptysies existe ; mais, dans le doute, il
est toujours prudent d'agir comme si l'on était certain
d'avoir affaire à la plus grave.

L'extrême danger qui accompagne l'engorgement
hémoptysique et la possibilité de la résolution doivent engager à ne pas craindre de combattre le crachement de sang tant qu'il existe, par des saignées copieuses et répétées autant qu'il est besoin, ainsi que

par les vésicatoires et les autres dérivatifs. La crainte
d'affaiblir le malade serait mal fondée dans ce cas, car
la saignée la plus abondante n'est jamais égale à la
quantité de sang qu'un hémoptysique rend en quelques minutes, et cette dernière émission sanguine est
bien autrement débilitante que celle qui se fait par la
lancette.

Il est à peine nécessaire de dire que, quand l'engorgement hémoptysique se forme tout-à-coup et suffoque
sur-le-champ le malade, comme dans le cas rapporté par M. Corvisart, la mort peut arriver avant
que l'hémoptysie ait lieu.

La première des observations suivantes donnera un
exemple d'engorgement hémoptysique médiocre et
suivi d'accidens qui ont eu une marche assez lente ;
la seconde montrera la même maladie à un degré
plus intense et marchant plus rapidement.

525. Obs. xxxv. *Apoplexie pulmonaire chez un sujet attaqué d'hypertrophie et de végétations du cœur.*
— Une femme de cinquante-cinq à soixante ans
entra à l'hôpital Necker vers le commencement d'a-
vril 1817 ; elle pouvait à peine parler, et il fut impossible d'obtenir des renseignemens exacts sur son
état antérieur. Elle étouffait, et elle expectorait des crachats ronds et mêlés d'une grande quantité de sang :
tantôt ils avaient la couleur du chocolat, tantôt on
y distinguait une matière jaunâtre mêlée au sang ; le
plus souvent ils étaient formés de sang pur : l'orthopnée était extrême ; on ne put tirer aucun résultat
de la percussion, à raison de la flaccidité des tégumens. La face était généralement pâle et les lèvres vio-

lettes; les extrémités supérieures étaient œdématiées; le pouls, à raison de cet œdème, était difficile à sentir : cependant, après avoir tenu les doigts appliqués sur le trajet de l'artère pendant quelque temps, on finissait par distinguer des pulsations petites, concentrées, irrégulières, et qui avaient quelque chose de dur; la main, appliquée sur la région du cœur, n'y sentait pas de pulsations; les veines jugulaires étaient légèrement tuméfiées. (*a*).

On porta le diagnostic suivant : *Pleuro-péripneumonie légère; hypertrophie du ventricule droit.*

(Une saignée rendit beaucoup moindre la difficulté de respirer, et quelques diurétiques firent diminuer momentanément l'œdème des bras.)

Bientôt l'œdème des bras augmenta de nouveau, l'abdomen donna des signes de fluctuation, les jambes s'infiltrèrent; la malade était dans un état de cachexie très-prononcé; la tuméfaction des veines jugulaires était beaucoup moindre; le pouls, quoique petit et faible, offrait quelque chose de dur dans ses battemens.

On modifia alors le diagnostic de la manière sui-

(*a*) La feuille de diagnostic de cette malade a été perdue; l'élève chargé de recueillir l'observation n'avait pas encore l'habitude du cylindre, dont je ne me servais moi-même que depuis quelques mois, et il s'est contenté d'écrire le diagnostic sans en noter les motifs, c'est-à-dire, les signes donnés par le cylindre, que j'ai toujours soin de dicter avant d'en tirer une conclusion. J'aurais pu remplacer cette observation par d'autres où le diagnostic a été mieux établi; mais je l'ai choisie par le motif exposé dans la préface de cet ouvrage, c'est-à-dire, parce qu'elle contient beaucoup de faits intéressans, et sous plusieurs rapports à-la-fois.

vante : *Hypertrophie du ventricule gauche ; peut-être ossification ou rétrécissement de la valvule mitrale ou des valvules sygmoïdes de l'aorte? tubercules ?*

Le 1ᵉʳ mai, la malade commença à éprouver du râle ; les crachats étaient toujours abondans, très-sanguinolens, et même formés par un sang plus pur. Elle mourut le 6 mai au matin.

Ouverture cadavérique faite vingt-quatre heures après la mort. — Cadavre de quatre pieds six pouces ; infiltration considérable de tout le corps.

Le cerveau était parfaitement sain ; les vaisseaux de la pie-mère étaient médiocrement gorgés de sang.

La cavité gauche de la poitrine contenait environ une pinte de sérosité sanguinolente, dans laquelle nageaient quelques flocons de matière albumineuse demi-concrète et membraniforme, dont une partie unissait faiblement le poumon à la plèvre costale.

Le poumon gauche présentait çà et là, dans son tissu, des parties d'un rouge brun, compactes, grenues à l'incision, situées au milieu d'un tissu bien crépitant, et exactement circonscrites. Ces indurations n'offraient pas l'aspect de l'engorgement péripneumonique ; mais elles semblaient plutôt être le résultat d'une combinaison particulière de sang fortement caillé et comme à demi desséché avec le tissu du poumon. Vers la pointe du lobe inférieur de cet organe se trouvait une masse semblable et de plus d'un pouce cube, formée par trois couches distinctes et supérieures les unes aux autres, séparées par des couches plus minces d'un tissu rouge, mou, crépitant, et rendu seulement un peu plus vermeil que dans l'état naturel par une très-légère infiltration sanguine.

Les couches où l'exhalation sanguine avait eu lieu étaient d'un rouge noir, grenues à l'incision, très-fermes, se cassant facilement, et si peu humides qu'on pouvait à peine en exprimer un peu de sang à demi caillé. Une d'elles offrait une petite partie plus ramollie, et semblable à un caillot de sang. Les portions ainsi engorgées ne laissaient rien suinter qu'en pressant et en raclant avec le scalpel ; tandis que les parties crépitantes du poumon étaient rendues beaucoup plus humides par une sérosité jaunâtre et spumeuse qui coulait à l'incision. Quelques tubercules se rencontraient à la surface du poumon, vers la partie inférieure.

La cavité droite du thorax contenait environ une pinte et demie de sérosité sanguinolente mêlée à quelques flocons albumineux.

Le poumon droit adhérait par son sommet à la plèvre costale, au moyen d'un tissu cellulaire accidentel bien organisé. Son tissu était sain, excepté inférieurement, où il présentait un engorgement semblable à ceux du poumon gauche. Vers le sommet, on trouvait une petite concrétion osséo-terreuse entre la plèvre et le poumon.

La muqueuse bronchique était fortement rougie par endroits dans les deux poumons.

Le péricarde contenait environ quatre onces de sérosité, sur laquelle on voyait quelques bulles d'air semblables à celles que l'on forme en soufflant avec un tube dans de l'eau de savon.

Le cœur avait un volume égal à celui des deux poings du sujet. Les parois des deux oreillettes avaient une épaisseur plus considérable que dans l'état naturel;

celles de la gauche avaient depuis une demi-ligne jusqu'à une ligne et demie d'épaisseur ; celles de la droite
étaient un peu moins épaisses. Leur membrane interne
était sensiblement épaissie , et se détachait facilement.

Le ventricule gauche aurait à peine contenu une
amande dépouillée de son drupe. Les colonnes charnues laissaient entre elles des écartemens semblables à
ceux du ventricule droit, de manière à lui donner un
pouce et demi d'épaisseur à l'origine des piliers : à
l'union du ventricule avec l'oreillette, l'épaisseur
n'était que de trois lignes. Les bords de la valvule mitrale étaient ratatinés et légèrement cartilagineux, et
offraient en dedans trois excroissances d'environ une
ligne de longueur, fermes, et difficiles à détacher en
raclant avec le scalpel.

Le ventricule droit était un peu plus épais que dans
l'état sain ; ses colonnes charnues étaient très-prononcées.

L'aorte, à sa sortie du cœur, ainsi que dans tout son
trajet, était d'un petit calibre, de manière à permettre
à peine l'introduction du petit doigt. Deux des valvules sygmoïdes offraient des excroissances semblables
à celles qui se voyaient sur la valvule mitrale , un peu
rouges à leur sommet, pâles à leur base, et d'un aspect
fort analogue à celui des excroissances syphilitiques
connues sous le nom de *poireaux*.

La membrane muqueuse de l'estomac était comme
teinte en rouge par endroits ; dans d'autres points, elle
offrait une rougeur ponctuée ; dans d'autres, enfin ,
elle présentait des plaques grisâtres, de forme et de
grandeur variées. Les vaisseaux sous-muqueux étaient
assez fortement injectés.

La membrane muqueuse des intestins était injectée en quelques points, mais nullement enflammée.

Le foie, un peu ratatiné à sa surface, contenait de petits corps d'un jaune verdâtre, peu humides, comme flasques, dont le volume réuni surpassait celui du tissu hépatique : le volume total du foie était cependant moindre que dans l'état naturel, eu égard à la taille du sujet. Il était peu gorgé de sang (a).

La rate, d'un petit volume, contenait peu de suc.

Les autres viscères étaient sains.

526. OBS. XXXVI. *Apoplexie pulmonaire chez un sujet attaqué d'hypertrophie et de dilatation du cœur.* — Jean-Baptiste Dirichard, artisan, âgé de quarante-cinq ans, ayant la peau blanche, les cheveux et la barbe d'un brun roux, était, depuis plusieurs années, sujet à un état de suffocation quand il se livrait à quelque exercice un peu violent. Lorsqu'il entra à l'hôpital Necker, vers la fin d'août 1818, il éprouvait, depuis environ quinze jours, une gêne permanente et assez grande de la respiration.

Le jour de son entrée, il présentait les symptômes suivans : décubitus en supination, embonpoint assez considérable, face pâle, d'une couleur un peu terne; pouls à peine sensible aux deux bras, pieds et jambes œdématiés ; appétit nul, soif modérée, sommeil court et souvent interrompu par des réveils en sursaut. La

---

(a) Ceci est encore un exemple des *cirrhoses*, *voy*. pag. 368. Il est à remarquer qu'il n'y avait pas d'ascite ; mais il y avait dans les plèvres un épanchement de l'espèce de ceux qui forment l'anneau intermédiaire entre l'inflammation et la diathèse séreuse.

respiration, quoique courte et gênée, s'entendait bien
à l'aide du cylindre. La poitrine résonnait bien par-
tout, excepté à la région du cœur. L'examen des battemens du cœur, à l'aide du cylindre, donna le résultat suivant : impulsion du ventricule gauche très-
forte et assez sonore, son et impulsion du ventricule
droit médiocres, son des oreillettes nul.

On porta, en conséquence, le diagnostic suivant:
Hypertrophie du cœur.

(Saignée du bras, tisane apéritive.)

Au bout d'un mois, le malade se trouvant assez
bien pour reprendre ses travaux, demanda sa sortie.

Un mois et demi après, il rentra à l'hôpital, offrant
absolument, quant à l'état de la circulation, les mêmes
symptômes que la première fois. L'infiltration s'étendait aux tégumens du ventre. La respiration était toujours très-gênée, quoique le passage de l'air à travers
les poumons s'entendît bien au moyen du cylindre.
Une saignée du bras fut pratiquée sans soulagement
marqué. Cependant, au bout de six semaines, l'usage
de la tisane apéritive et de la teinture éthérée de digitale, et quelques applications de sangsues firent disparaître l'infiltration ; la respiration devint moins gênée,
l'appétit reparut, et le malade sortit de l'hôpital. Le
pouls était, comme la première fois, presque insensible à l'un et l'autre bras ; la face conservait sa pâleur
et une teinte un peu plombée.

Le 16 janvier 1819, Dirichard se fit transporter de
nouveau à l'hôpital Necker. Il disait avoir beaucoup
de peine à respirer, principalement lorsqu'il se couchait sur le dos. Il en éprouvait moins lorsqu'il se
tenait penché en avant ; et, pour se procurer du sou-

lagement, il se couchait quelquefois sur le ventre ; mais alors il sentait un *battement à la gorge*, vis-à-vis le haut du sternum. L'infiltration était encore plus grande que lors du dernier séjour du malade à l'hôpital ; la dyspnée, était plus considérable ; il y avait, en outre, quelques quintes de toux et de la diarrhée ; le pouls était insensible. Le malade se plaignait aussi d'une douleur assez vive à l'épigastre. Le cœur donnait toujours une impulsion très-forte.

Les saignées locales, les sinapismes aux extrémités inférieures, l'usage des boissons apéritives et de la digitale pourprée n'apportèrent aucun soulagement au malade. L'orthopnée augmentait de jour en jour.

Il resta à-peu-près dans le même état jusqu'au 3 février. A cette époque, la respiration devint plus difficile encore ; le malade éprouvait par momens des attaques d'une suffocation presque imminente qu'il diminuait en s'inclinant en avant. La toux, plus fréquente, était suivie de l'expectoration d'un mucus un peu filant et mêlé de quelques stries d'un sang vermeil.

Le 4 février, le malade rejeta presque sans efforts et sans toux une assez grande quantité de sang rouge, spumeux et peu mêlé aux crachats. Pendant la toux, il jetait une espèce de cri aigu. La poitrine résonnait bien dans toute son étendue. La respiration ne s'entendait presque pas dans les parties inférieures du poumon droit. Dans presque toute l'étendue de la poitrine, on entendait un râle muqueux dont les bulles paraissaient très-grosses et semblaient se dilater en parcourant les bronches ; on reconnaissait même évidemment que quelques-unes se rompaient par excès de distension. Ce râle était plus fort à droite.

On ajouta à la feuille du diagnostic, *engorgement hémoptysique*, et on prescrivit une saignée de deux palettes.

Le 5, plaintes continuelles, orthopnée considérable, face un peu affaissée. Le sang rejeté pendant la toux avait perdu de sa couleur vermeille et était un peu moins abondant : mêmes observations par le cylindre.

(Tisane de grande consoude, looch astringent.)

Le 6 février, douleurs vagues dans l'abdomen et principalement vers l'épigastre, insomnie, infiltration s'étendant à tout le corps et surtout aux membres supérieurs, plus considérable à la main droite que par-tout ailleurs ; pouls à peine sensible, expectoration d'une matière sanguinolente et comme sanieuse, poitrine résonnant bien antérieurement et sur les côtés, râle beaucoup plus fort dans le côté droit, sur lequel le malade se couche habituellement.

Le 7 février, traits de la face affaissés, voix presque éteinte, faiblesse plus grande, un peu de râle crépitant à gauche.

Le 8, le malade succomba après une longue et douloureuse agonie.

Ouverture du corps faite soixante heures après la mort. — Le cerveau et les méninges ne présentèrent rien de remarquable.

Le péricarde contenait à-peu-près une once de sérosité. Le cœur avait au moins trois fois le volume du poing du sujet. Il présentait à sa surface plusieurs plaques d'un blanc de nacre, peu épaisses, irrégulières à leur circonférence, et grandes à-peu-près comme la moitié de la paume de la main. Le ventricule droit était en partie rempli par une masse polypiforme qui se prolongeait dans l'oreillette droite qu'elle remplissait en entier. Cette concrétion volumineuse offrait, dans une partie de son étendue, une couleur rougeâtre, une grande fermeté et une texture fibreuse; dans d'autres points, elle était moins ferme, n'offrait aucune apparence fibreuse et avait une couleur jaune et opaque; dans quelques endroits enfin, elle était d'un jaune clair, presque demi-transparente et très-molle. Dans la partie rougeâtre et ferme, on distinguait plusieurs stries d'un rouge foncé qui paraissaient dues à de petits vaisseaux sanguins.

La cavité du ventricule droit était un peu dilatée; ses parois, d'une bonne épaisseur (d'environ trois lignes), s'affaissaient quand on les incisait. Les colonnes charnues paraissaient peu nombreuses et étaient aplaties; elles étaient réunies ou intimement appliquées les unes aux autres par suite de cet aplatissement; vers la pointe du cœur, elles reprenaient plus de saillie et étaient plus distinctes. Dans cet endroit, on remarquait dans l'écartement des colonnes charnues deux ou trois petits kystes d'un jaune rougeâtre, gros comme des fèves, et en ayant à-peu-près la forme. Ces kystes, dont les parois étaient minces et très-fermes, contenaient une matière demi-liquide, semblable à de la lie de vin; ils étaient fixés à la pointe du ventricule par des espèces de pédicules entrelacés dans les colonnes charnues, et dont la texture et l'aspect étaient tout-à-fait semblables à ceux de la partie la plus ferme de la concrétion polypiforme. L'oreillette droite n'offrait, hors la concrétion polypiforme qui la distendait, rien de particulier. Elle formait à peine avec l'oreillette

gauche , comme elle exempte de lésion , le quart du
volume du cœur.

Le ventricule gauche offrait des parois de neuf à
onze lignes d'épaisseur et d'une fermeté remarquable ;
elles ne s'affaissèrent point quand on les eut incisées ,
quoique la cavité de ce ventricule fût au moins double
de ce qu'elle eût dû être et qu'elle eût pu loger le poing ;
il contenait du sang noir à demi caillé ; les colonnes
charnues y étaient très-volumineuses . et très-fortes.
La valvule mitrale offrait plusieurs plaques cartilagineuses extrêmement dures , développées dans son
épaisseur et qui n'avaient pas changé sa forme. Les valvules sygmoïdes aortiques étaient parfaitement saines.

On remarquait , à la surface interne de ce ventricule , et à-peu-près vers son milieu , une ou deux
plaques blanches , de la grandeur de l'ongle , très-
fermes et peu épaisses ; elles paraissaient développées
sous la membrane interne , à laquelle elles adhéraient
intimement ; on put les enlever assez facilement avec
la pointe d'un scalpel. La cloison inter-ventriculaire
n'offrait rien de remarquable.

L'aorte , un peu dilatée à sa naissance , l'était beaucoup plus encore à sa crosse. Elle présentait , dans ce
dernier endroit , un petit enfoncement ou cul-de-sac
conique de grandeur à loger une noisette , autour
duquel les parois de l'artère offraient une teinte rouge
foncée qui pénétrait toute leur épaisseur. Depuis sa naissance jusqu'à sa seconde courbure , l'aorte présentait à
sa surface interne un très-grand nombre d'incrustations
cartilagineuses ou même osseuses , de grandeur variable , occupant toute l'épaisseur des parois de l'artère.
Entre ces plaques de couleur blanchâtre , la surface in-

terne de l'aorte était d'un jaune foncé. La partie de la trachée-artère sur laquelle appuyait la crosse de l'aorte était évidemment aplatie et un peu déviée à droite.

La plèvre droite contenait environ six onces de sérosité roussâtre. Le poumon de ce côté n'adhérait que légèrement aux côtes vers sa partie supérieure. Dans ses trois quarts supérieurs, il était rougi plutôt qu'infiltré par un sang d'une couleur très-vermeille ; son tissu était d'ailleurs très-crépitant et plutôt sec qu'humide.

Il présentait vers sa base une zone de deux à trois travers de doigt de largeur, traversant toute l'épaisseur du poumon, exactement circonscrite, et tranchant sans aucune gradation sur le tissu pulmonaire crépitant, dont elle se distinguait par sa densité égale à celle du foie, par sa couleur d'un noir tirant un peu sur le rouge, et par l'aspect grenu de la surface des incisions que l'on y faisait. Ces caractères lui donnaient une certaine ressemblance avec le tissu des corps caverneux de la verge.

Trois ou quatre endurcissemens de même nature et également circonscrits se remarquaient plus haut dans le même poumon ; mais ils offraient à peine le volume d'une amande ou d'une noix.

Le plus grand de ces engorgemens était séparé, dans une étendue assez grande de sa surface inférieure, du tissu pulmonaire crépitant, par une membrane mince, qui était évidemment une des intersections naturelles du tissu pulmonaire.

La plèvre gauche contenait, comme la droite, quelques onces de sérosité roussâtre ; le poumon gauche présentait à sa surface et tout près de sa base,

postérieurement , une petite fausse membrane jaune
et opaque , très-molle. Le tissu de cet organe était ,
en général, assez crépitant ; il laissait suinter , quand
on le pressait, une fort petite quantité de sérosité sanguinolente. Vers la partie postérieure de son lobe inférieur , il contenait dans son parenchyme deux ou
trois engorgemens semblables à ceux du poumon droit
et également circonscrits.

Dans l'un et l'autre poumon , les rameaux bronchiques étaient un peu dilatés et remplis par des mucosités grises et opaques. L'intérieur de la trachée offrait une rougeur assez marquée , et contenait aussi
des mucosités grisâtres et filantes. La membrane muqueuse des bronches était, dans beaucoup d'endroits,
et surtout dans ses petites ramifications , notablement
épaissie et teinte d'un rouge violet.

La cavité abdominale contenait environ une pinte
d'une sérosité limpide et légèrement jaunâtre.

Le foie était comme ratatiné, et offrait à sa surface
convexe un grand nombre de très-petites bosselures.
Son parenchyme contenait une très-grande quantité
de petits corps d'un jaune pâle , gros comme des pe-
pins de pomme , bien séparés les uns des autres , et
entre lesquels le parenchyme de l'organe offrait sa
couleur et sa densité ordinaires. Les plus grosses de
ces productions semblaient formées par des squames
qui s'enveloppaient à-peu-près comme des feuilles de
chou-pomme ou de laitue. Le volume du foie , malgré
ce grand nombre de petits corps étrangers développés
dans le tissu de ce viscère , était évidemment moindre
que dans l'état naturel (a). La muqueuse de l'esto-

(a) Ceci est encore un exemple des *cirrhoses*. Il ne faudrait

mac et celle du tube intestinal offraient, dans toute leur étendue, une rougeur ponctuée assez prononcée. Le premier de ces viscères était distendu par des gaz.

CHAPITRE IV.

DES SIGNES QUE DONNE LE RALE DANS LA PHTHISIE PULMONAIRE.

527. Lorsqu'il existe, dans un point quelconque du poumon, une excavation ulcéreuse encore remplie en partie de matière tuberculeuse ramollie, et en communication avec les bronches, le passage de l'air, dans l'inspiration et l'expiration, produit un râle de l'espèce de celui que j'ai décrit sous le nom de *râle muqueux*. Ce râle est exactement borné aux points de la surface extérieure de la poitrine correspondans à l'excavation, et ne s'entend nulle part ailleurs. Quoiqu'on ne puisse nullement l'entendre à l'oreille nue, il est souvent tout aussi bruyant sous le cylindre que celui des agonisans. Ce signe annonce l'existence d'une excavation ulcéreuse d'une manière presqu'aussi certaine que la pectoriloquie, et souvent il précède de plusieurs jours et même de plusieurs semaines l'époque où cette dernière se manifeste ou devient tout-à-fait évidente.

528. Lorsque ce râle n'est pas très-fort, il ne peut seul constituer un signe pathognomonique du ramol-

pas croire, d'après leur existence chez ce sujet et chez celui de l'observation précédente, que ce genre de productions morbifiques ait le moindre rapport de dépendance avec l'hémoptysie ou les maladies du cœur : il n'y a ici que coïncidence de deux maladies étrangères l'une à l'autre.

lissement des tubercules et de la formation d'une cavité ulcéreuse, parce que le catarrhe pulmonaire partiel, dont nous parlerons tout-à-l'heure, présente quelquefois le même phénomène ; mais quand il est très-fort et permanent au même lieu, il n'est nullement équivoque. Dans ce dernier cas, il ne peut être simulé que par une altération tellement rare que, dans tout le cours d'une longue pratique, l'erreur ne pourrait être commise trois ou quatre fois par le médecin le plus employé. L'altération qui seule pourrait y donner lieu est l'anévrysme de l'aorte ou de l'artère innominée ouvert incomplètement dans le tissu même du poumon, et déterminant ainsi une infiltration sanguine lente dans les cellules aériennes.

J'ai rencontré ce cas chez une femme que je croyais atteinte d'une phthisie commençante, d'après le râle qu'elle présentait au sommet du poumon droit, et qui, après plusieurs jours d'orthopnée que les saignées générales et locales ne purent diminuer, mourut presque subitement.

529. La toux et la respiration font également entendre ce râle caractéristique d'une excavation à demi pleine de matière tuberculeuse ramollie. Lorsque le ramollissement est porté jusqu'à l'état de liquidité, on entend souvent, au lieu de râle, pendant les secousses de la toux, la fluctuation très-manifeste d'un liquide. Dans ce même cas, on entend aussi souvent, lorsque le malade parle ou tousse, une espèce de *tintement* dont je parlerai plus bas.

530. Dans quelques cas, le râle indicateur des excavations tuberculeuses à moitié pleines, soit qu'il accompagne la toux, soit qu'on l'explore à l'aide de la

respiration, ressemble tout-à-fait au bruit d'une bouteille que l'on vide en la renversant entièrement, bruit qu'on exprime ordinairement par l'expression imitative de *glou glou*. Ce bruit ne s'entend alors que par momens ; il m'a paru coïncider assez constamment avec l'existence d'excavations nombreuses, anfractueuses, et communiquant entre elles par des conduits qui avaient plus de longueur que de diamètre.

531. Dans des cas très-rares, cette espèce de râle local peut être explorée par la percussion et même par la pression : l'un et l'autre procédé déterminent un petit bruit, et donnent à l'extrémité des doigts la sensation de fluctuation, ou plutôt de gargouillement, de manière à ne pouvoir s'y méprendre ; quelquefois même, mais très-rarement, le malade sent le mouvement produit par le passage de l'air dans l'excavation : ce qu'il exprime ordinairement en désignant le lieu affecté et disant qu'il sent les crachats se détacher de là ; mais ces signes s'observent si rarement qu'ils sont à-peu-près de nulle valeur dans la pratique.

CHAPITRE V.

DU CATARRHE PULMONAIRE.

ARTICLE I.

Du Catarrhe pulmonaire aigu et de ses variétés.

532. Le catarrhe pulmonaire est, sans contredit, l'une des maladies les plus fréquentes : la plupart des hommes ne passent guère une année sans en être attaqué à un degré quelconque. Cependant, quelque

commune que soit cette affection, elle est peut-être moins bien connue que beaucoup de maladies rares. Dans la plupart des cas, elle est tellement légère qu'elle ne trouble en rien l'ordre des fonctions, et qu'elle n'empêche pas le malade de vaquer à ses occupations ordinaires; dans d'autres, au contraire, elle est assez grave pour compromettre son existence.

533. Le catarrhe pulmonaire est l'inflammation de la membrane interne ou muqueuse qui tapisse les bronches. Une rougeur plus ou moins marquée, et tout au plus un certain degré d'épaississement de cette membrane, sont les seuls caractères anatomiques que présente cette affection : encore ces caractères disparaissent-ils quelquefois en grande partie après la mort. J'ai trouvé, chez un vieillard mort de cette maladie, les bronches beaucoup moins rouges et leur membrane interne beaucoup moins épaisse qu'elles ne l'étaient chez une femme morte le même jour d'une fièvre adynamique, pendant la durée de laquelle elle avait fort peu toussé.

534. L'inflammation de la muqueuse bronchique est accompagnée, dès son début, d'une sécrétion de matière muqueuse plus abondante que dans l'état naturel, et dont les caractères varient dans les différentes périodes de la maladie. D'abord elle est ténue, transparente, et les malades lui trouvent un goût âcre ou salé; peu à peu elle s'épaissit, devient plus visqueuse, moins transparente; et enfin, vers la fin de la maladie, elle devient tout-à-fait opaque et prend une couleur blanchâtre, jaune ou légèrement verdâtre. Dans cet état, elle obstrue plus ou moins les ramifications bronchiques, particulièrement celles

d'un petit ou d'un moyen calibre ; l'air ne peut plus y pénétrer et en sortir qu'avec effort et en produisant le bruit connu vulgairement sous le nom de *râle*.

535. Le râle ne peut être entendu à l'oreille nue que lorsqu'il a lieu dans la trachée ou le larynx. Le cylindre le fait entendre dans les plus petites divisions bronchiques .Quelquefois la mucosité accumulée dans un rameau bronchique y intercepte tout-à-fait le passage de l'air , et la respiration est alors suspendue dans les parties du poumon auxquelles il se distribue , jusqu'à ce que l'expectoration ait·eu lieu.

536. L'inflammation qui constitue le catarrhe pulmonaire occupe très-rarement toute l'étendue de la muqueuse bronchique ou même un poumon entier. Quand cela a lieu , la maladie est très-grave et accompagnée d'une fièvre violente. Le plus ordinairement, dans des catarrhes même assez intenses et accompagnés de beaucoup de fièvre et d'expectoration , il n'y a d'inflammation que dans quelques parties de la muqueuse de chaque poumon ou même d'un seul poumon. Enfin, les catarrhes légers et sans fièvre notable sont ceux où le siége de la maladie est borné à une partie peu étendue d'un seul poumon. Nous montrerons plus bas par quels moyens, autres que l'anatomie pathologique, on peut s'assurer de l'exactitude de ces assertions.

537. Le croup ne diffère de cette maladie, qu'en ce que la mucosité sécrétée se coagule à la manière des fausses membranes que produit ordinairement l'inflammation des membranes séreuses.

Quoique cette variété du catarrhe pulmonaire soit très-tranchée dans certains cas, soit sous le rapport des symptômes, soit sous celui de l'état pathologique

des organes, il en est beaucoup d'autres qui présentent
sous l'un et l'autre rapport un état moyen, et dans
lesquels il y a seulement altération de la voix,
dyspnée très-intense, et sécrétion d'un mucus tenace
et difficile à expectorer. C'est surtout dans les catarrhes
pulmonaires des enfans que l'on peut observer, avec
toutes les nuances de gradation, les caractères qui
rapprochent le catarrhe pulmonaire accompagné de
l'expectoration la plus liquide, du croup dont la fausse
membrane a le plus de fermeté et de consistance et tapisse entièrement les bronches jusque dans leurs dernières ramifications.

538. La toux et l'expectoration, qui sont les symptômes
principaux du catarrhe pulmonaire, ne peuvent servir
à en mesurer le danger, car on voit des catarrhes très-
graves avec fort peu de toux et des crachats peu abondans *et vice versâ.* Ces symptômes ne peuvent pas
plus faire distinguer le catarrhe des autres affections
du poumon ; la toux, en effet, ne présente aucun
caractère particulier et propre à la faire distinguer de
celle qui accompagne la pleurésie, la péripneumonie, la
phthisie, etc., quoique ses caractères soient d'ailleurs
très-variables, et quelquefois tellement différens que
les praticiens ont établi d'après eux les signes pathognomoniques de plusieurs maladies qui ne sont au
fond que des variétés du catarrhe pulmonaire ; telles
sont la coqueluche, l'angine bronchiale de Stoll, etc.

Les crachats, quoique moins équivoques, le sont
pourtant encore assez pour ne pouvoir servir à faire
distinguer le catarrhe de plusieurs autres maladies. En
effet, au début et pendant que la toux est encore sèche,
dure, pénible, et accompagnée de beaucoup d'irrita-

tion, ils sont aqueux, transparens, légèrement spumeux, presque incolores, et ils paraissent entièrement
formés par le mélange de la salive et du mucus buc-
cal et guttural; quelquefois, et surtout lorsque la
toux est rare et peu forte, ils sont, au contraire, très-
peu abondans et formés par la matière grise, gluti-
neuse, demi-transparente, et mêlée de points noirs ou
gris opaque, à laquelle on donne le nom de *mucus*
bronchique.

Dans cet état, l'expectoration diffère beaucoup des
crachats visqueux, tenaces et pris en une seule masse,
qui ont lieu ordinairement dans la péripneumonie;
mais elle n'a rien qui puisse la faire distinguer de celle
qui accompagne la pleurésie ou le développement des
tubercules crus.

A une époque plus avancée, quelques crachats
opaques, blancs ou légèrement jaunâtres ou verdâtres,
se mêlent à ce liquide diffluent; plus tard encore, le
liquide disparaît tout-à-fait, et est remplacé par une
abondance plus grande de ces crachats muqueux et
opaques, qui, malgré leur compacité, sont alors ordinairement mêlés de grosses bulles d'air. Ces crachats,
vulgairement connus sous le nom de *crachats cuits*,
sont encore très-faciles à distinguer de l'expectoration
péripneumonique, ou au moins de celle qui a lieu
dans le commencement et l'état de cette maladie; mais
souvent ils ne diffèrent en rien de ceux qui sont expectorés vers la fin d'une péripneumonie ou d'une pleurésie qui se termine par résolution. Ils ne diffèrent
pas davantage de ceux que rendent la plupart des phthisiques. Les crachats très-jaunes ou presque verts, très-
opaques, sans mélange d'air, et dont la matière paraît

moins cohérente, moins visqueuse que celle d'un crachat catarrhal ordinaire, et que l'on connaît sous le
nom de *crachats purulens* ou *puriformes*, ne sont
nullement des signes certains de phthisie ; car ils ne
sont pas plus communs dans cette maladie que dans
les catarrhes chroniques ou que vers la fin de certains
catarrhes aigus.

On peut donc dire que, dans l'état actuel de la science,
la percussion de la poitrine est le seul moyen de distinguer le catarrhe pulmonaire de la péripneumonie
et de certaines pleurésies, et qu'il n'en existe aucun
de le distinguer de la phthisie pulmonaire.

539. Lorsque le catarrhe est tout-à-fait simple,
quelqu'intense qu'il soit, la poitrine résonne bien dans
toute son étendue ; mais ce moyen ne suffit pas pour
distinguer un léger degré de péripneumonie joint au
catarrhe, parce que le son n'est pas toujours sensiblement altéré par cette complication.

ARTICLE II.

Signes pathognomoniques du catarrhe pulmonaire.

540. L'auscultation, par elle-même et par sa comparaison avec les résultats de la percussion, fournit
plusieurs signes propres à faire reconnaître le catarrhe
et à indiquer ses divers degrés de gravité.

Le râle est un des principaux signes du catarrhe pulmonaire. Au début de la maladie, et lorsqu'il n'existe
encore qu'un coryza presque sans toux ou accompagné
seulement d'une légère irritation à la gorge, si l'on
applique le cylindre sur la poitrine, on entend déjà
un râle souvent très-bruyant. Ce râle est ordinaire-

ment sonore et grave, quelquefois sibilant : le frémissement qui l'accompagne indique le point du poumon où il existe. Quand il est très-bruyant, on l'entend, quoique d'une manière plus faible et sans frémissement, dans des points très-éloignés de celui où il a lieu. Assez souvent le râle le plus grave, lorsqu'on l'explore dans le point le plus éloigné où l'on puisse l'entendre, prend un caractère plus aigu et se rapproche un peu du râle sibilant.

541. Les faits que j'ai eu occasion d'observer le mieux me portent à croire que le râle est d'autant plus grave et plus sonore qu'il y a moins de sérosité sécrétée, et que la membrane interne des gros troncs bronchiques est plus tuméfiée. Lorsque le râle sonore et grave est assez fort pour imiter le bruit d'un coup d'archet prolongé sur une grosse corde de violoncelle, on trouve ordinairement la muqueuse bronchique rouge et gonflée à quelqu'une des bifurcations des principales divisions des bronches. Le râle sonore produit par cette cause ressemble aussi quelquefois au chant de la tourterelle ; mais l'imitation n'est pas aussi parfaite dans ce cas que dans celui dont nous avons parlé précédemment (§ 479).

542. Cet effet de la tuméfaction partielle de la membrane muqueuse bronchique se conçoit facilement. Il est analogue à celui que produit le rétrécissement de certaines parties d'un instrument de musique, et l'on sait que l'enrouement qui accompagne certaines affections catarrhales et qui rend la voix plus rauque et plus grave, à pour cause une légère tuméfaction inflammatoire de la membrane muqueuse de la glotte.

543. A mesure que la maladie fait des progrès et que la sécrétion muqueuse devient plus abondante, le râle prend peu à peu le caractère que j'ai décrit sous le nom de *gargouillement* ou de *râle muqueux*, et il devient enfin tout-à-fait semblable au râle des mourans ou à celui que l'on entend dans les excavations tuberculeuses. Il en diffère seulement en ce qu'il n'est jamais aussi bruyant, et qu'il permet d'entendre encore distinctement le bruit de la respiration.

544 Il est facile de s'assurer, par le râle, du siége et de l'étendue du catarrhe pulmonaire, et de reconnaître l'exactitude de ce qui a été dit plus haut à cet égard.

Quand le catarrhe est partiel, comme il arrive le plus souvent, le râle est borné au lieu affecté. Le danger de la maladie et la gravité des symptômes généraux sont toujours proportionnés à l'étendue de la partie affectée : lorsque le râle s'entend dans toute l'étendue d'un poumon, ou dans la plus grande partie des deux poumons, le cas est toujours grave. Si le catarrhe est aigu, il est alors accompagné d'une fièvre violente ; s'il est chronique, il y a orthopnée et prostration des forces : ces symptômes sont d'autant plus marqués que le malade est plus avancé en âge. Quand le râle s'entend dans toute l'étendue des deux poumons, la maladie est presque toujours mortelle, à moins que le sujet ne soit très-jeune : ce cas n'a guère lieu que dans les catarrhes qui compliquent une fièvre essentielle grave.

545. Un des phénomènes les plus remarquables que présente le catarrhe pulmonaire observé à l'aide du cylindre, est la suspension de la respiration dans le lieu affecté. Ce phénomène, que l'on peut regarder comme un signe pathognomonique du catarrhe, arrive

souvent tout-à-coup, et cesse de même après quelques
efforts de toux ou l'expectoration d'un crachat. Il est
dû à l'obstruction momentanée d'un rameau bronchique par une matière muqueuse assez abondante ou
assez épaisse pour intercepter le passage de l'air, et il
cesse dès que l'obstacle est détruit par le déplacement
de cette matière.

Quelquefois il n'y a pas suspension absolue de la respiration, mais seulement une diminution tellement
grande dans l'intensité du bruit qu'elle produit, qu'on
ne l'entend presque plus, et qu'on ne la distingue pour
ainsi dire qu'à l'aide d'un léger râle muqueux ou sibilant qui se fait alors entendre de temps en temps.
Dans les cas même où la respiration est tout-à-fait suspendue, elle n'est en quelque sorte que suffoquée; et
non pas tout-à-fait nulle, comme dans la péripneumonie. Ces sensations, quoique négatives, sont différentes,
et l'habitude apprend à les distinguer l'une de l'autre.
Un reste de respiration faible et comme étouffée, que
l'on entend par intervalles, lève quelquefois toute espèce de doute à cet égard.

546. Cette suspension de la respiration pourrait
facilement induire en erreur un observateur peu attentif, et lui faire croire à l'imperméabilité du poumon ou à un épanchement dans les plèvres. Mais la
méprise est facile à éviter; car, en percutant la partie
de la poitrine où la respiration est ainsi suspendue, on
trouve qu'elle résonne parfaitement. Ce signe, suffisant pour faire distinguer le catarrhe pulmonaire de
la péripneumonie et des épanchemens pleurétiques,
lui est commun d'ailleurs avec le pneumo-thorax et
l'emphysème du poumon.

La première de ces maladies diffère d'ailleurs tellement du catarrhe par tous ses autres signes qu'il serait
superflu d'indiquer des moyens de les distinguer.

547. L'emphysème, au contraire, serait assez facile
à confondre avec le catarrhe pulmonaire si l'on s'en
tenait aux seuls signes fournis par l'auscultation médiate. Ces signes sont, en effet, à-peu-près les mêmes
dans les deux maladies : une suspension momentanée
de la respiration dans des points assez souvent variables
et un râle plus ou moins marqué. L'emphysème du
poumon est d'ailleurs toujours accompagné (§ 256)
d'un catarrhe chronique qui en est la cause première,
et qui contribue probablement plus que l'emphysème
lui-même à produire la diminution ou l'absence totale du bruit respiratoire. Mais, dans tous les cas, il
existe toujours une règle sûre pour distinguer ces deux
maladies : le catarrhe pulmonaire assez grave pour
produire la suspension de la respiration dans une
grande partie de la poitrine est une maladie aiguë accompagnée de fièvre, d'une toux forte et fréquente
et d'une expectoration abondante ; l'emphysème, au
contraire, est une maladie chronique dont le symptôme presque unique est la gêne de la respiration ; il
n'y a point de fièvre ; la toux et l'expectoration qui
l'accompagnent sont si peu de chose que le malade
lui-même n'y fait le plus souvent aucune attention, et
n'en parle guère si on ne l'interroge.

A part ces différences très-tranchées, le cylindre
lui-même donne des signes qui suffiraient pour empêcher de les confondre. Dans le catarrhe pulmonaire
aigu, la respiration n'est suspendue dans le même point
que pendant un temps assez court, et tout au plus

pendant un certain nombre d'heures; lorsqu'elle y reparaît, elle se fait entendre avec beaucoup de force, et souvent même elle prend le caractère *puéril* (§ 180). Le même caractère s'observe ordinairement dans tous les autres points de la poitrine où la respiration peut être entendue. Il existe en même temps dans des points divers un râle fréquent ou même continuel. Ce râle, sibilant ou sonore sec par momens et dans certains points, est plus habituellement muqueux; ses bulles paraissent grosses et inégales.

Dans l'emphysème, au contraire, on n'entend ordinairement qu'un râle très-rare, très-faible, et semblable au claquement d'un certain nombre de petites soupapes qui seraient placées dans les petites ramifications bronchiques, et qui s'ouvriraient tantôt ensemble, tantôt séparément, mais toujours à des intervalles très-éloignés et inégaux. Si quelquefois ce râle devient sibilant, ce qui n'arrive que fort rarement, le sifflement est faible et peu prolongé. La suspension de la respiration est beaucoup plus longue dans le même point, et quelquefois même il est des parties du poumon où on ne l'entend jamais, quoique l'on explore le malade tous les jours pendant plusieurs semaines. L'étendue des points où la respiration ne s'entend pas est aussi beaucoup plus considérable que dans le catarrhe aigu. Le bruit respiratoire, dans tous les points où on peut l'entendre, et dans ceux mêmes où il reparaît après avoir été long-temps suspendu, est, en général, assez faible, surtout lorsque la maladie est déjà fort ancienne. Il semble que, chez ces malades, l'économie animale, habituée depuis long-temps à une respiration imparfaite, n'ait jamais besoin de ce surcroît d'action des parties libres de l'organe pulmonaire que nous avons nommé *respiration puérile* (§ 180).

548. Je me suis peu étendu sur les variétés du catarrhe pulmonaire, parce que je n'ai pas eu assez d'occasions de les étudier par l'auscultation. La coqueluche et le croup surtout me paraissent mériter d'être l'objet de recherches suivies de ce genre. Je suis persuadé que les quintes de toux et l'inspiration bruyante qui caractérisent la première de ces affections, ainsi que l'état de la respiration pendant ses attaques en quelque sorte convulsives et dans leurs intervalles, doivent donner plusieurs signes utiles. Il me semble également probable que la concrétion des mucosités sécrétées par la membrane interne bronchique dans le croup doit être accompagnée d'un râle caractéristique, et propre peut-être à faire reconnaître la maladie assez long-temps avant l'époque où la gravité des accidens ne permet plus d'en douter.

ARTICLE III.

Du Catarrhe chronique.

549. Le catarrhe chronique présente des caractères aussi variés que le catarrhe aigu. On peut cependant les réduire à deux espèces principales : le catarrhe humide ou avec expectoration abondante, et le catarrhe sec ou presque sans expectoration.

Le *catarrhe humide* lui-même peut-être subdivisé en deux variétés, savoir : le catarrhe avec crachats jaunes et opaques ou *catarrhe muqueux*, et le ca-

tarrhe pituiteux, qui est accompagné d'une expectoration transparente, incolore, filante, et tout-à-fait semblable à du blanc d'œuf délayé dans un peu d'eau.

550. Le catarrhe muqueux devient une infirmité habituelle chez beaucoup de vieillards. J'en ai rencontré aussi quelquefois qui duraient depuis une vingtaine d'années chez des sujets encore dans la force de l'âge ; mais il est rare que chez l'adulte il devienne ainsi perpétuel. Le plus ordinairement il survient à la suite d'un catarrhe aigu grave, et dans lequel la fièvre qui accompagnait la maladie dans son début vient à cesser sans que la toux et l'expectoration diminuent, ou à se changer en une fièvre lente plus ou moins marquée. Après cette transformation de l'état aigu de la maladie en un état chronique, les crachats, toujours abondans, conservent à-peu-près l'aspect des crachats cuits du catarrhe aigu (§ 538). Quelquefois cependant ils deviennent plus opaques, légèrement grisâtres et plus puriformes : dans cet état il n'y a aucun moyen de les distinguer des crachats des phthisiques. L'expectoration en est ordinairement facile, et la toux qui l'amène est, en général, assez rare et peu fatigante.

551. Quelquefois la maladie, après avoir duré plusieurs mois et même un an ou deux, disparaît peu à peu et sans qu'il en reste aucune trace ; d'autres fois elle se change en un catarrhe sec de l'espèce de celui que nous décrirons plus bas ; enfin, dans quelques cas rares, la maladie se termine par la mort, après avoir présenté des symptômes tellement semblables à ceux de la phthisie pulmonaire ou tuberculeuse, qu'il a

été jusqu'ici impossible de l'en distinguer autrement que par l'ouverture du cadavre (a).

552. La similitude la plus parfaite existe, en effet, entre ces deux maladies, sous le rapport des crachats, de l'amaigrissement et de tous les autres symptômes. La percussion ne peut lever la difficulté, puisque, dans la plupart des cas, la poitrine résonne parfaitement chez les phthisiques. Le cylindre donne des renseignemens beaucoup plus sûrs à cet égard. Si, après avoir observé le malade plusieurs fois à des heures différentes et pendant un certain temps, on ne trouve ni la pectoriloquie ni le gargouillement de la matière tuberculeuse ramollie, ni la respiration *trachéale* des excavations tuberculeuses, ni l'absence constante de la respiration, qui indique les engorgemens tuberculeux un peu étendus, et si la respiration s'entend bien dans tout le poumon, on a déjà une forte présomption que la maladie n'est autre chose qu'un catarrhe chronique. Si, après avoir suivi le malade pendant un certain temps, pendant deux ou trois mois, par exemple, on obtient toujours le même résultat, cette présomption se change en certitude.

553. Le cylindre, en effet, dans le catarrhe muqueux, ne donne d'autres signes qu'un râle muqueux, quelquefois assez fort et assez abondant, mais très-rarement continu, et plus rarement encore général. Assez ordinairement on entend encore bien la respiration malgré le râle, et presque jamais il n'y a sus-

---

(a) *Voy*. Recherches sur la Phthisie pulmonaire, par M. Bayle, pag. 75, et obs. XLVIII et XLIX.

pension totale du bruit respiratoire comme dans le catarrhe aigu.

Souvent même, dans ces catarrhes chroniques, le bruit respiratoire acquiert le caractère *puéril*. Les sujets qui le présentent ont la respiration beaucoup plus gênée que les autres. Ces symptômes, lorsque le catarrhe devient habituel, constituent, comme nous l'avons dit (§ 180 et 256), une des maladies que l'on confond ordinairement sous le nom d'*asthme*. Dans un système nosologique fondé, comme celui de Sauvages, sur les caractères des symptômes et des signes, on pourrait l'appeler *Asthma à nimiâ respiratione*. Cette espèce d'asthme est une des moins fâcheuses; elle présente rarement des paroxysmes, et son intensité n'augmente guère qu'à l'occasion d'un catarrhe aigu ou de quelqu'autre maladie de poitrine greffée sur un catarrhe chronique.

Cette affection se rencontre surtout chez les vieillards et chez les sujets d'une constitution nerveuse et délicate. Lorsque, chez les premiers, les progrès de l'âge ou une maladie intercurrente amènent un grand degré de faiblesse, l'expectoration ne peut plus avoir lieu, et l'on entend alors dans la poitrine un râle muqueux ou gargouillement aussi fort que celui des cavernes tuberculeuses; bientôt ce râle a lieu également dans la trachée et devient très-sensible à l'oreille nue : ce cas constitue le *catarrhe suffocant* des praticiens.

554. Le *catarrhe pituiteux* est ordinairement accompagné d'une toux beaucoup plus forte, dure, et en quelque sorte plus aigre que celle du précédent ; cette toux revient par quintes, à la fin desquelles surviennent

assez souvent des nausées qui paraissent faciliter beaucoup l'expectoration de la matière pituiteuse dont nous
avons décrit plus haut les caractères. La respiration
s'entend encore bien dans cette espèce de catarrhe ;
mais rarement elle acquiert le caractère *puéril*. Le râle
qui l'accompagne est ordinairement fortement sibilant ou sonore. Il imite assez souvent le chant des
oiseaux , le son d'une corde de basse , et quelquefois
même un peu le roucoulement de la tourterelle. La
dyspnée n'est pas toujours très-marquée dans cette espèce de catarrhe ; que l'on rencontre principalement
chez les vieillards et chez les sujets attaqués de tubercules miliaires crus du poumon, ainsi que chez ceux
qui , par suite de la cicatrisation d'une excavation
tuberculeuse , ont un grand nombre de productions
crétacées ou une grande accumulation de matière noire
dans le tissu pulmonaire.

555. Le *catarrhe chronique sec* est celui dont nous
avons décrit les caractères en parlant de l'emphysème
du poumon. Ce catarrhe survient ordinairement à
la suite d'un catarrhe aigu ; il s'annonce d'abord par
une toux sèche , quelquefois accompagnée de beaucoup d'irritation , d'autres fois, au contraire, à peine
sensible , qui persiste long-temps après la cessation
de l'expectoration des crachats cuits.

D'autres fois , au contraire , cette toux sèche survient spontanément et sans être précédée de catarrhe
aigu : on l'appelle alors communément *toux ner-*
veuse. Trop souvent on la regarde comme sympa-
thique, et l'on va en chercher la cause dans une affection de l'estomac , du foie , des reins même et de
l'utérus. Ce n'est pas que je veuille nier la possibilité

des toux sympathiques, encore moins l'influence réciproque qui peut avoir lieu entre un catarrhe pulmonaire et une affection quelconque de l'estomac lorsqu'elles existent ensemble ; mais je crois que, faute
de bien connaître les caractères anatomiques des affections du poumon et de l'estomac, on a donné beaucoup trop d'importance aux observations de ce genre.

Le catarrhe sec cesse quelquefois spontanément,
et à l'aide des soins les plus légers ; mais pour peu qu'il
dure, il devient très-facilement habituel, et il le devient
peut-être d'autant plus facilement que la toux est plus
rare et plus légère : l'éloignement et l'affaiblissement
de la toux coïncidant avec une légère oppression sont
même les signes auxquels on peut reconnaître qu'il
tend à se perpétuer. Cette oppression, d'abord à peine
sensible, devient peu à peu plus marquée, et augmente souvent en proportion de ce que la toux devient plus rare ; et celle-ci le devient souvent tellement que le malade est quelquefois deux ou trois
jours sans tousser, et que fort souvent il ne s'aperçoit
pas lui-même qu'il tousse. Il n'expectore ordinairement que quelques grumeaux de mucus bronchique,
gris et demi-transparent, ou un peu de mucosité très-
visqueuse, à laquelle se trouve cependant quelquefois
mêlés de très-petits crachats jaunes et opaques, d'une
viscosité très-tenace.

556. Au bout d'un certain temps, les signes de
l'emphysème du poumon se joignent aux symptômes
précédens, et, sous ce rapport, le nom de *rhume né-*
gligé, que le vulgaire donne assez ordinairement à la
phthisie pulmonaire, conviendrait beaucoup mieux à
l'emphysème du poumon.

Quelquefois la toux cesse entièrement pendant l'été, et alors l'oppression devient moindre, sans doute parce que l'augmentation de la transpiration cutanée diminue la sécrétion muqueuse des bronches.

Lorsque, chez un sujet attaqué de catarrhe sec habituel, il survient un catarrhe aigu, l'oppression augmente assez ordinairement au début de cette dernière affection ; mais dès que l'expectoration a commencé la dyspnée diminue, et devient ordinairement beaucoup moindre qu'elle ne l'était avant l'apparition du rhume. Cet effet me paraît devoir être attribué à la liquidité plus grande, et par conséquent à l'expulsion plus facile de la mucosité bronchique sécrétée sous l'influence du catarrhe aigu.

Les signes pathognomoniques du catarrhe sec sont les mêmes que ceux de l'emphysème du poumon, qu'il produit nécessairement pour peu qu'il dure : je ne puis, par conséquent, que renvoyer à ce que j'en ai déjà dit (§ 256 et suiv.).

Avant de terminer ce chapitre, il me paraît utile de dire quelques mots d'un symptôme dont la plupart des nosologistes ont fait un genre particulier de maladie : je veux parler de l'*asthme*.

Le mot *asthme* signifie proprement *difficulté de respirer*. Il y a peu de termes dont on ait plus abusé en médecine et par lesquels on ait désigné autant de maladies différentes. M. Corvisart a prouvé qu'une grande partie des maladies qu'on désigne sous ce nom sont des maladies du cœur ou des gros vaisseaux. Tous les praticiens qui ont ouvert quelques cadavres s'accordent, en outre, à reconnaître que les asthmes dits *humides* ne sont que des catarrhes chroniques.

II. 6

L'usage du cylindre fera reconnaître que plusieurs autres espèces d'asthmes regardés jusqu'à présent comme nerveux dépendent d'altérations organiques encore peu connues, au moins dans leurs effets. L'emphysème du poumon est de ce nombre, comme je l'ai montré, et tout ce que j'ai vu depuis que j'ai été amené à étudier cette maladie d'une manière particulière me porte à croire qu'elle constitue l'espèce d'asthme la plus commune.

Je suis persuadé qu'il se rencontrera d'autres cas dans lesquels il existe une altération considérable dans le bruit indicateur de la respiration, quoique la lésion organique qui l'occasionne ait des caractères assez peu tranchés pour avoir pu échapper jusqu'ici aux recherches des hommes qui se sont occupés d'anatomie pathologique ; et que, dans ces cas, comme dans l'emphysème du poumon, l'altération de la fonction donnera l'éveil aux observateurs, et les engagera à ne pas s'arrêter, lors de l'ouverture des cadavres, aux premières apparences d'intégrité que les organes respiratoires pourraient présenter.

557. Je ne veux cependant pas nier qu'il ne puisse exister des asthmes, ou, pour parler un langage plus exact, des dyspnées purement nerveuses et sans aucune affection organique des poumons et des autres parties qui servent à la respiration. J'ai trouvé quelquefois le bruit respiratoire tout-à-fait naturel chez des personnes qui éprouvaient beaucoup d'oppression ; j'ai fait cette observation, entre autres cas, dans plusieurs *angines de poitrine simples*, c'est-à-dire, sans complication d'affection organique du cœur ; mais j'ai eu trop peu d'occasions d'étudier cette maladie à l'aide

de l'auscultation pour pouvoir en rien dire de plus.

J'ai fait la même observation chez les personnes qui ont la respiration courte et une grande facilité à s'essouffler, à raison de la faiblesse occasionée par une maladie, par des évacuations abondantes ou par une longue diète.

558. J'ai déjà parlé précédemment (§ 553) des catarrhes dans lesquels la respiration est habituellement très-gênée, quoique le bruit respiratoire s'entende dans toute la poitrine et avec le caractère *puéril*. J'ai trouvé la respiration dans le même état chez quelques adultes et même chez des vieillards qui n'avaient point d'affection catarrhale, au moins continue et habituelle ; et je crois me souvenir que presque tous avaient la respiration courte, et que plusieurs, à raison de l'oppression qu'ils éprouvaient de temps en temps, pouvaient être rangés dans la classe des asthmatiques. Cette espèce de dyspnée constitue certainement une affection nerveuse, puisqu'il n'existe dans ces cas aucune altération organique du poumon. Il n'y a pas non plus, à proprement parler, d'obstacle au passage de l'air ; car ceux même de ces sujets qui sont attaqués de catarrhe ne présentent de râle que dans une petite partie du poumon à-la-fois (§ 544). Ce râle est toujours muqueux et par conséquent n'empêche pas complètement le passage de l'air. L'observation attentive des péripneumoniques, des pleurétiques, des phthisiques, prouve d'ailleurs que la cessation, même complète, de la respiration dans une petite partie du poumon n'occasione pas toujours de dyspnée notable ; et par conséquent, dans les catarrhes dont il s'agit, et dans les autres cas où la respiration est habi-

tuellement puérile , la dyspnée ne peut être attribuée qu'à un état particulier du *fluide nerveux* ou *principe vital*, ou, si l'on veut, au besoin d'une oxygénation du sang plus forte que celle qui suffit à un homme sain, ce qui, dans tous les cas, constituerait encore une altération purement nerveuse, c'est-à-dire, invisible, non appréciable par le témoignage des sens, ou *sans matière*, pour parler le langage des anciennes écoles.

559. On pourrait peut-être encore ranger dans la catégorie des dyspnées purement nerveuses l'*asthme convulsif* proprement dit et bien caractérisé , c'est-à-dire existant avec des intervalles pendant lesquels la respiration est libre, et revenant par attaques qui ont un paroxysme tous les soirs, et dont la rémission se fait dans la matinée suivante, après une légère expectoration. Cependant j'ai quelques doutes à cet égard ; cette maladie , caractérisée aussi parfaitement que je viens de le dire, est fort rare, et je n'ai point eu occasion de la rencontrer depuis que j'ai commencé mes recherches sur l'auscultation médiate. Pour peu que l'intermittence ne soit pas parfaite , les symptômes de la maladie ne diffèrent plus de ceux de l'emphysème du poumon, et je suis persuadé qu'on trouvera toujours cette lésion à un degré quelconque à l'ouverture des cadavres. Presque tous les sujets chez lesquels je l'ai trouvée , et plusieurs autres chez lesquels j'ai observé les mêmes caractères physiologiques de la respiration et qui vivent encore, avaient de temps en temps des paroxysmes de dyspnée analogues à ceux de l'*asthme convulsif* de Cullen et des autres nosologistes , et diminuant comme eux le matin, par l'expectoration de crachats visqueux et tenaces.

Cette dernière circonstance surtout me ferait pencher à croire que l'asthme convulsif lui-même ne diffère pas essentiellement de celui qui reconnaît pour cause l'emphysème du poumon : seulement, si l'intermittence parfaite existe quelquefois dans l'asthme convulsif, c'est-à-dire, si les malades sont de temps en temps sans toux et avec une respiration parfaitement libre, tant à leur propre jugement que d'après l'observation faite avec le cylindre ; et si, d'un autre côté, la poitrine présente dans les attaques la même absence de la respiration et le même râle que l'emphysème du poumon, on pourrait regarder l'asthme convulsif comme une variété intermittente de l'espèce du catarrhe chronique, qui est la cause la plus commune de l'emphysème du poumon.

560. La fréquence de cette dernière maladie, sa gravité, la lenteur insidieuse de ses premiers progrès, doivent faire sentir de quelle importance il est de ne pas regarder comme une affection légère les toux sèches de longue durée, que l'on regarde trop souvent comme *nerveuses*, *gastriques*, *hépatiques*, *hystériques*, etc., et surtout celles qui succèdent à un catarrhe aigu. L'art, comme nous l'avons dit (§ 265), offre des moyens, sinon infaillibles, au moins souvent efficaces, de combattre ces toux ou leur effet le plus grave, en diminuant la viscosité tenace des sécrétions muqueuses et en augmentant leur liquidité. Cette indication paraîtra peut-être reposer sur des théories humorales surannées : il est vrai qu'elle n'est ni de moi ni de notre temps : Sarcone (*a*), après beau-

_____

(*a*) *Istoria raggionata*, etc.

coup d'autres, a fait la médecine en la suivant. Je m'en sers comme d'une *x* algébrique pour examiner quelques-unes des propriétés d'une cause de maladie, chose qui, de sa nature, peut bien passer pour une *inconnue*, et je n'y attache d'ailleurs aucune importance ; mais je puis assurer, ainsi que je l'ai déjà dit, que j'ai soulagé très-notablement un grand nombre de personnes attaquées d'emphysème du poumon, par l'usage long-temps continué des alcalis, des bains hydro-sulfureux, du savon, du polygala de Virginie, et enfin des médicamens que les médecins humoristes et chimistes des trois derniers siècles regardaient comme propres à corriger la *viscosité des humeurs*.

Sans doute il vaudrait mieux pouvoir se passer de toute espèce de théorie ; mais cela est impossible : les faits nombreux et disparates dont se composent la science et l'art du médecin ne se classent dans la mémoire qu'à l'aide d'un lien systématique quelconque. Il serait seulement à desirer qu'on mît moins d'importance à des idées qui ne sont, en quelque sorte, que l'échafaudage de la science, et surtout qu'on ne s'y attachât pas tellement qu'on en vînt, comme il arrive trop souvent, à rejeter avec les théories anciennes ou modernes étrangères à celles dont on se sert, les faits mêmes sur lesquels elles s'appuient.

Cette manière exclusive de voir, trop commune de nos jours, est, chez la plupart des médecins, l'effet du penchant naturel qu'ont les hommes pour les opinions dans lesquelles ils ont été élevés. Bien peu de médecins sont capables, même après une longue pratique, de voir les objets sous un autre aspect que l'école de leur temps. Les esprits d'un ordre plus élevé et capables de voir par leurs propres yeux, dès leurs premiers pas dans la carrière de l'observation, ne le sont pas toujours de redresser les idées de leur jeunesse : tel a été frappé par le caractère inflammatoire des premières épidémies qu'il ait observées, qui, toute sa vie, continuera d'employer, dans presque toutes les maladies, des saignées copieuses et répétées. Les revers ne l'éclaireront point ; il les attribuera à la violence de la maladie ou à la faiblesse du malade ; et quelques succès inespérés, tels qu'on en obtient de temps en temps par l'emploi même le moins rationnel des méthodes perturbatrices, le confirmeront dans son erreur : tant est puissante la force des premières impressions.

On a souvent reproché aux médecins de changer fréquemment de méthodes de traitement, et de combattre la même maladie par des moyens tout-à-fait opposés : jamais reproche ne fut plus mal fondé. Les bons praticiens seuls, dans tous les temps, ont changé quelquefois de méthode, et l'ont toujours fait à propos : la foule a toujours suivi le sentier tracé devant elle par l'école de son temps, et s'est toujours attachée de préférence aux doctrines les plus exclusives et par conséquent les plus simples.

Pendant la longue constitution bilieuse qui a régné à la fin du siècle dernier, presque tous les médecins étaient devenus humoristes : De Haën combattait la bile et la saburre par la diète et des délayans à haute dose ; Stoll, par des émétiques repétés ; et, dans le même temps, Finke (a) employait avec succès ce

_____

(a) *De Morb. bilios. anomal.*

dernier moyen dans la péripneumonie, la pleurésie et les autres affections inflammatoires ; mais ces habiles praticiens savaient modifier leurs méthodes suivant les indications ; et si la constitution régnante eût changé brusquement, ils auraient aussi su reconnaître que les maladies avaient changé de nature, quoiqu'elles n'eussent pas changé de nom. Un grand nombre de leurs disciples, au contraire, ont continué de faire un emploi abusif des purgatifs et des vomitifs jusque dans ces dernières années, et malgré le caractère éminemment inflammatoire qu'ont pris, depuis 1804, les maladies régnantes.

Il est des esprits qui, lors même qu'ils ne manquent ni d'étendue ni de pénétration, semblent destinés, en quelque sorte, à se mouvoir dans une seule ligne, et à qui il est impossible de voir le même objet de plus d'un point de vue. Brown, frappé sans doute par le caractère d'une épidémie qui régnait sous une influence adynamique, s'écrie : «Qui a jamais vu un » péripneumonique cracher du sang (a)?» et il prescrit les toniques et les excitans dans les maladies inflammatoires. Plus souvent encore, et dans des temps divers, on a vu des praticiens du nombre de ceux qu'un plaisant qualifiait du titre de *Lanio-Doctores*, continuer, sous une constitution adynamique, le fréquent usage de la saignée, qui leur avait réussi sous une constitution inflammatoire. Aucune méthode n'est blâmable absolument et en elle-même ; il est certain que l'alcool est quelquefois un excellent anti-phlogistique ; et que les saignées générales ou locales sont

_____

(a) Élémens de Médecine.

souvent fort utiles dans les fièvres dites *putrides;* mais combien peu d'esprits sont capables de s'élever au sage tâtonnement de Sydenham, et d'abandonner leurs théories au moment où change le génie propre des constitutions médicales! Sans doute il serait plus commode de pouvoir s'en tenir avec sécurité à une seule méthode; l'*art* ne serait plus *long*, et l'expérience aurait enfin donné un démenti à cette sagesse antique dont le mépris est un caractère commun à tous les hérésiarques de la médecine.

CHAPITRE VI.

DU RALE TRACHÉAL.

561. J'appelle *râle trachéal* celui qui se passe dans le larynx, la trachée-artère et l'origine des troncs bronchiques. Il peut quelquefois exister sans qu'il y ait de râle notable dans aucune autre partie des voies respiratoires. Ce râle est le seul qu'on puisse entendre à l'oreille nue, encore faut-il pour cela qu'il soit très-fort. Lorsqu'on l'explore à l'aide du cylindre, son caractère est presque toujours celui du râle muqueux; quelquefois cependant il est mêlé de râle sonore grave: les bulles paraissent extrêmement nombreuses et très-grosses; quelquefois le bruit produit par l'air qui les traverse est si fort qu'il imite le roulement d'un tambour ou le bruit d'une voiture qui roule sur le pavé; on l'entend alors avec force dans toute l'étendue du sternum, et il est accompagné d'un frémissement très-sensible qui indique sa proximité; on l'entend même quelquefois dans toute l'étendue de la poitrine et à travers

les poumons ; mais alors il n'est point accompagné de
frémissement , et l'on reconnaît facilement qu'il a son
siége dans un point éloigné : alors même il est cependant quelquefois assez fort pour masquer les battemens
du cœur et le bruit de la respiration dans une grande
partie de la poitrine. Toutes les fois que le râle trachéal existe , même à un léger degré ; on ne peut distinguer les battemens du cœur sous le sternum qu'en
recommandant au malade de rester un moment sans
respirer , ce qui lui est quelquefois difficile , à raison
de l'intensité de la dyspnée , qui rend la respiration
très-fréquente.

562. Le râle trachéal ne s'observe guère à un pareil
degré que dans les hémoptysies graves et les paroxysmes
du catarrhe muqueux des vieillards , qui prend alors
le nom de *catarrhe suffocant*. On l'observe aussi
chez la plupart des agonisans, et particulièrement dans
l'agonie des phthisiques , des péripneumoniques, et
des sujets attaqués de maladies du cœur ou de fièvres
essentielles graves. Dans tous les cas , on peut le regarder comme d'un mauvais augure lorsqu'il est très-
intense. On l'observe à un moindre degré dans les
catarrhes pulmonaires aigus , dans les catarrhes chroniques muqueux graves , et dans-toutes les maladies
qui peuvent être compliquées de l'une ou l'autre de
ces affections.

On peut le ranger au nombre des plus mauvais
symptômes qui puissent survenir dans les fièvres.

Lors même que le râle trachéal est trop léger pour
être entendu à l'oreille nue , on l'entend parfaitement
à l'aide du cylindre.

CHAPITRE VII.

DU TINTEMENT MÉTALLIQUE.

563. Je désigne sous ce nom un phénomène assez singulier qui a déjà été indiqué plusieurs fois dans cet ouvrage (§ 73, 237 et obs.), et dont les observations contenues dans le chapitre suivant donneront des exemples. Ce phénomène consiste en un bruit d'une nature toute particulière, et qui ressemble parfaitement à celui que rend une coupe de métal, de verre ou de porcelaine, que l'on frappe légèrement avec une épingle, ou dans laquelle on laisse tomber un grain de sable. Ce bruit, qui se passe dans l'intérieur de la poitrine, ne dépend nullement de la matière dont est formé le stéthoscope, comme on serait tenté de le croire lorsqu'on l'entend pour la première fois : il a lieu, ainsi que l'égophonie, avec le cylindre de papier comme avec celui de bois.

564. Ce bruit ou *tintement* se fait entendre quand le malade respire, parle ou tousse. Il est beaucoup plus faible lorsqu'il accompagne la respiration que lorsqu'il est déterminé par la voix ou la toux. Le plus souvent même il est si faible dans le premier cas qu'il est très-difficile à reconnaître. J'ai rencontré cependant des sujets chez lesquels on ne le distinguait d'une manière évidente que pendant les mouvemens de la respiration, et nullement lorsque le malade parlait.

La toux, au contraire, le fait entendre d'une manière extrêmement frappante ; et il est même bon, lorsqu'on l'a entendu d'une manière douteuse par la voix ou la respiration , de faire tousser le malade , afin de s'assurer davantage de l'existence du phénomène.

565. La voix peut faire entendre le tintement de deux manières différentes , suivant que la pectoriloquie existe ou n'existe pas. Dans le premier cas , le tintement et la voix elle-même traversent le tube du cylindre ; dans le second , on entend simplement retentir dans l'intérieur de la poitrine un bruit léger et aigu , analogue à la vibration d'une corde métallique que l'on touche du bout du doigt.

566. Le tintement métallique dépend toujours de la résonnance de l'air agité par la respiration , la toux ou la voix , à la surface d'un liquide qui partage avec lui la capacité d'une cavité contre nature formée dans la poitrine. Il ne peut , par conséquent, exister que dans deux cas : 1° dans celui de la coexistence d'un épanchement séreux ou purulent dans la plèvre avec un pneumo-thorax ; 2° lorsqu'une vaste excavation tuberculeuse est à demi pleine d'un pus très-liquide.

567. Pour que le pneumo-thorax joint à l'empyème ou à l'hydropisie de la plèvre donne lieu au tintement métallique , il est nécessaire en outre que la plèvre communique avec les bronches au moyen d'un de ces conduits fistuleux dont il a été parlé dans la première partie de cet ouvrage , et qui sont produits par la rupture d'une vomique tuberculeuse, d'un côté, dans la plèvre , et de l'autre dans quelque rameau bronchique. Le tintement métallique peut , par conséquent , être regardé comme le signe pathognomonique de cette triple lésion. L'air extérieur communiquant, dans ce cas , librement avec la cavité de la

plèvre, frémit et s'agite entre la surface du liquide qu'elle renferme et les parois de la poitrine toutes les fois que le malade tousse, parle ou respire, et il produit alors l'espèce de résonnance qui caractérise ce que j'appelle *tintement métallique*.

568. Le tintement peut, en outre, servir à faire connaître et la largeur du conduit fistuleux qui fait communiquer la plèvre aux bronches, et la quantité respective du liquide et de l'air épanché ; car le phénomène est d'autant plus sensible que le diamètre du conduit fistuleux est plus considérable ; et l'on distingue évidemment, par l'étendue des vibrations du tintement, celle de l'espace vide ou plutôt occupé par l'air.

569. Le tintement est aussi, en général, d'autant plus fort que la quantité de gaz existant dans la poitrine est plus considérable. Ainsi, lorsqu'il est peu marqué, on peut présumer que l'épanchement puriforme est très-abondant, et qu'il y a peu d'air dans la cavité de la plèvre. Je crois cependant, sans avoir été à même de vérifier suffisamment cette conjecture, que s'il y avait très-peu de pus et beaucoup d'air dans la plèvre, le tintement serait moins fort que dans le cas où la quantité des deux épanchemens est à-peu-près égale.

570. Lorsque le tintement est dû à la résonnance de la voix ou de la toux dans une vaste excavation tuberculeuse à demi pleine d'une matière puriforme très-liquide, le phénomène présente des différences notables. On reconnaît facilement, au peu d'intensité du son et à la petite étendue de ses vibrations, qu'il a lieu dans un espace très-circonscrit. Le tintement pénètre d'ailleurs dans le tube du cylindre, et ce

signe, joint à la pectoriloquie et aux autres signes
positifs ou négatifs, tant du cas dont il s'agit que du
pneumo-thorax joint à un épanchement liquide, ne
permet jamais de confondre ces deux affections.
J'ai observé quatre fois seulement le tintement métallique dans des excavations tuberculeuses, et j'ai facilement reconnu le cas chaque fois. Les observations
suivantes en offriront deux exemples, remarquables
surtout par l'étendue des excavations qui donnaient
le phénomène.

571. OBS. XXXVII. *Tintement métallique dans une
vaste excavation tuberculeuse à demi convertie en fistule.* — Marianne Levas, âgée de cinquante ans,
blanchisseuse, entra à l'hôpital Necker le 13 avril 1819.
Elle toussait et crachait depuis plusieurs années; mais
ce catarrhe avait, disait-elle, beaucoup augmenté
depuis quelques mois ; elle n'avait cependant interrompu que depuis peu de jours son travail habituel,
qui consistait à faire sécher du linge auprès d'un poële.
Elle était fort maigre, mais sa maigreur paraissait dépendre autant d'une décrépitude prématurée que d'un
état de maladie, car elle semblait avoir soixante-dix
ans. Le pouls était fréquent ; la peau était un peu
chaude; la malade toussait fréquemment; elle expectorait des crachats jaunes et opaques, médiocrement
abondans, mêlés d'une assez grande quantité de mucosité filante et transparente.

En appliquant le cylindre à la partie antérieure-supérieure droite de la poitrine et sous l'aisselle du même
côté, on entendait une pectoriloquie évidente; on entendait également, quand la malade toussait ou par-

lait, et surtout quand elle respirait, un tintement analogue à celui d'une petite cloche qui finit de résonner,
ou d'une mouche qui bourdonne dans un vase de porcelaine. Un râle muqueux ou gargouillement assez
fort se faisait aussi entendre dans le même point. Tous
ces signes s'entendaient parfaitement depuis le sommet de l'épaule jusqu'à la hauteur de la quatrième
côte ; mais ils étaient plus manifestes en avant et sous
l'aisselle qu'en arrière.

La respiration s'entendait assez bien dans la plus
grande partie de la poitrine ; mais, à la racine du poumon droit et au sommet du gauche, on ne l'entendait presque pas. La commotion hippocratique ne
donnait aucun résultat (a). D'après ces signes, je fis
porter sur la feuille du diagnostic : *Vaste excavation
tuberculeuse occupant tout le lobe supérieur du poumon droit, et contenant une petite quantité de liquide ; tubercules, surtout au sommet du poumon
gauche et à la racine du droit.*

Quatre jours après son entrée, la malade ayant
troublé d'une manière grave le bon ordre de la salle,
je fus obligé de la renvoyer chez elle.

Elle fut admise de nouveau à l'hôpital vers la fin
de mai : elle était absolument dans le même état, elle
paraissait seulement plus affaissée ; les crachats étaient
plus abondans ; d'ailleurs, elle se levait et agissait
encore d'une manière étonnante vu l'état de maigreur
dans lequel elle était et la gravité des symptômes locaux ; elle parlait surtout beaucoup, et sa voix al-

---

(a) Nous parlerons dans le chapitre suivant de cette méthode
d'exploration.

térée et comme glapissante s'entendait de fort loin.
Les signes donnés par le cylindre étaient toujours les
mêmes ; elle mourut presque subitement le 6 juin.

*Ouverture du cadavre faite vingt-quatre heures
après la mort.* — Cadavre d'une femme qui semblait
très-âgée, légère infiltration des membres abdominaux, maigreur très-grande, cheveux blancs, yeux
très-caves, nez effilé.

Les os du crâne enlevés, on trouva la pie-mère
infiltrée d'une assez grande quantité de sérosité limpide ; les circonvolutions cérébrales étaient très-sail-
lantes ; la substance du cerveau était molle ; les ventricules latéraux contenaient chacun environ une demi-
once de sérosité. Le cervelet était également très-
mou, ainsi que la protubérance annulaire. Lorsque
le cerveau fut enlevé en totalité, il s'écoula une assez
grande quantité de sérosité par le canal rachidien.

A l'instant où le scalpel pénétra entre les cartilages
des quatrième et cinquième côtes du côté droit, il
s'échappa une petite quantité d'air (*a*). La cavité
thoracique ne contenait point de sérosité.

Le poumon du même côté était aplati de dedans
en dehors et refoulé vers la partie externe des côtes ;
il adhérait de toutes parts à la plèvre costale, au médiastin et au diaphragme. Cette adhérence, due inférieurement à un tissu cellulaire à lames courtes et
très-nombreuses, était déjà difficile à détruire par
l'introduction de la main. Au-dessus de la sixième
côte, l'adhérence était intime, et il fallut employer

_____

(*a*) Cet air venait certainement de l'excavation dont il sera
parlé plus loin ; car la cavité de la plèvre n'existait pas.

le scalpel pour détacher la partie supérieure du poumon. La moitié supérieure de ce poumon était occupée par une excavation extrêmement vaste qui ne contenait qu'environ deux cuillerées d'une matière puriforme jaunâtre assez liquide. Les parois supérieure, externe, antérieure et postérieure de cette excavation, formées par une couche mince de tissu pulmonaire noirâtre, flasque et condensé, étaient protégées par une calotte fibreuse de deux lignes d'épaisseur, d'une texture tout-à-fait semblable à celle des ligamens latéraux des articulations. Cette calotte était intimement adhérente aux plèvres costale et pulmonaire. La surface externe de l'excavation était anfractueuse et comme divisée en plusieurs compartimens aboutissans tous à sa portion la plus vaste, qui aurait pu contenir le poing de l'homme le plus robuste. Vers la partie supérieure de cette dernière, une colonne aussi grosse que la moitié du petit doigt passait en forme de pont d'une paroi à l'autre. Elle avait à-peu-près un pouce de longueur, et était formée par du tissu pulmonaire flasque, un peu noirâtre, humide de sérosité, recouvert par la membrane interne du kyste, mais d'ailleurs sain et un peu crépitant.

On voyait çà et là des vaisseaux sanguins de la grosseur d'une plume de corbeau, rampant sur les parois de l'excavation, auxquelles ils adhéraient par leurs extrémités, mais dont ils étaient détachés dans toute leur partie moyenne. En les coupant en travers, on voyait qu'ils n'étaient pas totalement oblitérés, quoique leur canal fût notablement rétréci. Il en rampait encore d'autres sur les parois de la caverne; mais ils ne s'en détachaient point, et leur cavité était complètement oblitérée; lorsqu'on les suivait au-delà de l'excavation, on pouvait s'assurer qu'ils finissaient insensiblement en cul-de-sac avant d'y pénétrer.

Une membrane demi-cartilagineuse, d'une épaisseur extrêmement variable, d'une teinte rosée ou d'un rouge clair dans les parties les plus minces, d'un gris de perle ou blanchâtre dans le reste de son étendue, et d'une surface tellement inégale qu'au premier aspect la membrane ne paraissait pas complète, tapissait la totalité de l'excavation, dont le fond n'était séparé d'une des premières branches de l'artère pulmonaire assez grosse pour contenir le petit doigt, que par cette membrane accidentelle.

La partie antérieure de la caverne formait une espèce de cul-de-sac allongé, tapissé d'une membrane tout-à-fait cartilagineuse et beaucoup plus épaisse que celle du reste de l'excavation. En continuant à inciser vers le bord antérieur du poumon et de haut en bas, on voyait cette membrane dégénérer en une lame cartilagineuse qui plongeait dans le tissu pulmonaire et s'étendait à plus d'un pouce des parois de l'excavation. Cette disposition résultait évidemment de la cicatrisation d'une ancienne excavation qui probablement avait communiqué avec celle qui régnait actuellement. Des rameaux bronchiques se dirigeaient vers cette lame, se terminaient en cul-de-sac avant d'y arriver, et conservaient néanmoins une capacité assez grande; leur membrane muqueuse était très-rouge et épaissie. Plusieurs autres, plus ou moins volumineux, venaient s'ouvrir dans la grande excavation ou dans ses anfractuosités ; leurs bouches étaient parfaitement lisses.

La portion antérieure des lobes supérieur et moyen, qui seule n'avait pas été envahie par la caverne, était encore crépitante ; on y trouvait çà et là de petits groupes de tubercules miliaires jaunes ou gris, dans l'intervalle desquels le tissu pulmonaire était encore sain.

Le lobe inférieur de ce poumon, légèrement infiltré de sérosité sanguinolente vers sa partie postérieure, contenait dans le même point un groupe de tubercules jaunes, de la grosseur d'un grain de chenevis, séparés par un tissu pulmonaire flasque et assez fortement souillé de matière noire pulmonaire. Le reste de ce lobe était crépitant, et contenait seulement quelques petits tubercules miliaires jaunes ou gris (a).

Avant d'ouvrir la cavité thoracique gauche, on fit une ponction à-peu-près vers le sixième espace intercostal : l'air s'échappa aussitôt avec un sifflement plus marqué que du côté droit. Ce côté de la poitrine ne contenait presque pas de sérosité (b).

La plus grande partie de ce poumon n'adhérait à la plèvre costale qu'au moyen de quelques lames cellulaires ; mais son sommet lui était uni par une

---

(a) Le travail de cicatrisation déjà si avancé, qui existait dans l'excavation dont on vient de lire la description, peut donner une idée des ressources de la nature chez certains sujets. Il est probable que la femme dont nous citons ici l'observation eût guéri s'il n'eût existé d'autre désordre que l'énorme excavation qui avait détruit la moitié du poumon droit.

(b) Ici il est probable que le gaz était contenu dans la plèvre, et par conséquent exhalé par elle.

membrane fibreuse très-épaisse, blanchâtre, fortement adhérente aux deux premières côtes d'une part, et de l'autre au tissu pulmonaire, qu'elle déprimait, tandis que le pourtour était mamelonné et comme plissé sur lui-même. Cette calotte recouvrait une espèce de cicatrice cartilagineuse de deux à trois lignes d'épaisseur, au-dessous de laquelle existait une excavation capable de contenir un œuf de pigeon et très-anfractueuse. On y trouva une petite concrétion calcaire très-dure. Ses parois étaient formées par le tissu pulmonaire condensé, durci, noirâtre et mêlé de quelques tubercules jaunes et gris, de la grosseur d'un grain de millet ou de chenevis. La partie antérieure du lobe supérieur était encore très-crépitante, quoiqu'elle contînt çà et là quelques tubercules semblables.

Le lobe inférieur était gorgé d'une sérosité spumeuse et sanguinolente. Son bord postérieur était farci, dans toute son épaisseur, de petits tubercules crus formant des masses grisâtres. Vers la partie postérieure moyenne de ce lobe et près de la face externe, le parenchyme présentait une rougeur et une mollesse remarquables, et contenait un sang d'une couleur violacée (a). On trouva dans l'épaisseur du bord postérieur une production isolée, parfaitement circonscrite, de la grosseur d'un pois, d'un blanc jaunâtre, ayant la consistance de fromage, formée en partie par de la matière tuberculeuse à demi ramollie, et en partie par une matière osséo-terreuse ou crétacée beaucoup plus blanche.

(a) C'est l'infiltration cadavérique sanguine à un haut degré.

Le péricarde contenait à-peu-près une once de sérosité limpide et légèrement citrine.

L'oreillette gauche du cœur était distendue par du sang liquide, d'une teinte noire qui se rapprochait de la couleur de la lie de vin rouge.

Le ventricule gauche était d'une capacité ordinaire ; les colonnes charnues y étaient peu marquées ; les parois étaient mollasses et se laissaient facilement déchirer ; elles avaient une épaisseur de quatre à cinq lignes ; le sinus aortique n'offrait aucune rougeur.

L'oreillette droite était très-distendue par du sang veineux ; les parois étaient assez épaisses, et les colonnes charnues bien marquées, surtout à la base de l'appendice auriculaire, dont l'ouverture était presque complètement oblitérée par trois kystes de la grosseur d'un pois ou d'une fève de haricot, d'une forme globuleuse, rouges à l'extérieur, contenant un liquide ressemblant à de la lie de vin. Ces kystes étaient comme intriqués par leur base avec les colonnes charnues ; leurs parois étaient d'une couleur jaune dans leur épaisseur ; elles n'avaient pas beaucoup plus de consistance qu'une fausse membrane albumineuse.

Le ventricule droit paraissait un peu plus vaste que le gauche ; les colonnes charnues y étaient très-prononcées ; les parois étaient d'une épaisseur ordinaire. Le système artériel contenait un sang liquide et d'une couleur violacée.

L'estomac avait une forme très-allongée, et offrait un rétrécissement à sa partie moyenne. La membrane muqueuse était généralement pâle : cependant on y remarquait une teinte rougeâtre qui commen-

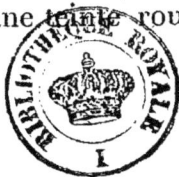

çait d'une manière insensible et augmentait d'intensité en approchant de l'orifice pylorique.

Le duodénum était dans l'état sain : le jéjunum n'offrait aucune rougeur ; il ne contenait que des matières liquides , blanches , homogènes , analogues à du pus , et gagnant le fond de l'eau sans s'y délayer.

L'intestin iléum était de la grosseur du doigt, contracté et sans rougeur à l'intérieur. Le cœcum était fortement distendu par des gaz et sain , de même que le colon et le rectum.

Le foie avait son volume ordinaire ; sa couleur était assez foncée ; son tissu était sain , facile à déchirer , et contenait une assez grande quantité de sang veineux. La vésicule ne contenait que peu de bile.

La rate était assez volumineuse ; elle se laissait aisément déchirer.

La vessie était réduite à un très-petit volume et presque vide.

L'utérus , très-petit , présentait , dans l'épaisseur de sa paroi postérieure , une concrétion osseuse de la grosseur d'une noisette et d'une forme globuleuse, assez rugueuse à sa surface. La cavité de cet organe contenait un liquide blanc , demi-transparent et comme glaireux. Son col était sain.

572. Obs. xxxviii. *Tintement métallique dans une excavation tuberculeuse.* — N.**, âgée de quarante ans, entra à l'hôpital Necker le 29 janvier 1818. Elle était affectée depuis cinq mois d'une toux devenue plus forte depuis sa dernière couche, qui avait eu

lieu trois mois auparavant. Examinée le lendemain de son entrée, elle présentait les symptômes suivans : respiration courte et fréquente, oppression, face pâle, poitrine résonnant médiocrement dans le dos et à la face antérieure gauche, mieux antérieurement et à droite ; pectoriloquie évidente vers l'union du sternum avec la clavicule du côté gauche, moins évidente vers la réunion du bras et de la poitrine du même côté ; le son des ventricules était obtus ; le cœur ne donnait presque aucune impulsion.

Le 2 février, les lèvres étaient livides, le ventre mou et non douloureux, la respiration courte.

Le 3, la joue gauche était plus rouge que la droite ; on entendait, à l'aide du cylindre, un bruit semblable à celui d'un flot de liquide dans le côté gauche de la poitrine quand la malade toussait ; lorsqu'elle parlait, le tintement métallique se faisait entendre dans le même point. La succussion ne produisait pas le bruit de fluctuation. En conséquence de ces signes, on porta le diagnostic suivant : *Excavation tuberculeuse très-vaste dans la partie moyenne du poumon gauche, contenant une petite quantité de matière tuberculeuse très-liquide.*

Il n'y eut rien de remarquable les jours suivans. La malade succomba le 8.

Ouverture du corps faite vingt-quatre heures après la mort. — Face un peu violette, légère émaciation du tronc et des membres.

On trouva un peu de sérosité dans l'épaisseur de la pie-mère, dans les ventricules latéraux et à la base du crâne.

Le poumon droit offrait, dans toute son étendue, une quantité innombrable de tubercules d'un blanc jaunâtre, dont le volume variait depuis celui d'un grain de chenevis jusqu'à celui d'un noyau de cerise, et même d'une grosse aveline. Ces derniers étaient évidemment formés de la réunion de plusieurs petits qui, plus séparés vers la circonférence de ces masses, y formaient des découpures analogues à celle d'un trèfle de carte à jouer ; les plus gros offraient, pour la plupart, une partie de leur substance déjà ramollie à divers degrés de consistance. Outre ce grand nombre de tubercules, le poumon droit offrait encore çà et là quelques excavations dont les plus grandes auraient pu contenir une noisette : ces cavités étaient totalement remplies d'un liquide puriforme plus consistant que le pus d'un abcès, et leurs parois étaient tapissées d'une double membrane, dont l'interne, molle, blanchâtre et opaque, adhérait peu à l'externe ; celle-ci, blanche, légèrement demi-transparente et comme cartilagineuse, adhérait intimement au tissu du poumon; elle n'existait pas par-tout, et, dans quelques points des parois des excavations, on voyait à nu, sous la membrane interne, le tissu pulmonaire grenu et un peu grisâtre ou rougeâtre entre les excavations et les tubercules ; ce tissu était d'ailleurs presque par-tout sain, crépitant et d'une couleur rose.

Le poumon gauche adhérait intimement à la plèvre costale et au péricarde. Ouvert dans le sens de sa longueur, il présentait, près de sa face antérieure et un peu latérale, trois excavations l'une au-dessus de l'autre, communiquant entre elles par deux larges ouvertures. De ces trois cavités, la supérieure, qui était la moyenne pour la grandeur, occupait le sommet du poumon, répondant à l'union du sternum avec la cla-

vicule, et se portant en bas et en dehors pour se réunir
à la seconde : elle eût pu contenir un œuf de pigeon.
La seconde était la plus grande, et eût logé facilement un œuf de poule ; enfin l'inférieure, qui était
la plus petite des trois, répondait à un pouce à-peu-
près au-dessus de la base du poumon, et eût pu loger
une noix. Ces excavations étaient tapissées par les deux
membranes dont nous avons parlé plus haut ; la cartilagineuse n'était pas non plus par-tout complète, et
on voyait également en quelques points le tissu pulmonaire durci à nu sous la membrane interne. Elles
communiquaient avec plusieurs bronches, et contenaient un liquide puriforme, mêlé de bulles d'air
qui n'occupaient guère que le quart de la capacité de
l'excavation. Outre ces trois vastes cavités, le poumon gauche offrait encore quelques petites excavations et des tubercules. Son tissu n'était pas sain comme
celui du droit ; il résistait beaucoup plus au scalpel et ne
crépitait que par endroits ; autour des cavernes, il était
d'un rouge violet, infiltré de sérosité, dense, non
grenu ; dans le reste de son étendue, il offrait çà et là
quelques points rosés, hépatisés et grenus.

Le péricarde contenait une petite quantité d'un liquide jaune-citrin ; le cœur était un peu plus gros que
le poing du sujet ; son ventricule droit offrait une cavité
un peu dilatée et qui s'étendait jusqu'à la pointe du
cœur ; les parois en étaient amincies et un peu flasques ;
le ventricule gauche offrait, au contraire, des parois un
peu plus épaisses que dans l'état naturel (un demi-
pouce par-tout, même à la pointe) ; elles étaient rouges et très-fermes ; sa cavité était un peu grande ;
tous deux contenaient un sang noir et coagulé.

La cloison des ventricules était d'un tiers moindre en épaisseur que les parois du ventricule gauche.

Le petit bassin contenait une assez grande quantité d'une sérosité citrine dans laquelle flottaient quelques flocons filamenteux blancs, d'une consistance pseudo-membraneuse, et analogue à celle du blanc d'œuf bouilli.

L'estomac et les intestins étaient très-sains; ils offraient, dans quelques points de leur surface antérieure, une rougeur bien évidemment due à la seule injection des vaisseaux sous-péritonéaux.

Le foie était de grosseur moindre que dans l'état naturel; son lobe gauche occupait à peine les deux tiers de l'épigastre; sa surface extérieure offrait dans toute son étendue une couleur blanche due à ce que sa membrane péritonéale et sa membrane propre étaient épaissies et opaques; son bord tranchant était arrondi; sa face supérieure était lisse et sans rides; l'inférieure, surtout sur le lobe gauche, présentait des scissures naturelles, les unes longitudinales, les autres transversales, entre lesquelles la surface du foie formait des tubérosités de la grosseur d'une cerise ou à-peu-près; la partie brune de son parenchyme était dans l'état naturel; la partie jaune ou grise était plus pâle qu'elle ne l'est ordinairement. Il graissait assez fortement le scalpel.

La rate, les organes de la génération, l'appareil urinaire paraissaient être dans l'état sain.

573. Il est peut-être un troisième cas dans lequel le tintement métallique peut avoir lieu; mais comme je ne l'ai rencontré qu'une seule fois, et que ce phénomène est nécessairement d'une durée fort courte, je ne puis guère en parler comme d'une chose cer-

taine, quoiqu'elle m'ait paru évidente. Je venais de reconnaître, par la comparaison de la percussion à l'auscultation, l'existence d'un pneumo-thorax avec empyème, chez un malade dont on trouvera l'observation dans le chapitre suivant. Je fis mettre le malade sur son séant en continuant à tenir le cylindre appliqué sur sa poitrine, et à l'instant j'entendis distinctement un bruit semblable à celui d'une goutte d'eau qu'on laisserait tomber dans une caraffe aux trois quarts vide. Ce bruit était accompagné d'un tintement métallique évident et qui dura près d'une seconde. Je ne crois pas qu'une illusion d'acoustique fût possible dans ce cas; ces illusions sont d'ailleurs incomparablement plus difficiles et plus rares que celles d'optique; et d'un autre côté, lorsqu'il existe à-la-fois un gaz et un liquide dans la poitrine, le dernier, occupant la partie postérieure de cette cavité lorsque le malade est couché sur le dos, doit redescendre dans sa partie inférieure lorsqu'il se relève: si alors quelques gouttes sont restées adhérentes au sommet du poumon ou de la cavité de la plèvre, on conçoit qu'elles doivent se détacher au bout de quelques instans et produire un bruit de la nature de celui que je viens de décrire.

574. Le tintement métallique est le seul signe qui puisse faire reconnaître la communication de la plèvre avec les bronches dans les cas d'empyème joint au pneumo-thorax; et sous ce rapport il peut être regardé comme d'une grande utilité pratique, car cette circonstance rend le succès de l'opération de l'empyème beaucoup moins probable, quoiqu'elle ne le rende pas tout-à-fait impossible, comme le prouvent les

belles observations de MM. *Bacqua*, *Jaymes* et *Robin*, qui ont vu des malades guérir après cette opération, quoique les injections que l'on faisait dans la plèvre revinssent par la bouche, ce qui ne se peut concevoir sans une communication semblable (*a*).

575. Considéré comme moyen de faire reconnaître, dans le cas dont il s'agit, la réunion du pneumo-thorax à l'empyème, le tintement métallique est moins précieux sans doute, car nous en avons donné un autre signe tout aussi certain et plus général dans son application (§ 471) : nous en indiquerons un troisième non moins sûr dans l'article suivant. Mais ce signe n'en a pas moins une grande valeur même sous ce rapport; car il n'est point inutile d'être assuré par plusieurs moyens différens de l'existence d'une maladie aussi grave, et qui n'a peut-être jamais été reconnue jusqu'ici sur le vivant.

Cette assertion paraîtra peut-être hardie; mais je la crois fondée. Je n'en apporterai pas d'autre preuve que l'ouvrage de M. *Bayle*. Cet ouvrage, le plus exact sans contredit et le plus plein de tous ceux qui ont été écrits sur les maladies de la poitrine, contient cinq histoires particulières de pneumo-thorax joint à un épanchement séreux ou puriforme (les 11e, 40e, 42e, 43e et 45e obs.) (*b*). Dans aucun de ces cas la maladie n'avait été soupçonnée; et dans deux particulière-

---

(*a*) *Voy.* Jour. gén. de Méd., tom. xlviii, décembre 1813; et Dict. des Scienc. médic., art. *Empyème*, p. 96.

(*b*) Je cite ces cinq observations comme étant de M. Bayle, quoique la quarante-deuxième ait été recueillie par M. Cayol, et la quarante-cinquième par M. Moutard-Martin, parce que ces observations ont été faites sous les yeux de M. Bayle, qui

ment, l'épanchement aériforme ne paraît pas même avoir été reconnu sur le cadavre, quoique les détails de l'ouverture en supposent évidemment l'existence. (Obs. 42ᵉ et 43ᵉ).

M. *Bayle* était cependant un des praticiens qui ont jamais porté le plus loin l'exactitude du diagnostic. Peu d'hommes ont réuni à un aussi haut degré les qualités qui font un bon médecin et un habile observateur. Son coup d'œil scrutateur et pénétrant pouvait le faire reconnaître pour tel au premier abord, et pour peu qu'on le pratiquât, on trouvait en lui un esprit aussi sage qu'étendu, et une instruction vaste, acquise par des lectures bien choisies, et par des travaux pratiques dont la longueur et l'assiduité paraissent au-dessus des forces humaines (a). Doué d'une grande force d'attention et d'une patience que rien ne pouvait rebuter ou fatiguer, l'application semblait chez lui une chose toute naturelle, et aucun de ses amis et des compagnons de ses travaux ne s'est jamais aperçu que la lassitude, le découragement ou la négligence lui aient rien fait omettre de ce qu'il convenait de faire. Religieux d'ailleurs, et conséquent à ses principes jusqu'à la sévérité,

avait traité les malades. Au reste, la concurrence de ces deux observateurs exercés et attentifs, dans les cas dont il s'agit, prouve plus amplement encore la proposition que nous établissons ici.

(a) Depuis l'année 1801 jusqu'à celle de sa mort, c'est-à-dire pendant environ quatorze ans, M. Bayle a passé bien peu de jours sans faire des ouvertures de cadavres, et souvent plusieurs dans le même jour. Il recueillait des notes exactes sur toutes, ainsi que sur les maladies auxquelles ces sujets avaient succombé.

le seul sentiment du devoir lui suffisait pour s'occuper avec autant de soin des malades qui ne lui promettaient rien sous le rapport de l'instruction, que de ceux dont l'état était plus propre à piquer la curiosité d'un observateur de profession tel que lui ; et ordinairement c'est en examinant avec attention les cas qui paraissent les plus simples que l'on en rencontre beaucoup d'extraordinaires. Cependant, dans ceux dont il s'agit, il n'a pas reconnu la maladie, et dans deux cas même il ne paraît pas avoir fait attention au pneumo-thorax, quoique ses descriptions indiquent suffisamment que cette affection existait. Cela prouve d'abord qu'un homme ne peut tout voir et n'est pas tous les jours également apte à l'observation. L'on doit dire aussi qu'avec les seuls indices que fournissent les symptômes généraux et la percussion, il est moralement impossible de reconnaître le pneumo-thorax, et que, lorsqu'on ne l'a pas reconnu sur le vivant, on peut souvent ne pas faire attention à l'air qui s'échappe de la poitrine à l'ouverture du cadavre.

Dans les circonstances où j'ai réuni plusieurs de mes confrères pour vérifier par l'autopsie des diagnostics établis par le cylindre, quelques-uns d'entre eux m'ont paru penser qu'un son plus clair que dans l'état naturel et en quelque sorte tympanique pouvait faire reconnaître par la percussion seule l'existence du pneumothorax. Cela semblerait effectivement pouvoir être, au moins dans quelques cas extrêmes ; mais je ne crois pas que cela soit jamais arrivé. M. *Bayle* percutait avec soin tous ses malades, et la percussion avait été pratiquée chez les cinq sujets cités ci-dessus.

Nous avons rapporté dans l'un des chapitres précédens l'histoire d'un sujet chez lequel il avait reconnu le pneumo-thorax par la réunion du son tympanique à la dilatation de la poitrine (obs. xiv); mais il ne reconnut la maladie que sur le cadavre, et l'on sait que la percussion donne des résultats beaucoup plus tranchés sur un corps étendu sur la table d'amphithéâtre que chez un malade couché sur des matelas. Il en est de même de l'inégalité de volume des deux côtés de la poitrine, qu'il est très-difficile d'apercevoir sur un homme vêtu même d'une simple chemise, et qu'on remarque sans la chercher sur l'homme nu.

Avenbrugger, et M. *Corvisart*, dans les commentaires très-étendus qu'il a joints à l'opuscule de cet observateur, ne parlent point du pneumo-thorax, et cependant l'un et l'autre, et surtout le dernier, ont certainement rencontré plusieurs fois cette maladie et probablement sans y faire attention, tant sur le vivant que sur le cadavre; car elle n'est pas assez rare pour qu'il soit possible de voir des malades et de faire avec suite des recherches d'anatomie pathologique pendant plusieurs années sans la rencontrer.

Lors même qu'à la clarté du son se joindrait une dilatation du côté affecté assez évidente pour être aperçue sans avoir été cherchée, ce qui arrive bien rarement, le diagnostic n'en deviendrait pas plus facile, car on tomberait dans une autre incertitude, et l'on ne pourrait décider si le côté résonnant est dilaté, ou si celui qui rend un son obscur est rétréci par suite d'une pleurésie chronique de l'espèce de celles que nous avons décrites ci-dessus, et, sous ce rapport, le diagnostic de M. Bayle, dans le cas que nous venons de citer, quoique juste, était hasardé.

On tomberait même habituellement, suivant toutes les apparences, dans une erreur beaucoup plus forte; car, si l'on n'aperçoit pas la dilatation du côté affecté, on prendra infailliblement le côté résonnant pour sain, et on regardera l'autre comme attaqué de péripneumonie. C'est ce qui est arrivé à tous les médecins auxquels j'ai montré des sujets dans cet état, en les engageant à porter leur diagnostic avant de leur communiquer les résultats obtenus par le cylindre.

576. Le double épanchement liquide et aériforme à-la-fois serait le seul qu'on pût, à la rigueur, reconnaître par la percussion, et ce serait en employant une méthode dont nous avons démontré l'inutilité lorsqu'il s'agit de reconnaître la pleurésie simple ou l'hydrothorax, c'est-à-dire en percutant la poitrine dans différentes positions. On conçoit alors que le gaz se portant toujours à la partie supérieure de la cavité qui le renferme, la partie résonnante de la poitrine doit varier dans chaque position. Mais, outre les erreurs auxquelles pourraient encore donner lieu les adhérences du poumon, on ne pensera jamais à soumettre un malade à une épreuve aussi gênante pour lui et aussi embarrassante pour le médecin, si déjà l'on ne soupçonne l'existence de la maladie, ce qui ne pourrait arriver que par hasard. La plus forte preuve peut-être que cette méthode d'exploration n'a jamais fait reconnaître le pneumo-thorax joint à l'empyème, c'est que, si on l'eût employée, au moins avec quelque suite et quelque succès, on eût infailliblement obtenu un autre signe beaucoup plus sensible et plus sûr : c'est celui dont nous parlerons dans le chapitre suivant.

Si les cas observés par M. Bayle, ainsi que ceux qui ont dû se présenter à Avenbrugger et à M. Corvisart, avaient été rencontrés par un médecin qui eût eu l'habitude de l'auscultation médiate, il eût été impossible qu'il ne les reconnût pas. Le tintement métallique seul, dans plusieurs cas, lui eût fait connaître toute la maladie, c'est-à-dire, le pneumo-thorax, l'épanchement liquide et la communication fistuleuse de la plèvre avec les bronches. Dans les cas où cette communication n'existait pas, l'absence de la respiration l'eût engagé à percuter la poitrine; et le résultat de la percussion, en lui apprenant l'existence du pneumo-thorax ou de l'emphysème du poumon, l'eût obligé à chercher les signes distinctifs de ces deux affections par l'auscultation pratiquée dans toute l'étendue de la poitrine. Le pneumo-thorax constaté, il eût nécessairement reconnu par l'exploration hippocratique, dont nous parlerons dans l'article suivant, son état de simplicité ou sa complication avec un épanchement liquide. Tous les signes douteux et qu'on n'aperçoit jamais que dans les cas extrêmes, tels que la dilatation de la poitrine, la descente du foie au-dessous des fausses côtes et l'empâtement des tégumens de la poitrine auraient été nécessairement examinés, et leur existence, d'équivoque qu'elle est ordinairement, serait devenue confirmative du diagnostic.

Je suis loin de regarder comme reprochables en aucune manière, pour ce dont il s'agit, les excellens observateurs que je viens de citer. J'ai voulu seulement prouver que plusieurs méthodes ne sont point inutiles pour arriver au même but, montrer que l'une avertit à défaut des autres, et enfin opposer la certitude de celles que je propose à l'inutilité presque complète de la seule que l'on ait employée jusqu'ici.

Un médecin dont les opinions ne me paraissent d'ailleurs mal fondées qu'en ce qu'elles ont de trop général et d'exclusif, a intitulé un article d'un ouvrage polémique : « *M. Bayle n'a pas tout vu.* » Non sans doute il n'a pas tout vu ; cela n'est donné à personne : mais il a très-bien vu ce qu'il a vu, et il est bien peu de livres où il y ait moins à effacer que dans le sien. Un jour, lorsque les contestations qu'excitent toujours des idées nouvelles ou présentées d'une manière trop absolue se seront apaisées, ce médecin, en relisant de sang-froid ce qu'il a écrit sous l'influence de contradictions nécessaires, reconnaîtra sans doute qu'il n'a pas toujours gardé la mesure convenable en parlant de ses anciens maîtres, de ses confrères, et particulièrement de l'exact et laborieux observateur dont nous venons aussi de relever quelques omissions ; et, comme nous, il reconnaîtra en lui un homme dont la supériorité modeste s'ignorait elle-même et ne se fit jamais sentir à personne, qui abrégea sa vie par des travaux excessifs, sans avoir eu ni l'ambition de la fortune ni celle de la réputation, laissa de longs regrets à tous ceux qui purent le bien connaître, et mourut peut-être sans avoir inspiré à qui que ce soit un sentiment de haine ou d'aversion.

CHAPITRE VIII.

EXPLORATION DES ÉPANCHEMENS
THORACIQUES PAR LA FLUCTUATION.

577. Lorsque je commençai à me servir du cylindre, j'espérai, comme je l'ai dit, que cet instrument pourrait fournir quelque signe analogue au râle, et propre à faire reconnaître par la fluctuation l'existence d'un épanchement aqueux ou puriforme dans les cavités de la poitrine.

Deux méthodes se présentaient naturellement pour procéder à cette exploration : pratiquer la percussion sur un côté comme on le fait dans l'ascite, et écouter avec le cylindre au point opposé, ou bien écouter simplement les bruits que peut faire entendre le liquide agité par les battemens du cœur et le gonflement et l'affaissement alternatifs du poumon. Quelques réflexions m'eussent facilement désabusé à cet égard ; mais je ne les fis qu'après beaucoup d'essais inutiles, au moins quant au but que je me proposais.

Je commençai par m'assurer que le cylindre, appliqué sur le ventre, fait sentir distinctement le choc du liquide dans l'ascite ; mais je n'ai jamais pu obtenir le même phénomène dans les cas où je soupçonnais l'existence de l'hydrothorax ou de la pleurésie avec épanchement considérable, et où l'ouverture des cadavres a confirmé depuis le diagnostic. Il est facile de se rendre raison de ce résultat négatif. En effet, à raison de la nature en partie osseuse et de la solidité des parois du thorax, le coup donné pour déterminer la fluctuation du liquide produit à l'oreille de l'observateur plus d'impulsion et de bruit que le choc du liquide lui-même, et masque totalement ce dernier. Ce résultat est nécessaire, par la raison que les corps solides communiquent mieux l'impulsion et le bruit que les liquides. Dans l'ascite, au contraire, l'impulsion donnée sur un point du flanc ne peut suivre les parois abdominales à raison de leur mollesse; elle se perd également dans la masse intestinale remplie par un fluide aériforme plus mauvais conducteur que le liquide, et n'est communiquée que par ce dernier.

578. L'auscultation simple paraîtrait, d'après le raisonnement, plus propre à donner quelque signe de la présence d'un liquide épanché dans les cavités des plèvres; mais il est évident, pour des raisons que nous exposerons plus bas, que ce ne pourrait être que dans le cas où il existerait à-la-fois un épanchement liquide et un épanchement aériforme, et qu'une forte toux pourrait seule produire le bruit de fluctuation dans ce cas.

579. Quoique la chose ne paraisse pas tout-à-fait impossible, je doute qu'elle ait jamais lieu. On entend très-distinctement, comme je l'ai dit (§ 529), la fluctuation dans les cavités ulcéreuses un peu vastes et à moitié pleines d'une matière puriforme très-liquide, et cela se conçoit, parce que l'air qui les traverse pendant les efforts de la toux n'ayant à soulever qu'une petite masse de liquide, le remue avec d'autant plus de force que ses communications avec les bronches sont ordinairement étroites, et que les parois molles de la cavité qui le renferme reçoivent fortement les compressions médiates et immédiates que

la toux peut déterminer. Le gaz épanché dans les plèvres, au contraire, communique presque toujours,
par un conduit large et court, avec l'air contenu dans
les gros rameaux bronchiques. Enfermé d'ailleurs
entre la paroi osseuse de la poitrine et un poumon
aplati et fixé sur la colonne vertébrale de manière à
ne pouvoir se développer, il est très-peu susceptible
de compression et surtout d'agitation par les efforts
les plus violens de la toux.

Je pense donc que, dans aucun cas, la toux ne
fera entendre la fluctuation d'un liquide existant dans
la plèvre, et que, par conséquent, toutes les fois que
l'on entendra ce phénomène, on peut être assuré qu'il
se passe dans une excavation ulcéreuse. On doit encore moins espérer que l'auscultation simple et sans
l'aide de la toux, puisse jamais faire entendre aucun
bruit analogue. J'ai cherché bien des fois, et toujours
vainement, un pareil signe chez plusieurs malades,
après avoir constaté chez eux, par d'autres moyens,
l'existence d'un épanchement purulent joint au pneumo-thorax. L'impossibilité d'un phénomène de ce
genre dans le cas d'hydrothorax ou d'empyème simple et sans complication d'épanchement aériforme est
démontrée à plus forte raison.

580. Au reste, si j'ai été trompé dans mes conjectures à cet égard, j'ai d'autant moins lieu d'en être
surpris qu'Hippocrate est tombé dans la même erreur.
Le passage suivant du traité *de Morbis* prouve qu'il
avait cru entendre, par l'application immédiate de l'o-
reille, un bruit propre à faire distinguer l'hydrothorax
des épanchemens purulens. « Vous connaîtrez par là
que la poitrine contient de l'eau et non du pus; et

« si., en appliquant l'oreille pendant un certain temps
» sur les côtés, vous entendez intérieurement un
» bruit semblable au frémissement du vinaigre (a)
» bouillant. »

Cette assertion est erronée. L'absence de la respiration et l'égophonie sont les seuls signes que l'auscultation puisse donner de l'existence d'un épanchement
quelconque dans la poitrine, et je ne sais trop même
si l'auscultation immédiate donnerait le dernier, en
supposant qu'on pût placer la tête au point convenable. Il est probable que le bruit entendu par Hippocrate était celui de la respiration mêlée d'un peu
de râle crépitant, d'autant que, par l'application immédiate de l'oreille, il devait entendre non-seulement
le bruit qui se passait sous son oreille, mais encore
ceux qui avaient lieu sous les autres points de sa tête,
et qu'il est difficile que la respiration manque dans
une aussi grande étendue que celle qui correspond aux
parties latérales du crâne et de la face de l'observateur.
Cet inconvénient, joint à l'incommodité du procédé

_____

(a) Τούτω ἂν γνοίης, ὅτι οὐ πῦον, ἀλλὰ ὕδωρ ἐςί. καὶ ἢν πολλὸν
χρόνον προσέχων τὸ οὖς ἀκουάζη πρὸς τὰ πλευρα, ὤζει ἔσωθεν οἷον
ψόφος. De Morbis II, § 59. Vanderlinden. Les textes d'Alde,
de Froben, de Mercurialis et de Foës portent οἷον ὄξος, et je crois
cette leçon d'autant meilleure, qu'on ne sait si les changemens
faits par Vanderlinden à l'ancien texte sont de simples conjectures, ou s'ils sont fondés sur l'autorité de quelque ma-
nuscrit inconnu. Au reste, le passage dont il s'agit est évidemment altéré en plus d'un lieu, et pour lui donner un sens
raisonnable, il faut traduire, ainsi que je le fais avec Cornaro,
Mercurialis et Vanderlinden, comme s'il y avait ξέει (fervet)
au lieu de ὤζει (olet).

et à la répugnance qu'il inspire, empêche, ainsi que
nous l'avons dit ailleurs, qu'on puisse en tirer à beaucoup près le même parti que de l'auscultation médiate, ou plutôt elles rendent la première méthode
d'un usage tout-à-fait nul.

Il est assez singulier que ce passage d'Hippocrate
n'ait pas fixé jusqu'ici l'attention des médecins. Rien
ne prouve que, depuis le père de la médecine jusqu'à nous, personne ait répété l'expérience dont
il parle ; aucun commentateur, que je sache, ne s'est
arrêté à ce passage, quoique l'altération manifeste du
texte semblât appeler quelques explications, ne fût-
ce que pour le rétablir. Prosper Marcian même, le
premier de tous sans contredit, n'en dit absolument
rien. Les traducteurs n'y ont pas attaché plus d'importance, car ils l'ont rendu d'une manière diverse,
sans qu'aucun d'eux se soit mis en peine de justifier
le sens qu'il avait adopté (a). J'avoue que je l'avais lu
moi-même bien des années avant l'époque où le souvenir de quelques expériences de physique me sug-

(a) Cornaro traduit ainsi qu'il suit : « *Et si multo tempore*
» *aure ad latera adhibitâ audire tentaveris, ebullit intrinse-*
» *cùs velut acetum.* » Ce sens, qui est certainement le seul
raisonnable, a été adopté par *Mercurialis* et *Vanderlinden*.
Mais ce dont il s'agissait était si peu connu, que *Calvus*, le
plus ancien des traducteurs d'Hippocrate, avait cru devoir traduire d'après le sens du mot ὄζει, et que *Foës* a préféré sa
leçon à celle de *Cornaro*. Voici la traduction de *Calvus* :
« *Quòd si diutiùs aurem admoveas senties. Latusque extrinse-*
» *cùs acetum olet.* » On voit qu'en outre *Calvus* a lu ἔξωθεν au
lieu de ἔσωθεν. A cela près, *Foës* traduit de la même manière :
« *At si diutiùs aure ad latera admotâ auscultaveris, intrinse-*
» *cùs velut acetum olet.* »

géra l'idée d'essayer l'auscultation médiate. Je n'avais
jamis eu la pensée de répéter l'expérience d'Hippocrate, qui me paraissait, d'après l'oubli où elle était
tombée, devoir être, ainsi qu'elle l'est effectivement,
une des erreurs échappées à ce grand homme. Je l'a-
vais même totalement oubliée. Le passage où elle
est rapportée m'étant tombé de nouveau sous les yeux,
lorsque je commençais à m'occuper des recherches
que je publie aujourd'hui, je fus surpris qu'il n'en
eût donné l'idée à personne. L'erreur d'Hippocrate
eût pu le conduire lui-même à la découverte de beaucoup de vérités utiles. Il avait cru reconnaître par
l'auscultation un signe pathognomonique de l'hydrothorax; il semble naturel de penser qu'il eût dû appliquer le même moyen d'exploration à l'étude des
autres maladies de poitrine; et, s'il l'eût fait, il n'y a
pas de doute que cet habile observateur n'eût tiré parti
de cette méthode, malgré ses imperfections et l'état
peu avancé de l'anatomie pathologique, sans laquelle
le diagnostic des maladies locales ne peut jamais être
porté à un certain degré d'exactitude. L'utilité de
l'auscultation bien constatée, il est d'ailleurs probable
que l'on serait naturellement arrivé à l'idée de l'auscultation médiate, qui aurait donné des résultats plus
sûrs et plus étendus : mais Hippocrate s'est arrêté à une
observation inexacte, et ses successeurs l'ont dédaignée.
Cela semble d'abord étonnant, et cependant rien n'est
plus ordinaire : il n'est pas donné à l'homme d'embras-
ser tous les rapports et toutes les conséquences du fait le
plus simple; et les secrets de la nature sont plus souvent trahis par des circonstances fortuites qu'ils ne
lui sont arrachés par les efforts du génie de l'homme.

581. Mais si l'auscultation ne peut faire reconnaître par un bruit particulier, comme le pensait Hippocrate, la présence d'un liquide épanché dans la poitrine, on trouve dans ses ouvrages, ou dans ceux de ses enfans et de ses disciples, qui composent avec les siens le recueil attribué en entier au père de la médecine, un signe très-caractéristique, et qui, dans le cas particulier auquel il s'applique, peut faire reconnaître plus facilement qu'aucun autre l'existence d'un épanchement thoracique.

582. Ce signe s'obtenait à l'aide d'une méthode d'exploration trop oubliée, et qui n'a peut-être été mise en pratique que par les médecins asclépiades. Elle consistait à secouer le malade par les épaules et à écouter la fluctuation du liquide contenu dans la poitrine. L'auteur du Traité *des Maladies* la décrit de la manière suivante. « Après avoir placé le ma- » lade dans un siége *solide* et qui ne puisse vaciller, » faites tenir ses mains étendues par un aide, se- » couez-le ensuite par l'épaule afin d'entendre de quel » côté la maladie produira du bruit (a). »

Quoique cette méthode soit décrite dans un traité qui n'est pas unanimement reconnu pour un des ouvrages légitimes d'Hippocrate, on ne peut guère douter que le père de la médecine ne l'ait connue, et qu'elle n'ait été une pratique vulgaire parmi les médecin sasclépiades. Plusieurs passages de divers écrits

(a) Τοῦτον... καθίσας ἐπι ἐφέδρου, ὅ, τί μὴ ὑποκινήσει, ἕτερος μὲν τὰς χεῖρας ἐχέτω, σὺ δὲ τὸν ὦμον σείων ἀκροάζεσθαι ἐς ὁκότερον ἂν τῶν πλευρέων τὸ πάθος ψοφέῃ. *De Morbis II*, § 45, édition de *Vanderlinden*. Je lis avec *Foës* ἐς ὁκότερον au lieu de ἕως, que porte le texte de *Vanderlinden*, sans doute par une faute d'impression.

hippocratiques en parlent formellement ou en suppposent la connaissance.

Sur cet objet, comme sur plusieurs autres, les Asclépiades, quelque bons observateurs qu'ils fussent, ont tiré des conséquences trop générales de quelques faits d'ailleurs bien vus ; car la méthode dont il s'agit est présentée par-tout comme un moyen sûr de reconnaître l'empyème, et cependant il est certain, ainsi que nous le montrerons plus bas, que l'empyème simple n'a jamais pu être reconnu par ce moyen.

C'est sans doute aux inutiles efforts qui auront été faits en divers temps pour reconnaître ainsi cette maladie qu'a été dû l'entier abandon de la méthode d'exploration dont il s'agit. Cet abandon a été tel, qu'en lisant les commentateurs d'Hippocrate, on ne voit rien qui annonce qu'aucun d'eux en ait fait usage, et que les plus habiles d'entre eux semblent même n'avoir pas toujours bien compris les passages où il en est parlé.

Les praticiens ne paraissent pas s'en être occupés davantage, quoique la plupart des auteurs de traités de chirurgie dogmatique en aient dit quelque chose. On voit qu'ils n'en parlent qu'avec l'expression du doute, et pour ainsi dire que par pur respect pour Hippocrate. Je ne connais aucun auteur qui dise avoir expérimenté lui-même la méthode dont il s'agit. Quelques observateurs, en très-petit nombre, rapportent seulement des cas dans lesquels les mouvemens spontanés du tronc faisaient entendre au malade et quelquefois aux assistans le bruit de la fluctuation d'un liquide. Morgagni (a), témoin d'un fait sem-

(a) De Sed. et Caus. Morb., Epist. XVI, art. XXXVI.

blable, a recueilli les observations antérieures analogues ; elles sont au nombre de quatre : l'une est de
Fanton père, et se trouve dans le Recueil d'observations publié par son fils (a) ; la seconde est de Mau-
chart (b) ; la troisième de Wolff (c) ; la quatrième de
Willis (d). Il faut y ajouter une observation analogue
d'Ambroise Paré (e), omise par Morgagni, et peut-
être quelques autres qui ont pu échapper à mes recherches comme aux siennes. Quoi qu'il en soit, il
est constant que ces cas ont été regardés jusqu'ici comme
extrêmement rares. Aucun des observateurs dont je
viens de parler ne paraît avoir cherché à vérifier si,
chez les sujets mêmes dont ils rapportent l'observation,
la commotion hippocratique eût fait entendre la fluctuation du liquide aussi bien que les mouvemens exé-
cutés par le malade lui-même ; et quelques-uns d'entre
eux, Morgagni et Fanton particulièrement, s'attachent même à démontrer que cette méthode d'exploration ne peut donner aucun résultat.

583. Cette opinion est, il est vrai, juste et bien
fondée, en raisonnant, comme l'ont fait ces auteurs,
dans l'hypothèse d'un simple épanchement liquide, et
abstraction faite du pneumo-thorax, qu'ils ne connais-
saient pas.

Le bruit de la fluctuation ne peut, en effet, être
jamais entendu dans l'empyème ou l'hydrothorax simples; la commotion la plus forte de la poitrine ne fait

---

(a) *Fantoni Anat. Obs.* XXIX.
(b) *Ephem. Nat. Cur. Cent.* VII, *obs.* C.
(c) *Joan. Philip. Wolffii, ibid., tom.* V, *obs.* XXXIV.
(d) *Sepulchret., lib.* II, *sec. Schol. ad obs.* LXXV.
(e) OEuvres d'Ambroise Paré, liv. VIII, chap. X.

absolument rien entendre dans ces cas, ainsi que je m'en suis assuré un grand nombre de fois. Mais lorsque le pneumo-thorax est joint à l'une ou l'autre de ces affections, on entend distinctement la fluctuation du liquide en secouant le malade, ainsi que l'a dit Hippocrate. Quelquefois même, mais beaucoup plus rarement, le malade, en se remuant dans son lit ou en marchant, produit une fluctuation assez bruyante pour qu'elle puisse être entendue de lui-même et des assistans. Quelques-uns des sujets dont je rapporterai plus bas les observations présentaient ce même phénomène. Parmi les praticiens vivans, M. Boyer seul m'a dit avoir vu, en consultation avec MM. Hallé et Jeanroi, un jeune homme qui, lorsqu'il descendait un escalier, entendait d'une manière très-distincte, dans sa poitrine, le bruit de la fluctuation d'un liquide.

Lors même que le bruit de la fluctuation du liquide est trop faible pour être entendu à l'oreille nue, le cylindre le fait entendre très-distinctement, comme on le verra par deux des observations qui terminent ce chapitre. Il paraît que cela a surtout lieu au commencement de l'épanchement aérien, et lorsque le gaz est encore en petite quantité. Dès que cette quantité augmente, le phénomène devient très-sensible à l'oreille nue.

584. Quoiqu'Hippocrate n'ait pas connu le pneumo-thorax, on trouve cependant, dans l'un des passages où il parle de la succussion, des remarques qui, si elles eussent été souvent répétées, auraient nécessairement dû conduire à la connaissance de cette maladie et de sa coexistence avec l'empyème, dans tous

les cas où la succussion de la poitrine fait entendre le bruit de la fluctuation d'un liquide.

Voici le passage dont il s'agit : « Entre les malades » attaqués d'empyème, ceux qui, lorsqu'on les se- » coue par les épaules, font entendre beaucoup de » bruit, ont moins de pus dans la poitrine que ceux » qui en produisent moins, et qui, d'ailleurs, ont » une meilleure coloration et une respiration plus » gênée : quant à ceux qui ne donnent aucun bruit, » et qui ont les ongles livides et une grande dyspnée, » ils sont pleins de pus et tout-à-fait désespérés. » (*Præn. Coac.* ɪɪ, § 432. *Foës*). (a).

A la suite même du passage où se trouve la descrip- tion de la commotion du thorax, l'auteur du Traité *de Morbis* ajoute que *quelquefois* (ἐνίοτε) *l'épaisseur*

(a) Je traduis ainsi, d'après *Foës*, le sens littéral du grec, et surtout d'après le sens commun et l'observation. Il est remar- quable que ce passage, fort simple et fort intelligible pour quiconque a eu occasion de voir le cas rare auquel il s'appli- que, a présenté assez de difficultés aux plus habiles inter- prètes d'Hippocrate pour qu'aucun d'eux n'ait pu le traduire sans faire quelque contre-sens. Τῶν ἐμπύων οἶσι σειομένοισιν ἀπὸ τῶν ὤμων πολὺς γίνεταί ψόφος, ἐλασσον ἔχουσι πῦον ἢ οἶσιν ὀλίγος, δυσπνοωτέροισιν ἐοῦσι καὶ εὐχρωτέροισιν, etc. Ce texte est celui de Vanderlinden. Il est évidemment préférable à celui de Foës, qui lit : ἢ οἶσιν ὀλίγον δυσπνοωτέροισιν, etc. Vanderlinden traduit avec Cornaro et Mercurialis : « *Quibus suppuratis, dùm con-* » *cutiuntur multus strepitus de humeris fit;* » ce qui est évi- demment un contre-sens, et ce qui exprime une chose absurde. Foës, de son côté, a appliqué le dernier membre de la phrase δυσπνοωτέροισιν ἐοῦσι καὶ εὐχρωτέροισιν aux malades qui rendent beaucoup de son, ce qui est contraire à la construction gram- maticale, car elle demande évidemment que ces mots se rap- portent au pronom οἶσιν. L'expérience encore, comme nous le

et la quantité du pus s'opposent à ce qu'on ne puisse
en entendre la fluctuation (a).

Ces passages doivent faire penser que les Asclépiades
entrevoyaient que, pour qu'un liquide contenu dans
la poitrine pût faire du bruit, il fallait un vide quelconque qui pût permettre un mouvement de fluctuation à ce liquide ; de même que du vin renfermé dans
une bouteille produit d'autant plus de bruit quand on
l'agite que la bouteille est moins exactement pleine.
Un des commentateurs des Coaques s'est même servi
de cette comparaison ; mais cette idée était, chez eux,
confuse en quelque sorte et incomplète : elle supposait
la vacuité d'une partie du thorax dans l'état naturel ;
ce qui n'est plus admissible aujourd'hui.

585. Morgagni lui-même n'a pas des idées mieux
arrêtées à cet égard ; car, après avoir supposé comme
de toute évidence que la fluctuation du liquide ne peut
être entendue quand il y en a beaucoup ou quand il n'y
en a qu'une très-petite quantité, il ajoute : « *At sal-*
» *tem, inquies, eo temporis spatio quo ab exiguâ*
» *copiâ aqua crescit, nec ad summam tamen adhuc*
» *pervenit, ejus fluctuatio videtur percipi debere. Vi-*
» *detur utique. Sed quidam certè non percipiunt,....*
» *alii non attendunt : alii denique non indicant me-*

verrons plus bas, démontre que le sens que j'ai adopté est le
véritable. De semblables erreurs peuvent facilement échapper
dans le cours d'un long et fastidieux travail ; je ne les relève
que parce qu'elles prouvent que la méthode d'exploration dont
il s'agit n'était ni mieux connue ni plus pratiquée dans les 16e
et 17e siècles que de nos jours.

(a) Ἢν δέ τοι ὑπο τοῦ πάχεος καὶ τοῦ πλήθεος μὴ ψοφέη... ποιέει γὰρ
τοῦτο ἐνίοτε..... *De Morb., ii, § 45. Vanderlinden.*

» *dicis*.... *Humeris verò apprehendere, et concu-*
» *tere aut aliter agitare non omnes ægros sanè li-*
» *cet (a).* » On voit en outre par ce passage que, sans
nier absolument la possibilité de la fluctuation dans les
épanchemens thoraciques, Morgagni regardait ce signe comme à-peu-près nul, à raison de sa rareté; et
que, d'un autre côté, il pensait que la commotion
de la poitrine a des inconvéniens qui doivent la faire
rejeter dans la plupart des cas.

Cette opinion est tout-à-fait mal fondée. Je puis
assurer qu'en employant le procédé indiqué par Hippocrate, la commotion ne fatigue pas plus le malade
que la percussion de la poitrine ou l'action de palper
l'abdomen. Il n'est point nécessaire, pour entendre la
fluctuation, d'imprimer au tronc une très-forte secousse ou même un grand mouvement; il suffit de
secouer un peu rapidement l'épaule du malade, en
ayant soin même de borner le mouvement et de l'arrêter tout-à-coup. J'ai employé cette méthode d'exploration chez un grand nombre de malades dont plusieurs étaient dans un grand état de souffrance, d'a-
battement et de faiblesse, et je n'ai entendu aucun
d'eux s'en plaindre. Il n'y a donc aucune raison de la
laisser dans l'oubli où elle est tombée. On la trouvera
sûre dans tous les cas où il existera à-la-fois un épanchement liquide et un épanchement aériforme dans les
cavités de la poitrine, et ces cas sont peut-être beaucoup plus communs qu'on ne pourrait le croire, d'a-
près le petit nombre de faits de ce genre qui se trouvent dans les recueils des observateurs. Les cinq ob-

_____

(a) *Epist. XVI*, n° 37.

servations suivantes en offriront la preuve : elles ont été recueillies en moins d'un an dans un service de cent malades, dont le mouvement moyen est d'environ mille malades, et la mortalité moyenne d'environ cent soixante personnes par année, suivant les calculs de l'Administration des Hôpitaux de Paris (*a*). Dans le même espace de temps, j'ai recueilli deux autres observations semblables qui ont été rapportées précédemment (Obs. xvi et xxxi), et une troisième qui n'a pas été employée dans cet ouvrage. Il est certainement beaucoup de maladies mieux connues qui se rencontrent dans une proportion beaucoup plus rare.

586. Obs. xxxix. *Pleurésie et pneumo-thorax avec communication fistuleuse de la plèvre et des bronches.* —J. M. Potu, ancien soldat, âgé de trente ans, d'une bonne constitution, d'un tempérament lymphatique sanguin, né de parens sains et qui jouissent encore d'une bonne santé, n'avait éprouvé lui-même, jusqu'à l'âge de vingt-quatre ans, que de légères maladies aiguës et quelques affections syphilitiques dont il avait été bien guéri. Fait prisonnier dans la campagne de Russie, il fut atteint d'une fièvre intermittente quotidienne. Au bout de trois semaines, des douleurs vives se firent sentir dans l'oreille droite. La fièvre cessa; les douleurs de l'oreille persistèrent environ deux semaines. Au bout de ce temps, beaucoup de pus s'écoula et le malade entra en convalescence.

A la paix de 1814, Potu revint à Paris, où il se

(*a*) *Voy.* Rapport fait au Conseil général des Hospices de Paris, par un de ses membres (M. le comte Pastoret) sur l'état des hôpitaux, etc., 1804 à 1814. *Paris,* 1816, *in-4°,* pag. 47.

mit à exercer le métier de crocheteur. Au mois de mai 1817, il fut atteint pour la première fois d'un rhume qui ne l'empêcha pas de se livrer à son travail habituel. Au bout d'un mois, il s'aperçut que sa respiration devenait un peu plus courte. Au mois d'août, la toux devenue beaucoup plus fréquente et une diminution notable des forces le décidèrent à entrer à l'hôpital de la Charité, dont il sortit à-peu-près dans le même état au bout de trois semaines. Quinze jours après, il entra à l'Hôtel-Dieu, où il resta deux mois. Il en sortit plus malade encore. Quelques jours après, il se fit transporter à l'hôpital Necker, où, examiné le 3 novembre 1817, il présenta les symptômes suivans :

La face était pâle, les yeux brillans, l'amaigrissement assez considérable, la peau chaude, le pouls petit et fréquent, la respiration courte et fréquente, la toux assez forte, les crachats médiocrement abondans, jaunes, opaques, et assez visqueux. La poitrine, percutée, résonnait moins antérieurement et supérieurement à droite, médiocrement entre les omoplates et surtout à droite, assez bien dans toutes les autres parties. La respiration s'entendait par-tout à l'aide du cylindre ; elle était seulement un peu moins forte que dans l'état naturel sous les clavicules et surtout sous la droite. La pectoriloquie existait, mais d'une manière un peu douteuse, au-dessous de la clavicule droite et dans le creux de l'aisselle. Les battemens du cœur étaient dans l'état suivant : contraction des ventricules assez longue, donnant un bruit très-sourd et une certaine impulsion ; contraction des oreillettes très-brève et sonore. Les battemens du cœur s'entendaient médiocrement sous

II.   9

les clavicules. L'appétit et la soif étaient modérés, le ventre souple, non douloureux. Il y avait deux ou trois selles demi-liquides par jour.

En conséquence de ces signes, on porta le diagnostic suivant : *Phthisie tuberculeuse ; cœur dans l'état naturel.*

(Infusion béchique, looch gommeux, vésicatoire au bras droit).

Le malade resta quelques jours dans le même état.

Le 12 novembre, on reconnut évidemment la pectoriloquie sous l'aisselle et la clavicule droite, et la respiration s'entendait mieux à gauche qu'à droite, dans toute l'étendue de la poitrine. On ajouta en conséquence au diagnostic : *Excavations tuberculeuses dans le sommet du poumon droit.*

Le 18 novembre, la pectoriloquie était un peu moins parfaite que le 12, la voix ne passant plus aussi évidemment par le tube du stéthoscope. Mais un nouveau phénomène s'y était joint : à chaque mot que prononçait le malade, on entendait dans le tube un frémissement ou retentissement tout-à-fait semblable à celui que produit l'instrument nommé *diapason,* ou un coup très-léger donné sur un vase d'airain, de porcelaine ou de verre. La respiration déterminait le même bruit, mais pendant l'inspiration seulement.

Du 19 novembre au 30 décembre, la maigreur augmenta ; la fièvre était continuelle et présentait chaque soir un redoublement assez fort, quelquefois accompagné du vomissement des alimens ou des boissons.

La toux devint plus fatigante, et, aux crachats jaunes et opaques déjà décrits, se joignit l'expectoration d'une grande quantité de pituite diffluente, diaphane et spumeuse. Des douleurs aiguës se firent sentir dans différens points des côtés de la poitrine. Elles cédèrent à l'application de sangsues, de vésicatoires volans, de sinapismes. La diarrhée fut momentanément suspendue par l'usage des préparations d'opium.

Le thorax, percuté à des intervalles assez rapprochés, donna constamment un son plus clair à droite en avant qu'à gauche, où il était presque mat jusque vers la troisième côte. La respiration se faisait très-bien entendre dans tout le côté gauche; à droite, au contraire, on ne l'entendait que postérieurement le long de la colonne vertébrale : encore dans cet endroit était-elle beaucoup plus obscure qu'à gauche. Le *tintement métallique* se faisait toujours entendre, tantôt lorsque le malade parlait, tantôt lorsqu'il toussait seulement, souvent dans l'inspiration, et quelquefois dans l'expiration même, assez souvent dans toutes ces circonstances. Dans certains momens cependant, on ne l'entendait plus du tout. Son intensité présentait des variations assez marquées d'un jour à l'autre. Ce phénomène n'existait nullement à gauche; mais quelquefois, en appliquant le cylindre à la région précordiale pour l'exploration du cœur, on entendait retentir dans le côté droit de la poitrine, à la fin de l'inspiration, une sorte de vibration tout-à-fait analogue à celle d'une corde aiguë de harpe que l'on frotte très-légèrement avec l'extrémité du doigt. Les espaces intercostaux du côté droit devenaient un peu plus larges et plus bombés, et les veines sous-cutanées plus développées : le malade était presque toujours couché sur ce côté.

D'après l'ensemble de ces phénomènes, je pensai qu'il était survenu dans la plèvre droite un épanche-

ment qui avait refoulé le poumon vers la colonne vertébrale , et l'avait aplati de telle manière qu'il n'était
plus perméable à l'air que dans les parties voisines de
la racine ; d'un autre côté, la coïncidence d'un son
clair avec l'absence de la respiration à la partie antérieure de la poitrine caractérisant le pneumo-thorax; je
fis , en conséquence , ajouter au diagnostic : *Pleurésie
avec épanchement et pneumo-thorax.* — Réfléchissant ensuite sur la nature et les variations du tintement
métallique décrit ci-dessus et la diminution graduelle
de la pectoriloquie depuis le moment où il s'était
manifesté, je soupçonnai que cette espèce de frémissement pouvait être due à la rupture d'une ou de plusieurs excavations tuberculeuses dans la cavité de la
plèvre, rupture qui avait dû être aussi la cause de la
pleurésie. Dans cette hypothèse , les variations que présentait le tintement métallique s'expliquaient facilement par l'oblitération momentanée et plus ou moins
complète des ouvertures de communication par lesquelles l'air aurait passé , à travers les excavations ulcéreuses, des bronches dans la plèvre. D'après ces motifs,
je fis aussi ajouter cette conjecture au diagnostic.

Le 25 janvier, le malade dit à M. Rault, élève interne , que depuis quelques jours il lui semblait entendre le choc d'un liquide dans sa poitrine lorsqu'il
se retournait. Instruit de cette circonstance , je fis
mettre le malade sur son séant, et le prenant par l'é-
paule, je secouai le tronc : on entendit alors une fluctuation semblable à celle que produirait l'agitation
d'une bouteille à moitié pleine. Il était difficile de
distinguer à l'oreille nue de quel côté de la poitrine
avait lieu ce bruit ; mais, en appliquant le cylindre

évasé sur le côté droit, on entendait distinctement la fluctuation au moment où cessait la commotion; tandis que du côté gauche, on n'entendait rien de semblable. D'après ce phénomène, il ne restait plus aucun doute sur l'existence et du liquide épanché dans la poitrine, et du fluide élastique dont la présence avait été déjà soupçonnée.

Depuis cette époque jusqu'au 14 février, l'état du malade n'offrit aucun changement remarquable. Le pouls battait habituellement cent fois par minute. Les crachats, médiocrement abondans, étaient jaunes, opaques, puriformes, mêlés de beaucoup de bulles d'air et nageant dans une assez grande quantité de pituite transparente et médiocrement diffluente; il s'y trouvait quelquefois des filets de sang. Le 14 février, le malade éprouva une forte quinte de toux, et rendit en un quart d'heure environ six onces de crachats semblables : c'était la quantité qu'il rendait ordinairement en vingt-quatre heures. J'attribuai cette expectoration extraordinaire à la rupture dans les bronches d'un tubercule nouvellement ramolli.

Les battemens du cœur, très-fréquens, se faisaient très-bien entendre dans tout le côté droit jusque vers l'hypochondre, où ils étaient même plus sonores que sous les clavicules et que dans le côté gauche. La contraction des ventricules était beaucoup plus sonore que lors de l'entrée du malade : elle donnait beaucoup moins d'impulsion ; mais cette impulsion, quoique très-faible, se communiquait un peu dans toute l'étendue des parties antérieure et latérale droite de la poitrine : on ne les sentait nullement à gauche ni dans le dos. On entendait le son des ventricules et des oreillettes dans presque toute l'étendue de la poitrine.

D'après ces signes, je pensai que le cœur se dila-tait, mais qu'il conservait la fermeté de ses parois; et j'attribuai la propagation irrégulière de l'impulsion et du son à la présence du liquide et du gaz épanchés dans la poitrine.

La respiration était devenue plus courte et plus dif-ficile ; le ventre était météorisé; les urines étaient rares et donnaient un peu de sédiment blanchâtre. Les diu-rétiques de toute espèce ne produisaient aucun sou-lagement.

Le malade demandait avec instance que l'on éva-cuât, par une opération, le liquide contenu dans sa poitrine. Après en avoir conféré avec plusieurs de mes confrères qui avaient désiré voir ce malade, et particulièrement avec MM. Leroux, doyen de la Fa-culté, et Récamier, je crus devoir me rendre à ses desirs, plutôt dans la vue de le soulager momentané-ment que dans l'espoir d'en obtenir aucun succès réel. Mais, d'après les effets fâcheux que l'opinion commune attribue à l'opération de l'empyème prati-quée à la manière ordinaire, dans les cas d'épanche-mens chroniques, je me déterminai à lui faire faire une simple ponction avec un trois-quarts d'une petite dimension, opération que M. Récamier avait fait faire plusieurs fois, et qui lui avait paru avoir tous les avantages de l'empyème avec moins d'inconvéniens.

Elle fut faite le 14 février par M. Baffos, chirur-gien en chef de l'hôpital. Avant l'opération, la poitrine, explorée de nouveau par le cylindre, la percussion et la commotion, donna les mêmes résultats que les jours précédens. Un trois-quarts de moins d'une ligne de dia-

mètre fut enfoncé entre les sixième et septième côtes,
après avoir tendu la peau de manière qu'en revenant
sur elle-même après l'opération il n'existât plus de
parallélisme entre son ouverture et celle des muscles
intercostaux. Dans l'espace de vingt minutes, il s'é-
coula par la canule deux livres d'un liquide puriforme
opaque, d'une odeur fade et peu fétide, d'un jaune
légèrement verdâtre, mêlé de bulles d'air, et qui,
après quelques heures de repos, se divisa en deux parties, l'une opaque, jaunâtre, formée de petits flocons jaunâtres ; l'autre plus ténue et transparente.
Quelques bulles d'air sortaient par la canule en même
temps que le liquide. Le malade se sentait soulagé à
mesure qu'il coulait ; le pouls ne s'affaiblissait point.
Au bout de vingt minutes, l'écoulement devint intermittent, et chaque expiration fut accompagnée de l'expulsion très-bruyante d'une grande quantité d'air par la
canule. On retira alors l'instrument, et la peau revenant sur elle-même, le parallélisme de l'ouverture
cutanée et de celle des muscles se trouva détruit de
manière qu'on eût pu se dispenser d'appliquer aucun
bandage. Le malade n'éprouva point de syncopes.

Immédiatement après l'opération, le tintement métallique s'entendait avec beaucoup plus d'intensité
qu'auparavant. Le soir, la respiration ne paraissait pas
moins gênée qu'avant la ponction, quoique le malade
se sentît moins oppressé ; la peau était chaude, le pouls
très-fréquent.

Le sentiment de soulagement, quoique médiocre,
persista le lendemain et le surlendemain.

Le 19, le malade se plaignit de la piqûre, qui cependant était presque cicatrisée. La face était pâle, la

respiration courte et très-fréquente, la toux fréquente, l'expectoration moins abondante ; le thorax résonnait plus clairement antérieurement et supérieurement à droite qu'avant l'opération ; le pouls était extrêmement fréquent, la voix plus faible , le sommeil nul , la soif assez vive ; il y avait diarrhée et météorisme.

Le 20 février , le malade se plaignit de douleurs dans l'abdomen , qui était très-météorisé; un râle très-sonore et sec se faisait entendre entre la quatrième et la cinquième côte à gauche ; le cœur s'entendait toujours beaucoup mieux à droite que du côté gauche; la respiration s'entendait mieux le long de la colonne vertébrale et dans une étendue plus grande qu'avant la ponction , mais toujours beaucoup moins que du côté gauche; les espaces intercostaux paraissaient un peu moins larges qu'avant l'opération, mais ils étaient toujours moins creux que du côté gauche.

Les 21 et 22 février , la faiblesse était plus grande, la face pâle et plus amaigrie, la peau chaude, le pouls très-fréquent , le ventre ballonné et sensible à la pression ; il y eut plusieurs selles chaque jour ; le malade se réveillait en sursaut; le tintement métallique se faisait entendre seulement lorsqu'il parlait ou toussait; on n'entendait nullement la respiration à droite ; mais vers la partie moyenne de ce côté, près du sternum , au moment où le soulèvement des parois thoraciques indiquait l'inspiration , on entendait un râle *sibilant* assez marqué , qui semblait produit par l'air traversant des crachats visqueux , mais peu abondans; le même bruit se faisait entendre à la partie antérieure moyenne gauche, mais avec beaucoup plus de force, et de manière qu'il semblait produit par un instrument de musique.

Les 23 et 24 février, le malade ne pouvait plus se coucher que sur le côté droit ; l'état général était le même ; les crachats, plus diffluens qu'avant l'opération, étaient d'un jaune tirant sur le gris, mêlés de beaucoup d'air ; les parois du thorax étaient fortement soulevées dans l'inspiration, même à droite, où on n'entendait nullement la respiration ; la partie latérale droite de la poitrine rendait un son presque mat.

Le 25 février, la faiblesse devint extrême, le pouls à peine sensible, très-faible, la face très-pâle ; les traits étaient légèrement tirés en haut, la voix presqu'éteinte. Il y avait tuméfaction des jugulaires sans battemens sensibles. En appliquant le doigt sur les espaces intercostaux, vers la partie moyenne des quatrième et cinquième côtes, on croyait sentir une sorte de fluctuation (a).

Le 26, perte de la parole, absence du pouls, peau froide, yeux ternes ; mort après une agonie assez courte.

Outre MM. Leroux et Récamier, un grand nombre de médecins, et particulièrement les docteurs Cayol, Fizeau, Gallot, Landré-Beauvais, Ribes, etc., avaient vu le malade et vérifié les observations que nous avions faites chez lui à l'aide du cylindre.

MM. Landré-Beauvais, Lucas, médecin de S. A. R. Madame, et Mac-Mahon se trouvèrent à l'ouverture, qui fut faite le 28 février.

Avant d'y procéder, je fis pratiquer sur le cadavre la commotion, qui donna le même résultat que précédemment.

(a) Cette sensation n'était point trompeuse ; elle dépendait, comme on le verra par l'ouverture, d'une légère carie des côtes avec dénudation assez étendue.

Le cadavre présentait un amaigrissement considérable, mais non porté jusqu'au marasme. Le côté droit du thorax était évidemment plus ample que le gauche. Le thorax, percuté, donnait un son clair antérieurement, surtout à droite ; mais sur le côté et postérieurement à droite, assez clair dans le côté gauche.

Il s'écoula peu de sang à l'incision des tégumens du crâne ; les vaisseaux de la dure-mère, ainsi que les sinus de cette membrane, étaient gorgés de sang ; la substance cérébrale, d'une bonne consistance, en laissait peu suinter à l'incision ; les ventricules cérébraux contenaient chacun environ une demi-once de sérosité limpide.

Une incision ayant été faite sur le deuxième espace intercostal du côté droit, il s'échappa d'abord un fluide aériforme, et presque en même temps un liquide puriforme mêlé de bulles d'air.

Le thorax ouvert, on reconnut que la cavité de la plèvre droite contenait environ deux pintes d'un liquide séro-purulent, d'un jaune verdâtre, un peu fétide, moins trouble à sa surface que vers son fond, où il était mêlé de petits flocons albumineux, mous et opaques ; une lame de même nature était tendue de la plèvre costale au médiastin presque parallèlement au diaphragme.

Le liquide écoulé, on put facilement se convaincre que le côté droit de la poitrine était plus vaste que le gauche ; il était tapissé de toutes parts par une couche épaisse d'une exsudation albumineuse, dont la consistance variait de manière que, dans quelques endroits, elle approchait de celle des cartilages, et que dans d'autres elle était ramollie presqu'à consistance de fro mage mou. La portion superficielle de la couche qui recouvrait le poumon était la plus molle, et la portion profonde ou adhérente à la plèvre pulmonaire était la plus dense. Cette exsudation avait une épaisseur de plusieurs lignes sur le poumon, la partie droite du médiastin et le diaphragme; elle était moins épaisse, molle et facile à enlever sur les plèvres costale et diaphragmatique, qui offraient une rougeur ponctuée très-intense; elle ne pouvait, au contraire, être détachée du poumon à raison de la forte consistance de sa couche profonde et de son adhérence intime avec la plèvre pulmonaire, qui était épaissie du triple et offrait une couleur d'un gris de perle et une consistance analogue à celle des cartilages : on ne put distinguer sur la plèvre la trace de la ponction.

Le poumon était refoulé vers la colonne vertébrale et les parties postérieures des côtes, auxquelles il adhérait intimement par-tout, excepté vers son sommet, et jusqu'à la hauteur seulement de la seconde côte; il était séparé des parois antérieures de la poitrine par un vide plus ou moins vaste, de manière que l'organe remplissait à peine le tiers de la cavité de la plèvre. Il était aplati, flasque, mais encore un peu crépitant et évidemment perméable à l'air dans sa partie postérieure. Une sorte d'appendice d'un pouce de largeur à sa base et de la grosseur du doigt dans le reste de son étendue, formée par le lobe moyen du poumon fortement resserré sur lui-même, traversait le liquide épanché dans la cavité de la plèvre, et allait se fixer intimement à la partie antérieure de la face interne des troisième et quatrième côtes.

Le tissu pulmonaire contenait un certain nombre

de tubercules de la grosseur d'un noyau de cerise ou d'une aveline, et presque tous ramollis à consistance de fromage mou. Cinq tubercules un peu plus volumineux, tout-à-fait ramollis et presqu'entièrement excavés, s'ouvraient d'une part dans les bronches et de l'autre dans la cavité de la plèvre; de ce côté, les parois des excavations dont il s'agit étaient uniquement formées par la plèvre, et par conséquent molles, très-minces, transparentes, et percées au centre d'un trou d'une à trois lignes de diamètre, qui avait pu permettre à la matière tuberculeuse ramollie de couler dans la plèvre. Trois des excavations communiquant ainsi avec la cavité de cette membrane étaient situées à la surface externe du lobe inférieur, une vers la base de l'appendice décrite ci-dessus, et la dernière à la partie antérieure du lobe supérieur. Les quatrième et cinquième côtes offraient vers leur partie moyenne une légère carie; le périoste était décollé en partie, et la moitié du contour des os baignait dans un pus abondant.

Plusieurs troncs des veines pulmonaires, vers la partie inférieure de ce poumon, étaient exactement remplis et même distendus par des caillots mêlés de sang et de fibrine, très-fermes et comme desséchés, analogues à ceux que l'on trouve dans les anévrysmes. D'autres vaisseaux du poumon, au contraire, contenaient des caillots humides et peu consistans.

Le poumon gauche était assez volumineux; il adhérait postérieurement à la plèvre par des lames cellulaires courtes et bien organisées; son tissu était, en général, crépitant et peu gorgé de sang; on y trouvait un grand nombre de tubercules de la grosseur

d'un grain de chenevis, grisâtres et demi-transparens; quelques-uns offraient au centre un point jaune,
opaque, formé par une matière tuberculeuse demi-
concrète et de consistance de fromage un peu mou
et friable; deux ou trois plus volumineux formaient
une espèce de bouillie épaisse, renfermée dans des
cavités qui ne paraissaient avoir aucune communication avec les bronches. On voyait, au bord antérieur
de ce poumon, vers la hauteur de la quatrième côte,
une excavation aux trois quarts pleine de matière tuberculeuse ramollie à consistance de purée. Cette excavation, de forme aplatie, offrait à-peu-près les dimensions d'un écu de six livres; elle était située très-
superficiellement vers le bord antérieur du poumon;
sa paroi antérieure, formée uniquement par la plèvre,
présentait l'aspect d'une cavité recouverte par une
sorte de voile transparent et affaissé sur lui-même;
elle ne paraissait pas communiquer avec les bronches,
quoique ce commencement d'excavation qui y existait
dût le faire soupçonner (a).

Le péricarde contenait environ une once de sérosité un peu jaunâtre. Le volume du cœur était un
peu inférieur à celui du poing du sujet; l'oreillette
droite, d'une bonne capacité, était remplie de sang
noir, en partie coagulé; le ventricule droit était assez

(a) Cette circonstance explique pourquoi ce malade, observé avec soin tous les jours, et chez lequel le cylindre a été
certainement promené plusieurs fois sur tous les points de la
poitrine, n'a pas présenté la pectoriloquie dans le point dont
il s'agit. Il est probable que le commencement de vacuité qui
existait dans cette excavation dépendait uniquement de l'absorption d'une partie de la matière tuberculeuse. Au reste, il ne

vaste ; ses parois étaient peut-être plus minces que dans l'état naturel, surtout vers sa pointe ; en cet endroit existait une assez grande quantité de fibrine très-ferme, blanche, opaque, mêlée de quelques petits caillots de sang très-séreux ; cette matière était fortement intriquée dans les colonnes charnues ; les parois du ventricule gauche avaient tout au plus trois lignes d'épaisseur ; sa cavité était proportionnellement très-vaste ; le tissu de l'organe avait une fermeté moyenne et une couleur vermeille.

Le larynx, très-rouge, offrait postérieurement un petit ulcère au point de réunion des ventricules. La muqueuse bronchique était très-rouge dans presque toute l'étendue des voies aériennes.

La cavité du péritoine contenait environ une pinte de sérosité un peu trouble ; les intestins et l'estomac étaient un peu distendus par des gaz ; une fausse membrane molle, blanchâtre, et très-facile à détacher recouvrait la fosse iliaque droite et plusieurs points de la face supérieure du foie. On distinguait dans plusieurs endroits de l'intestin grêle, et particulièrement vers la fin de l'iléon, des plaques d'un rouge violet, parsemées de petits tubercules jaunes et opaques ; ces taches répondaient à des ulcérations de la membrane muqueuse.

---

serait pas impossible qu'un rameau bronchique, en communication avec cette cavité, eût échappé à nos recherches, d'autant que ces rameaux sont fort petits vers le bord antérieur du poumon. Mais, dans cette hypothèse encore, l'absence de la pectoriloquie s'explique très-bien par le petit diamètre du canal de communication et son obstruction facile par une matière tuberculeuse encore fort épaisse.

Le foie était volumineux et graissait le scalpel ; la vésicule contenait peu de bile.

Tous les autres organes étaient sains.

Obs. xl. *Pleurésie et pneumo-thorax aigus chez un phthisique.* — Un jeune Basque, âgé d'environ vingt ans, entra à l'hôpital Necker le 12 janvier 1818. Il se disait malade depuis six mois, et se plaignait surtout d'une diarrhée qui durait depuis trois mois. Il présentait d'ailleurs tous les symptômes de la phthisie pulmonaire : amaigrissement considérable, toux continuelle, crachats opaques, jaunâtres, et où l'on distinguait des grumeaux de matière un peu moins jaune, de consistance de fromage mou, et qui paraissaient être des fragmens de tubercules ramollis.

La poitrine résonnait mal en haut et en avant du côté droit, en haut et en arrière du côté gauche. La pectoriloquie était très-évidente à droite sous l'aisselle et sous la clavicule, ainsi que sur l'épaule, entre le bord supérieur du muscle trapèze et la clavicule (a).

Les battemens du cœur s'entendaient dans un espace assez circonscrit, à la région précordiale. On les entendait un peu sous les clavicules. La contraction des ventricules donnait quelque impulsion sans presque donner de son ; celle des oreillettes était sonore.

Ce malade resta long-temps à l'hôpital, dans un état stationnaire. Un cautère appliqué à la partie an-

_____

(a) MM. les docteurs Leroux, Lucas, Mac-Mahon, Cayol, Pignier et Ribes ont reconnu à diverses époques la pectoriloquie chez ce malade.

térieure de la poitrine, entre la seconde et la troisième côte, parut même produire de l'amélioration. Dans le courant de février, l'expectoration diminua progressivement et cessa presque entièrement ainsi que la toux ; mais la diarrhée persistait toujours malgré l'emploi du laudanum. Vers la même époque, la pectoriloquie fut modifiée d'une manière remarquable. La résonnance de la voix avait toujours lieu avec beaucoup de force dans les mêmes points; mais la voix ne passait plus aussi évidemment par le tube, et chaque mot que prononçait le malade était accompagné d'une sorte de souffle très-fort qui semblait traverser le cylindre. L'inspiration semblait également se faire par le canal du cylindre.

Le 5 mars, de nouveaux changemens survinrent. Le malade tomba tout-à-coup dans une espèce d'affaissement voisin de la stupeur ; sa face, jusqu'alors pâle et un peu terreuse, se colora d'une légère teinte violette et diffuse, mais cependant un peu plus marquée aux pommettes ; la respiration paraissait plus gênée ; la peau était plus chaude, et le pouls plus fréquent et plus développé ; il y avait de légères douleurs pongitives au côté droit. La poitrine, percutée de nouveau, résonnait parfaitement dans toute sa surface antérieure, et la partie antérieure-supérieure droite, qui jusque là et la veille encore rendait un son mat, paraissait au contraire résonner avec plus de force que le côté opposé. L'exploration par le cylindre fournissait des données tout-à-fait contraires; car la respiration ne s'entendait nullement dans toute l'étendue des parties antérieure et latérale droite de la poitrine, et était très-forte et très-bruyante, quoique sans râle, à gauche. En arrière, la percussion donnait un résultat plus en rapport avec l'état de la respiration; la poitrine résonnait un peu moins du côté droit, et la respiration s'entendait dans les deux côtés, mais beaucoup moins bien à droite.

Je regardai ces phénomènes comme le résultat d'une inflammation de la plèvre droite survenue tout-à-coup. D'après l'absence de la respiration, coïncidant avec une résonnance parfaite de la poitrine, je pensai qu'il y avait en même temps épanchement séro-purulent et pneumo-thorax, et que le poumon, repoussé à-la-fois par un gaz et par un liquide abondant, était refoulé vers la colonne vertébrale. Je présumai, en conséquence, et d'après l'observation rapportée ci-dessus, qu'on devait entendre, à l'aide de la *commotion*, la fluctuation du liquide; mais le malade étant très-faible ce jour-là, je remis au lendemain à pratiquer la commotion. Soupçonnant aussi que la subite apparition de la pleurésie et du pneumo-thorax pouvait être l'effet de l'ouverture dans la cavité de la plèvre d'une excavation tuberculeuse ramollie, je cherchai à m'assurer si ce malade ne présentait pas, en parlant ou en respirant, le tintement métallique qu'on avait observé si constamment chez le sujet de l'observation précédente; mais je ne trouvai rien de semblable. Ayant été indisposé moi-même, je fus quelques jours sans pouvoir faire la visite, et pendant ce temps le malade succomba le 9 mars. Quoique je ne fusse pas encore bien rétabli, je voulus être présent à l'ouverture, et je me rendis en conséquence à l'hôpital le lendemain.

Avant de procéder à l'ouverture, je fis placer le

II. 10

corps dans l'état de session, et pratiquer la *commotion* en prenant le sujet par l'épaule, suivant la méthode d'Hippocrate. Cette exploration fit entendre distinctement la fluctuation d'un liquide dans le côté droit de la poitrine. Ce côté paraissait plus développé que le gauche ; percuté, il rendait un son un peu plus clair ; ouvert antérieurement avec la pointe d'un scalpel, entre la quatrième et la cinquième côte, il laissa échapper un fluide élastique qui sortit avec sifflement.

A l'ouverture du crâne, on trouva une médiocre quantité de sérosité infiltrée dans la pie-mère : il y en avait également un peu à la base du crâne et dans les ventricules latéraux. La substance cérébrale était assez ferme.

La plèvre droite contenait une quantité assez considérable d'un liquide séro-purulent, très-spumeux à sa surface, d'une couleur jaune-verdâtre, et cependant demi-transparent malgré la grande quantité de fragmens puriformes qui le troublaient. La face interne de la plèvre était tapissée d'une matière albumineuse opaque, d'un blanc jaunâtre, de consistance de lait caillé, très-facile à racler avec le scalpel, qui formait par endroits une couche assez épaisse sur les plèvres costale et diaphragmatique, et qui était plus mince sur la plèvre pulmonaire.

Le poumon droit, refoulé vers le sommet de la poitrine, le long de la colonne vertébrale, adhérait intimement, à l'aide d'un tissu cellulaire très-court et bien organisé, à la plèvre médiastine, et, en arrière et en haut seulement, à la plèvre costale ; antérieurement et latéralement, il en était séparé, jusqu'à la hauteur de la deuxième côte, par le liquide décrit ci-

dessus, et par le gaz épanché avant la ponction et qui
paraissait avoir rempli le cinquième ou le sixième de
cet espace. Ce poumon, ainsi réduit au tiers ou au
quart au plus de son volume, était flasque et très-
peu crépitant dans toute son étendue. Il présentait au
toucher des duretés ou nodosités qu'il était facile de
reconnaître pour des tubercules.

La surface du poumon, examinée avec soin, ne présenta aucune ouverture. Incisé, cet organe offrait,
tout-à-fait à son sommet, deux petites excavations
capables de loger une noisette ou une petite noix,
entièrement remplies d'un liquide jaunâtre, visqueux,
assez consistant, puriforme, et qu'on voyait évidemment être le produit de la fonte d'un tubercule. Une
de ces cavités communiquait, par une ouverture de
deux lignes de diamètre et de trois lignes au plus de
longueur, avec une troisième six fois plus grande
que les deux autres, et qui avait dû être placée sous
les seconde et troisième côtes et un peu vis-à-vis l'aisselle, mais qui se trouvait séparée de ces parties, jusqu'à la hauteur du premier espace intercostal, par
l'épanchement. Cette excavation, aplatie à raison du
refoulement du poumon par l'épanchement, eût pu
contenir un œuf de poule. Elle renfermait une petite
quantité de matière tuberculeuse ramollie à consistance puriforme. Ses parois étaient tapissées de deux
membranes, l'une molle, blanchâtre, presque entièrement opaque et facile à enlever; l'autre extérieure
à la première, ferme, d'un gris de perle, demi-cartilagineuse, légèrement transparente et appliquée immédiatement sur le tissu du poumon, auquel elle
adhérait intimement : celle-ci n'existait que par en-

droits. Vers le côté antérieur du poumon, cette excavation n'était séparée de la cavité de la poitrine que par l'épaisseur de la plèvre et de la double membrane décrite ci-dessus.

Dans le reste de son étendue, le tissu pulmonaire était gris, et dans quelques endroits rougeâtre. Cette couleur grise était due à ce que le nombre des tubercules miliaires était tel qu'on avait peine à les distinguer les uns des autres. Cependant, en les examinant avec un peu d'attention, on voyait que le plus grand nombre étaient jaunâtres, opaques et déjà ramollis au centre; que quelques-uns étaient encore gris et demi-transparens; que par endroits ils avaient formé des noyaux ou groupes qui s'étaient complètement ramollis et étaient réduits en cette matière puriforme visqueuse et jaunâtre que nous avons vue remplissant les deux petites cavités du sommet.

Malgré ces désordres, le poumon droit était encore un peu perméable à l'air, comme le prouva l'insufflation que je fis faire par la trachée avant qu'on eût incisé le poumon : quoique le soufflet dont on se servit à cet effet fût très-mauvais, on réussit à augmenter d'un quart au moins le volume de cet organe.

Le poumon gauche, au premier aspect, paraissait parfaitement sain; il était crépitant et seulement un peu gorgé de sang; mais en l'incisant, on trouva quelques tubercules miliaires parsemés de loin en loin dans son tissu, et dont quelques-uns même étaient déjà jaunes et opaques et commençaient à se ramollir : le plus grand nombre étaient encore gris et demi-transparens.

Le cœur était dans de bonnes proportions. Son

ventricule droit contenait une concrétion polypiforme assez grosse. Les parois de ses cavités étaient bien proportionnées. La chair en était assez rouge.

Les intestins grêles offraient, à leur face externe, des taches d'un violet noirâtre, assez peu éloignées les unes des autres, et dans lesquelles on remarquait de légères saillies blanchâtres. Ces taches répondaient à des ulcérations de la muqueuse, ulcérations au fond desquelles se trouvaient de petits tubercules fort durs, assez semblables à des grains de millet et seulement un peu plus gros.

Les autres viscères abdominaux étaient dans l'état naturel.

OBS. XLI. *Pleurésie chronique et pneumo-thorax par suite de la rupture dans la plèvre d'une excavation tuberculeuse du poumon.* — J. Boulanger, planeur, âgé de trente-cinq ans, d'un tempérament lymphatico-sanguin, d'une faible constitution, né de parens sains, avait eu la variole à l'âge de cinq ans. Quelques années plus tard, il avait contracté la gale, dont on le guérit en quinze jours par un remède dont il n'a jamais connu la composition. A vingt-sept ans, il fut atteint d'une blennorrhagie qui a cédé à un traitement approprié. Dans le mois d'octobre 1816, il entra à l'hôpital Saint-Louis pour y être traité d'un abcès à la fesse gauche et de douleurs dans la hanche du même côté. Après plusieurs fumigations sulfureuses et aromatiques, les douleurs, qui s'étaient fait sentir dans presque tous les membres, disparurent entièrement; il ne resta qu'un gonflement du genou droit, pour lequel le malade fut envoyé à l'hôpital de la Charité dans le mois de septembre 1817. On le traita, dans ce dernier hôpital, par des cataplasmes et des frictions avec le liniment volatil ; et il était à-peu-près guéri, lorsque, dans le mois de janvier, il fut pris subitement de céphalalgie avec douleur dans les côtés de la poitrine. Ces douleurs, qui augmentaient dans l'inspiration et pendant la toux, qui était fréquente et suivie de l'expectoration de crachats blancs assez abondans, avaient en partie cédé à l'application de vésicatoires volans prescrits par M. Boyer ; mais la toux et la difficulté de respirer continuaient. Cependant le malade ayant repris de l'appétit, et voyant son genou guéri, était sorti de l'hôpital vers la fin de février. Au bout de quelques jours, la toux et la difficulté de respirer le forçant de nouveau d'abandonner son travail, il entra à l'hôpital Necker, le 14 mars 1818.

Examiné le même jour, il présenta les symptômes suivans : face assez maigre, peau un peu sèche et chaude, pouls fréquent et régulier, respiration courte, accélérée ; toux fréquente, expectoration peu abondante, spumeuse, un peu filante, mêlée de crachats jaunes et opaques. La poitrine rendait un son mat dans tout le côté gauche ; elle résonnait assez bien antérieurement à droite, médiocrement en arrière du même côté. La respiration ne s'entendait à gauche, au moyen du cylindre, que près de la colonne vertébrale, et, dans cet endroit-là même, elle était très-faible et accompagnée d'un léger râle sibilant. Elle s'entendait bien à droite. La pectoriloquie était évidente dans la fosse sus-épineuse droite de l'omoplate. On n'entendait rien par la succussion du tronc.

En conséquence de ces signes, on porta le diagnostic suivant : *Phthisie, pleurésie chronique, et épanchement considérable dans le côté gauche.*

(Séton sur le côté gauche du thorax ; infusion béchique avec le sirop des cinq racines ; loock avec deux gros d'acétate de potasse.)

Les jours suivans, la toux diminua ; la respiration devint plus libre.

Le 20 mars, on trouva une pectoriloquie douteuse sous la clavicule gauche. Le malade resta à-peu-près dans le même état jusqu'au mois d'avril. A cette époque, on supprima le séton, qui était très-douloureux.

Le 16 avril, la pectoriloquie était parfaite dans le lieu déjà indiqué. La netteté de la voix et l'absence du râle dans ce point firent juger que l'excavation ulcéreuse qui produisait le phénomène était complètement vidée ; mais la toux parut devenir plus fréquente, l'expectoration plus abondante et composée en plus grande partie de pituite filante, spumeuse et transparente, dans laquelle nageaient quelques crachats jaunes et opaques.

(Vésicatoire sur le côté).

Même état jusqu'au mois de mai. Le malade maigrissait toujours, mais assez lentement.

Le 3 mai, on entendait un léger râle muqueux, presque sans mélange du bruit respiratoire, sous la clavicule gauche et le long de l'épine dorsale du même côté (*a*). Le même râle se faisait entendre à droite,

_____

(*a*) Le râle existant dans ces points seulement indiquait, avec les autres signes, que le poumon, refoulé en arrière et en haut, n'était immédiatement appliqué aux parois thoraciques que dans ces points.

surtout postérieurement ; mais la respiration s'y entendait assez bien en outre.

(Application d'un moxa au-dessous de la clavicule
gauche, sans changement dans l'état du malade).

Dans le courant de juin et de juillet, la toux devint
plus fréquente ; l'amaigrissement augmenta beaucoup.

Le 18 août, le malade fut pris de diarrhée ; l'appétit se perdit, la toux devint très-fréquente ; elle
était suivie de l'expectoration d'un liquide spumeux,
filant, mêlé d'une matière puriforme fétide. Le malade rejetait au moins une livre et demie de cette matière dans les vingt-quatre heures. Cette expectoration
diminua dans le courant d'août.

Vers la fin de septembre, l'appétit avait reparu, la
diarrhée avait cessé.

Le 8 octobre, respiration courte et difficile, coucher sur le côté droit impossible, toux fréquente,
nausées suivies de l'expectoration d'une grande quantité de crachats très-spumeux et fétides. La poitrine
résonnait également dans ses deux parties antérieures.
La respiration ne s'entendait nullement à gauche, mais
bien à droite (a). La pectoriloquie était évidente dans
la fosse sus-épineuse droite. Perte d'appétit et de sommeil, diarrhée abondante, aphthes sur la langue et
dans la bouche.

M. Rault, en appliquant le cylindre sur le côté gauche
et faisant secouer ce malade, entendit distinctement

_____

(a) Le retour du son du côté gauche, avec persistance de
l'absence de la respiration, indiquait le développement du
pneumo-thorax.

le flot d'un liquide. (Vésicatoire sur le côté gauche.)

Du 9 au 30 octobre, amaigrissement de plus en plus rapide ; du reste, point de changement.

Le 30 octobre, la succussion faisait toujours entendre le bruit du liquide dans la poitrine. Le malade disait que, lorsqu'il se couchait un instant sur le côté droit, la toux devenait plus fréquente et l'expectoration beaucoup plus abondante. D'ailleurs, il n'entendait pas lui-même la fluctuation du liquide, et on ne l'entendait pas non plus à l'oreille nue. On chercha inutilement plusieurs fois le tintement indicateur de la communication des bronches avec la cavité de la plèvre (§ 374) : la voix ni la toux ne le firent jamais entendre.

Du 30 octobre au 6 novembre, amaigrissement plus marqué, continuation du dévoiement. L'intérieur des lèvres se recouvrit d'une couche de matières blanchâtres produites par la réunion de plusieurs aphthes. Vomissement d'un liquide grisâtre, très-fétide. La fluctuation du liquide par la succussion devint très-sensible à l'oreille nue et pour le malade lui-même.

Le 7 novembre, respiration très-difficile, pouls petit et très-faible ; mort pendant la nuit, après une courte agonie.

J'étais absent à cette époque, ainsi que je l'ai déjà dit. M. Cayol, qui me remplaçait et avait vérifié tous les signes indiqués ci-dessus, ne put assister à l'ouverture, qui fut faite par MM. Rault, élève interne, Beaugendre, D. M., et Mériadec Laennec, élève de la Faculté, en présence de plusieurs autres jeunes médecins et étudians en médecine curieux de vérifier le diagnostic porté par leurs condisciples.

Ouverture. Amaigrissement considérable, surtout de la face. Le côté gauche du thorax était plus développé que le droit; ses espaces intercostaux étaient plus larges et s'élevaient au niveau des côtes, tandis que ceux du côté gauche étaient enfoncés.

Le cerveau et les méninges n'offraient aucune altération.

Un scalpel ayant été plongé dans le côté gauche du thorax, il en sortit, avec sifflement, un gaz extrêmement fétide. La poitrine ouverte, on trouva, dans la cavité de la plèvre gauche, environ trois pintes d'un liquide d'un gris noirâtre, répandant une odeur excessivement fétide et un peu analogue à celle de l'ail. Le poumon du même côté était aplati contre la colonne vertébrale et réduit aux dimensions de la main. Sa surface était recouverte d'une couche de matière blanche, demi-concrète, mêlée d'une substance noire assez molle.

Cette surface offrait, en outre, deux ouvertures capables de recevoir le doigt; l'une située vers la partie supérieure et externe, l'autre vers la partie moyenne de la face externe du poumon. La première de ces excavations se terminait en cul-de-sac vers le sommet du poumon; la seconde se prolongeait par deux sinuosités du côté de l'origine des bronches; mais, avec quelque soin qu'on ait recherché si elles communiquaient avec elles, on n'a pu le découvrir (a) Ces cavités étaient creusées dans la substance pulmo-

---

(a) Ces conduits fistuleux *borgnes*, pour me servir d'une expression usitée en chirurgie, étaient évidemment les restes de deux excavations tuberculeuses ouvertes dans la plèvre;

naire elle-même, qui était flasque, noirâtre, et par endroits assez ferme et parsemée de quelques petits tubercules miliaires.

Toute la surface de la fausse membrane que recouvrait la plèvre du côté gauche était noire et molle. Plus profondément, on trouvait une substance plus ferme, blanchâtre, qui avait beaucoup plus d'épaisseur.

Le poumon droit adhérait de toutes parts par un tissu cellulaire court et bien organisé. Son tissu parenchymateux était parsemé d'un grand nombre de tubercules miliaires. Son sommet offrait des rides séparées par des rainures assez profondes. En l'incisant suivant sa longueur, on trouva un peu postérieure-

mais, comme elles ne s'étaient pas ouvertes en même temps dans les bronches, ainsi qu'il arrive ordinairement, l'air extérieur n'a pu pénétrer dans la cavité de la plèvre, et le phénomène du tintement n'a pu avoir lieu (§ 567). Le gaz contenu dans la plèvre était très-fétide, puisqu'il était uniquement le produit de la décomposition du liquide épanché. D'après son odeur alliacée, ne pourrait-on pas soupçonner qu'il était composé en partie de gaz hydrogène phosphoré, et sans doute aussi de gaz hydrogène sulfuré, le plus commun de tous ceux que produit la décomposition du pus dans les corps vivans, et celle des matières animales liquides immédiatement après la mort? Quoi qu'il en soit, je pense que la couleur noire de la fausse membrane pleurétique était due à ces gaz. C'est ici un phénomène analogue à celui de la couleur noire que prend, chez beaucoup de cadavres, la surface concave du foie par l'effet de la transsudation des gaz contenus dans l'estomac et l'arc du colon, et tout l'extérieur de ce viscère, jusqu'à deux ou trois lignes de profondeur, dans certaines péritonites chroniques.

ment une cavité capable de loger une aveline. Cette cavité était vide, et tapissée par une fausse membrane rougeâtre à sa surface, demi-cartilagineuse et bien organisée (*a*). A la partie moyenne du lobe supérieur existaient plusieurs lignes blanches, fermes, presque cartilagineuses, et ressemblant à d'anciennes cicatrices. Deux de ces lignes se réunissaient en forme de V, et contenaient dans leur intervalle un noyau de matière tuberculeuse facile à enlever et qui semblait flottant entre elles (*b*). Tout-à-fait au sommet du poumon, on remarquait une masse tuberculeuse de la grosseur d'une amande : elle était enveloppée par une espèce de membrane fibro-cartilagineuse dont il fut facile de la séparer. Il resta alors une cavité bien organisée, et qui présentait, vers sa partie inférieure, de petites ouvertures qui ne conduisaient que dans des rameaux bronchiques.

Le cœur était du volume du poing du sujet; son tissu était rouge et ferme, ses cavités bien proportionnées; l'oreillette droite était distendue par du sang noir en partie coagulé.

Les intestins étaient un peu dilatés par des gaz; la membrane muqueuse de l'estomac était dans l'état naturel; celle de l'intestin grêle et du cœcum offrait

---

(*a*) C'était cette excavation qui avait donné la pectoriloquie dans la fosse sous-épineuse droite.

(*b*) Voilà encore un exemple de la possibilité de la cicatrisation des excavations tuberculeuses. L'excavation vide décrite ci-dessus en offre de plus un de leur conversion en une fistule. Il est probable que ce malade eût pu vivre fort long-temps et peut-être bien des années, si les excavations du poumon gauche se fussent ouvertes dans les bronches au lieu de s'ouvrir dans la plèvre.

dans plusieurs points de la rougeur et des ulcérations à bords durs et inégaux et à fond grisâtre.

Les organes urinaires et reproducteurs étaient sains.

OBS. XLII (a). *Pneumo-thorax et pleurésie sub-aiguë chez un phthisique.* —Louis-François Brouan, cordonnier, âgé de vingt-neuf ans, ayant la peau blanche, les cheveux et la barbe noirs, avait long-temps joui d'une bonne santé et ne se rappelait point avoir eu d'engorgemens glanduleux autour du cou dans son enfance. A dix ans, il avait reçu un coup assez violent sur le côté gauche de la poitrine ; mais il ne s'en était jamais ressenti : il avait été cinq ans militaire, et pendant ce temps il avait eu une petite fièvre causée par la fatigue d'une longue route, une blennorrhagie qui avait été bien traitée, et deux gales, dont la dernière avait duré fort long-temps.

Au printemps de 1818, il eut une toux à laquelle il ne fit pas attention.

Dans les premiers jours du mois d'octobre suivant, ayant été exposé à un froid vif, il fut pris d'un catarrhe assez fort qu'il négligea également. Vers le 20 du même mois, il cracha le sang pendant environ huit jours. Enfin, le 23 novembre, voyant qu'il toussait toujours, qu'il maigrissait sensiblement, et qu'il

(a) Je joins à cette observation la feuille de diagnostic, afin de donner une idée plus précise de la manière dont on a procédé aux recherches contenues dans cet ouvrage. Cette note, dictée et écrite chaque jour au lit du malade, et à mesure que les signes étaient reconnus, a été ensuite refondue dans l'historique recueilli par l'élève chargé de suivre le malade.

éprouvait une gêne assez considérable de la respiration, il entra à l'hôpital de la Charité.

Le 3 décembre, sa respiration étant devenue plus libre à la suite de l'application de seize sangsues sur le côté gauche, il sortit de cet hôpital pour reprendre son travail habituel ; mais la toux ayant continué, les crachats étant toujours abondans et l'amaigrissement devenant plus rapide de jour en jour, il se décida à se rendre à l'hôpital Necker le 5 février.

Examiné le lendemain de son entrée, il présentait les symptômes suivans : amaigrissement très-prononcé, face pâle et plombée, toux fréquente, crachats jaunes et opaques, expectorés facilement, respiration gênée, parole lente, quoique le malade pût parler assez long-temps sans beaucoup de fatigue ; nulle douleur dans la poitrine, pectoriloquie évidente au-dessous de la clavicule gauche, douteuse au-dessous de la droite; diarrhée (a).

Le diagnostic étant suffisamment établi, l'état général du malade, et particulièrement la diarrhée, qui annonçait des ulcères tuberculeux des intestins, ne permettant aucun espoir de le sauver, et aucune indication urgente ne se présentant, je restai quelques jours sans porter une grande attention à son état. La

(a) Feuille de diagnostic. *Fr. Brouan, 29 annos natus, exceptus in nosocomio 5 die februarii 1819 : tussis ab octo mensibus, hæmoptoe mense octobri anni nuper elapsi; abhinc tussis major cum sputis crassis, flavis, et consumptione.*

6 febr. *Pectoriloquia evidens infrà claviculam sinistram; dubia sub mediâ parte anticâ secundæ costæ dextræ.*

Diagnosis. *Ulcera ad apicem loborum superiorum utriusque pulmonis.*

pectoriloquie fut seulement vérifiée plusieurs fois, tant par moi que par les élèves qui suivaient ma visite ; elle devenait chaque jour plus évidente à droite (a).

Le malade d'ailleurs ne se sentait pas trop mal ; son dévoiement avait diminué peu à peu, et avait enfin cédé entièrement à de médiocres doses d'opium ; la gêne de la respiration n'était point augmentée ; il crachait un peu moins : seulement il sentait sa faiblesse augmenter.

Le 17 février, à l'heure de la visite, le malade paraissait agité et abattu à-la-fois ; sa figure était un peu plus affaissée, quoique les pommettes fussent plus colorées ; le pouls était fréquent, la peau plus chaude. Présumant qu'une légère péripneumonie avait pu se joindre à l'affection tuberculeuse, j'examinai alors la poitrine sous tous les rapports, et j'obtins le résultat suivant : la respiration ne s'entendait point à gauche antérieurement et dans le côté, quoique la poitrine fût fortement dilatée à chaque inspiration, et qu'elle résonnât très-bien dans ces deux points ; en arrière et près de la racine du poumon, la respiration s'entendait un peu, mais avec moins de force que dans l'état naturel ; la poitrine résonnait également fort bien dans cet endroit.

Au moment où le malade venait de se mettre sur son séant, le cylindre étant appliqué sous la clavicule gauche, j'entendis distinctement en outre un bruit semblable à celui que produit une goutte de liquide tombant dans une caraffe qui ne contiendrait

---

(a) 12 febr. *Pectoriloquia omninò evidens, sed nondùm perfecta à dextris.*

que très-peu d'eau. Ce bruit fut suivi pendant une seconde d'un tintement semblable à celui que l'on produit en frappant un verre avec une aiguille. La voix, la toux, ni la respiration n'étaient accompagnées d'aucun bruit semblable. Du côté droit, on entendait antérieurement, et pendant l'expiration surtout, un râle sibilant très-marqué ; du reste, la respiration s'entendait bien et même avec assez de force, surtout inférieurement ; postérieurement, elle s'entendait également avec une force à-peu-près naturelle, seulement elle était accompagnée d'un léger râle sonore et d'un râle muqueux assez rare. Tout ce côté de la poitrine résonnait beaucoup moins bien que le côté gauche, ou plutôt le son paraissait tout-à-fait mat par la comparaison.

Ces signes indiquant d'une manière certaine l'existence d'un pneumo-thorax du côté gauche, je fis déshabiller le malade pour voir si ce côté était plus dilaté que le droit. On remarquait effectivement quelque différence entre les deux côtés, surtout inférieurement ; mais elle était si peu sensible qu'on ne pouvait assurer qu'elle fût réelle. Le tintement que j'avais entendu me faisant soupçonner qu'il existait, outre le pneumo-thorax, un épanchement liquide, peu abondant sans doute, puisque tout le côté affecté résonnait parfaitement, je fis pratiquer la succussion pour m'en assurer, et l'on entendit distinctement, à plusieurs reprises, tant à l'oreille nue qu'à l'aide du cylindre, un bruit de fluctuation de liquide qui paraissait évidemment venir du côté gauche de la poitrine. Je fis ajouter, en conséquence, à la feuille du diagnostic : *Pneumo-thorax avec du pus épanché en petite quantité dans le côté gauche de la poitrine ;* et j'ajoutai qu'à raison de l'absence du tintement métallique, cet épanchement paraissait provenir d'une exhalation, et non de la rupture d'une vomique tuberculeuse dans les bronches et la plèvre (a).

Je ne voyais d'autre moyen de soulager le malade et de prolonger ses jours, qu'une ponction faite dans un des espaces intercostaux. Il parut effrayé de cette idée ; désespérant de vaincre sa résistance dans le moment, j'engageai une personne dans laquelle il avait quelque confiance à le déterminer pour le lendemain. Il succomba dans la journée, quoiqu'à l'heure de la visite il ne fût point assez mal pour faire penser que sa mort dût être aussi prochaine.

(a) 17 febr. *Respiratio deest in totâ parte sinistrâ pectoris ; ad radicem tantùm pulmonis paululùm auditur, sed multò minùs quàm in statu naturali. Pectus tamen valdè dilatatur in inspiratione et optimè sonat. Ægroto resupino facto, quasi guttam aquæ audio cadentem cum tinnitu in fundo lagenæ paululùm tantùm liquoris continentis.*

Diagnosis : *Pneumothorax.*

Pectus minùs sonat à dextris et etiam per comparationem malè sonare videtur cùm anticè tùm posticè ; respiratio tamen benè auditur, præsertim infernè, cum roncho sibilante anticè, cum roncho canoro levi et mucoso ad radicem pulmonis. Pars sinistra pectoris forsan amplior est. Ægroto secundùm methodum Hippocraticum commoto, strepitus liquidi fluctuantis evidenter auditur.

Diagnosis : *Pneumothorax cum pure effuso ad parvam quantitatem in pleurâ sinistrâ.*

Pleuræ cavum cum bronchiis non communicare videtur, nam tinnitus metallicus non auditur cum æger loquitur, tussit aut spiritum trahere conatur.

II.   11

L'ouverture du corps fut faite quarante-huit heures après la mort, en présence de MM. les docteurs Cayol, Guilbert, Guéneau de Mussy, Mac-Mahon et Récamier, après qu'ils eurent entendu la lecture de la feuille de diagnostic que nous venons de relater en notes.

Le cadavre offrait un amaigrissement notable, mais encore assez éloigné de l'état de marasme. L'abdomen était tendu ; ses parois étaient légèrement infiltrées ainsi que le tissu cellulaire sous-cutané du périné et de la partie supérieure des cuisses : les jambes, les extrémités supérieures et les parois de la poitrine ne l'étaient nullement. L'excès d'ampleur du côté gauche sur le côté droit de la poitrine était plus sensible que sur le vivant ; la différence me parut évidente ; la plupart des assistans la reconnurent également : quelques-uns pensèrent cependant qu'elle pouvait être contestée.

Avant d'ouvrir la poitrine, on répéta la percussion, et l'on obtint le même résultat que pendant la vie du malade, c'est-à-dire que le côté gauche rendait un son fort et clair, tandis que le côté droit en rendait un sourd, et qui semblait mat par la comparaison.

On répéta également la succussion, et l'on entendit la fluctuation d'une manière distincte, quoique moins forte que pendant la vie, à raison de l'état de rigidité du cadavre. On enfonça ensuite un scalpel dans le cinquième espace intercostal du côté gauche, et l'on entendit sortir, avec un sifflement sourd qui se prolongea pendant près d'une minute, un gaz à-peu-près inodore : la main, placée au-devant de la

ponction, sentait distinctement le souffle qu'il produisait.

Le sternum enlevé, on vit que la cavité gauche de
la poitrine, évidemment dilatée, était aux trois quarts
vide ; le poumon, refoulé vers le médiastin, était
réduit au tiers de son volume naturel, assez fortement raccourci et aplati, mais sans adhérence avec
les parties voisines, de sorte que le gaz contenu dans
la plèvre avait pu circuler librement autour de lui.
Postérieurement, il était cependant très - rapproché
des parois thoraciques, mais sans y toucher ; vers
son sommet, il leur était contigu, et était maintenu
dans cette situation par une bride cellulaire courte et
bien organisée ; en bas et latéralement, il en était séparé par le vide décrit ci-dessus.

A la partie la plus déclive de cet espace vide, existait un liquide recouvert à sa surface d'une grande
quantité de bulles transparentes, tout-à-fait semblables
à celles que l'on forme en agitant ou insufflant de l'eau
de savon. La quantité de ce liquide fut évaluée à
moins d'une livre. Il était d'une couleur blanchâtre
trouble, et semblable à du petit-lait, mêlé de quelques flocons jaunâtres d'albumine demi-concrète.

Le poumon était d'une couleur grise sale, flasque
au toucher, avec des noyaux durs, et nullement crépitant ; ses deux lobes étaient réunis à la partie postérieure-supérieure de leur scissure, dans une étendue
de plus de quatre travers de doigt, par une exsudation albumineuse demi-concrète, d'un blanc tirant
sur le jaune citron, de consistance moyenne entre
celle du blanc d'œuf cuit et celle de la couenne de
lard. Cette fausse membrane pénétrait dans la scis-

sure, et s'étendait sur la surface de chaque lobe en
s'amincissant et offrant une surface très-lisse. On ne
la distinguait plus à un travers de doigt de la scissure;
elle adhérait très-fortement à la plèvre pulmonaire.
Toute la base du poumon était recouverte d'une fausse
membrane molle et souple, d'épaisseur très-inégale,
ce qui la faisait paraître comme réticulée, les parties
les plus minces étant transparentes et incolores, et
les plus épaisses opaques, d'un jaune citrin pâle, et
disposées en forme de réseau inégal et irrégulier : au
premier aspect, cette fausse membrane ressemblait
beaucoup à un épiploon médiocrement chargé de
graisse; elle s'enlevait avec la plus grande facilité de
la face inférieure du poumon, mais elle adhérait très-
fortement à tout le contour de son bord inférieur.
Les plèvres costale et pulmonaire étaient à peine rougies par endroits.

Le poumon, incisé suivant sa longueur, offrit, tout-
à-fait à son sommet et très-près de sa face antérieure,
deux excavations capables de loger chacune une noix,
adossées l'une à l'autre et séparées par une cloison
d'une ligne d'épaisseur, formée par le tissu pulmonaire durci et rougi. Ces excavations communiquaient
l'une et l'autre avec des rameaux bronchiques ; elles
étaient presqu'entièrement vides, et contenaient seulement une petite quantité de matière tuberculeuse,
ramollie à consistance de pus épais, d'un jaune légèrement verdâtre, mêlée de grumeaux d'un blanc de
lait. Les parois des deux excavations étaient tapissées
en entier par une fausse membrane jaunâtre, très-
molle, friable, épaisse d'une demi-ligne, qui paraissait de même nature, et au-dessous de laquelle on

trouvait implantée par endroits dans le tissu pulmonaire durci et engorgé, une espèce de membrane fort
mince, de consistance demi - cartilagineuse et d'un
blanc de nacre. Dans toute l'étendue de l'organe, le
tissu pulmonaire offrait une couleur grise sale, et était
parsemé d'une grande quantité de tubercules : quelques-uns avaient la grosseur d'un pois ou d'une noisette, offraient une couleur jaune, et étaient ramollis à consistance de pus épais, en totalité ou au centre
seulement ; d'autres, gros comme des grains de chenevis, étaient grisâtres, et avaient un point jaune au
centre ; le plus grand nombre enfin était gros comme
des grains de millet, gris, légèrement demi-transparens, et quelquefois marqués, au centre, d'un point
noir formé par la matière noire pulmonaire. Ces deux
dernières sortes, réunies par endroits, formaient par
leur juxta–position des masses plus ou moins volumineuses.

Dans quelques endroits, le tissu pulmonaire offrait
une couleur d'un gris rougeâtre et laissait suinter beaucoup de sérosité ; il offrait là un reste de crépitation ;
par-tout ailleurs il était flasque et grisâtre ; il n'était
dur et rougi qu'autour des excavations et dans une
profondeur d'une ligne ou deux seulement.

Le poumon droit, assez volumineux, adhérait vers
son sommet à la plèvre costale par une fausse membrane
très-consistante, large d'environ cinq ou six travers de
doigt, et tout-à-fait semblable à celle qui unissait les
deux lobes du poumon gauche. Il offrait près de son
sommet une cavité demi-pleine d'un liquide puriforme
épais, un peu grumeleux, friable, d'un jaune légèrement verdâtre. Cette excavation, plus grande que celles

du poumon gauche, communiquait avec une traînée
de petites cavernes qui se prolongeait presque jusqu'à
la base du lobe supérieur. Toutes ces cavernes offraient,
dans quelques points de leurs parois, la membrane
d'apparence cartilagineuse dont nous avons parlé plus
haut; elle différait néanmoins de celle qui tapissait les
excavations du poumon gauche, en ce qu'on y distinguait des stries assez marquées qui lui donnaient une
apparence fibreuse.

Tout le lobe supérieur de ce poumon était exactement dans le même état que le poumon gauche,
c'est-à-dire, flasque, nullement crépitant, d'un gris
de cendre, et parsemé de tubercules à divers degrés de
ramollissement. Les deux lobes inférieurs, au contraire, offraient une couleur rose foncée et une crépitation manifeste, et laissaient suinter en abondance
une sérosité légèrement rougeâtre. Ils surnageaient
quand on les plongeait dans l'eau, et tellement même
qu'ils y soutenaient parfaitement le lobe supérieur.

Le péricarde contenait un peu de sérosité citrine.
Le cœur, du volume du poing du sujet, et par conséquent assez petit, offrait sur sa face antérieure plusieurs
plaques blanches. Ses cavités et leurs parois étaient
bien proportionnées. La chair en était, en général,
flasque, peu ferme et d'une couleur jaunâtre.

La cavité abdominale contenait une pinte de sérosité citrine accumulée dans l'excavation du petit bassin. L'estomac, une partie du duodénum, tout le colon transverse et une partie du colon lombaire gauche
étaient distendus par des gaz. La membrane muqueuse
de l'estomac était très-pâle; celle de l'intestin grêle
présentait çà et là une légère coloration rougeâtre, et

offrait par endroits des ulcérations peu profondes, à bords découpés, à fond un peu inégal, et dans lequel on distinguait quelques petits tubercules. A ces ulcérations internes répondaient de petites taches brunes sur la surface externe de l'intestin.

Les glandes du mésentère étaient un peu tuméfiées.

Le foie était d'un jaune pâle et graissait le scalpel. — Les autres viscères étaient sains.

Le crâne ne fut pas ouvert.

OBS. XLIII. *Pleurésie chronique et pneumo-thorax, avec gangrène partielle de la plèvre.* — Pierre Moineau, Savoyard, âgé de vingt-deux ans, cordonnier, d'une bonne constitution, d'un embonpoint musculaire et graisseux notable, n'avait, disait-il, éprouvé depuis son enfance d'autres maladies qu'une *fièvre* qui le tint alité à-peu-près un mois, vers la fin de 1817 (*a*). Depuis cette époque, il avait joui d'une santé parfaite. Dans les premiers jours d'octobre 1818, il fut affecté d'un *rhume* violent, qu'il attribua à ce qu'ayant chaud il avait bu de l'eau très-froide. Pour s'en débarrasser, il prit d'abord de la tisane d'orge et de suc de réglisse : et, quelques jours après, il fit usage du vin chaud. Ces moyens furent inutiles : la toux continua; le malade cracha le sang assez abondamment, et eut cinq ou six hémorrhagies nasales qui ne le soulagèrent point.

Au bout de deux mois, voyant que sa santé ne s'améliorait pas, il se décida à entrer à l'Hôtel-Dieu, où

____

(*a*) Cette maladie était probablement la pleurésie ancienne qui avait produit les adhérences du poumon et du diaphragme dont on trouvera plus bas la description.

il resta depuis le 13 décembre jusqu'au 25 du même mois : il y fut saigné quatre fois, et ces saignées, jointes à deux applications de sangsues, l'ayant à-peu-près débarrassé de sa toux, il se crut tout-à-fait guéri et demanda sa sortie. Mais dix jours après (le 4 janvier 1819), étant allé boire avec ses camarades, il éprouva un froid très-vif en sortant du cabaret, et rentra chez lui avec une fièvre assez forte qui ne le quitta pas de toute la nuit. Le lendemain, il lui fut impossible de reprendre son travail accoutumé; il eut une syncope, et ses camarades l'apportèrent à l'hôpital Necker. Examiné quelques heures après, il présenta les symptômes suivans :

Face assez fortement colorée vers les pommettes, embonpoint assez considérable, abattement très-grand des forces; respiration gênée, toux fréquente, suivie de l'expectoration de crachats visqueux, spumeux et un peu adhérens au vase qui les contenait ; douleur assez vive dans tout le côté droit de la poitrine ; la respiration ne s'entendait à droite que sous la clavicule et vers la racine du poumon, et encore très-peu ; dans ce dernier point, on entendait un râle crépitant assez marqué ; dans toute l'étendue du côté gauche, on entendait parfaitement la respiration. La poitrine résonnait très-bien du même côté ; à droite le son était moins clair antérieurement, et tout-à-fait mat postérieurement. D'après ces signes, j'établis le diagnostic suivant : *Pleuro-péripneumonie du côté droit, chez un sujet attaqué antérieurement de tubercules (a).*

(Saignée du bras ; infusion de polygala ; diète).

_____

(a) Je ne sais plus d'après quelle raison je me déterminai à

Deux autres saignées et trois applications de sang-sues furent faites successivement les jours suivans. Le malade s'en trouva bien ; le point de côté disparut ; la respiration devint plus libre : cependant les forces ne se relevaient point. Le malade était dans une sorte d'accablement continuel, mais sans stupeur ; l'appétit était nul. Une diarrhée assez forte survint, et ces symptômes, joints à une plus grande pâleur de la face, me confirmèrent dans l'opinion que le malade était phthisique, quoiqu'il conservât de l'embonpoint.

Le 18 janvier, je fis examiner avec soin la poitrine par un élève exercé, pour savoir si la pectoriloquie n'existerait pas dans quelques points. Il la trouva d'une manière assez évidente dans la fosse sous-épineuse droite. Trop occupé ce jour-là, je ne pus répéter l'examen.

Le 20, je trouvai le malade très-faible, très-pâle, et couvert d'une moiteur froide et un peu fétide. Je l'examinai de nouveau attentivement, et je trouvai ce qui suit : la respiration s'entendait un peu sous les deux premières côtes droites et le long du bord antérieur du poumon, dans toute la partie correspondante aux cartilages des côtes. Dans cette étendue, elle s'entendait d'autant moins mal qu'on appliquait le cylindre plus inférieurement. On ne l'entendait point dans le côté ni postérieurement, si ce n'est un peu à la racine du poumon. A gauche, elle s'entendait par-tout très-bien et avec beaucoup de force.

J'entendis de plus, par momens, pendant que le

croire que ce malade était phthisique : c'était probablement d'après les signes anamnestiques, car l'aspect du malade était celui d'un homme attaqué d'une maladie aiguë et très-récente.

malade toussait ou parlait , résonner dans la poitrine un *tintement* semblable à celui que rend un vase de porcelaine que l'on frappe légèrement. Ce signe indiquant un épanchement pleurétique avec pneumothorax , par suite d'une communication fistuleuse des bronches avec la cavité de la plèvre , je percutai la poitrine pour assurer davantage ce diagnostic. Elle rendait toujours un son mat dans les parties postérieure et latérale droite ; mais antérieurement, du même côté, elle rendait un son très-clair et plus fort même que celui du côté gauche, qui résonnait cependant toujours très-bien dans toute son étendue. D'après ce signe, comparé aux résultats de la première percussion et de l'examen par le cylindre , je ne doutai plus de l'existence des lésions indiquées ci-dessus; je les fis noter sur la feuille du diagnostic, et j'annonçai que nous allions entendre la fluctuation du liquide. Je fis, en conséquence, pratiquer la succussion suivant la méthode d'Hippocrate; la fluctuation se fit entendre distinctement, quoique faiblement, à l'oreille nue; on l'entendait beaucoup mieux en appliquant le cylindre sous l'aisselle.

Je cherchai inutilement la pectoriloquie observée l'avant-veille par plusieurs élèves : elle n'existait plus. D'après cette dernière circonstance, il était assez vraisemblable que l'excavation qui la donnait s'était ouverte dans la plèvre, et il était facile d'expliquer l'apparition subite du pneumo-thorax, ainsi que le *tintement* décrit ci-dessus. Cependant, ce dernier phénomène n'étant ni très-prononcé ni continu, je n'osai rien affirmer à cet égard, d'autant que je n'avais pas entendu moi-même la pectoriloquie.

Le 21, le malade toussait plus que les jours précédens ; l'expectoration avait été très-abondante pendant la nuit ; les crachats étaient jaunes ou blancs, un peu visqueux, mêlés d'air et accompagnés de beaucoup de salive filante ; le dévoiement était devenu plus fort ; une moiteur fétide couvrait la face et la poitrine. Les phénomènes donnés par la percussion et le cylindre étaient les mêmes : seulement on entendait, dans presque toute l'étendue du côté droit, un râle sec, grave, sonore et fort éloigné (a).

La fluctuation déterminée par la succussion s'entendait très-distinctement à l'oreille nue. Cependant le côté droit ne présentait aucune apparence d'œdème ; les espaces intercostaux n'étaient pas agrandis ; le foie ne descendait point au-dessous des fausses côtes, et ne pouvait même être senti dans l'épigastre. Du reste, le malade n'avait presque rien perdu de son embonpoint, et les forces étaient évidemment plutôt opprimées que détruites. D'après cette circonstance, je conçus l'espoir de sauver le malade par l'opération de l'empyème.

La communication fistuleuse de la plèvre avec les bronches, eût-elle été tout-à-fait certaine, ne me paraissait pas une raison de désespérer absolument du succès de l'opération, d'après les observations de MM. *Bacqua*, *Jaymes* et *Robin*, que j'ai citées ci-dessus. L'opération de l'empyème était d'ailleurs le seul moyen, non-seulement de guérir, mais même de

(a) C'est un des signes du catarrhe pulmonaire. Il indique une petite quantité de sérosité visqueuse tapissant les gros troncs bronchiques (§ 541).

soulager le malade. Je ne voulus pas cependant m'y décider avant d'avoir fait voir à quelques-uns de mes confrères ce cas intéressant et d'avoir pris leur avis : j'écrivis, en conséquence, à plusieurs d'entre eux et les invitai à venir voir le malade.

Dans la journée, le malade expectora une matière purulente très-fétide et tout-à-fait différente de ses crachats ordinaires. Elle était rendue en telle abondance qu'elle semblait être vomie plutôt qu'expectorée.

Le 22, la respiration était extrêmement gênée ; le malade avait eu une sueur très-abondante et fétide pendant toute la nuit ; il en était encore couvert au moment de la visite. La toux était des plus violentes et ne donnait pas un instant de relâche ; l'expectoration était redevenue peu abondante et purement muqueuse ; la face était très-pâle et l'accablement extrême ; on n'entendait qu'un râle muqueux, sans mélange de respiration, dans tous les points du côté droit où la respiration s'entendait encore la veille ; le *tintement* décrit ci-dessus ne s'entendait plus quand le malade parlait ou toussait ; mais il accompagnait d'une manière évidente les efforts d'inspiration. Le pouls et les battemens du cœur étaient assez faibles ; la respiration s'entendait beaucoup moins fortement que les jours précédens sous la partie antérieure-supérieure gauche de la poitrine, et le son paraissait en cet endroit un peu moins clair ; mais elle s'entendait toujours très-bien dans le reste du côté gauche. Cette circonstance fit ajouter à la feuille du diagnostic : *Le poumon gauche commence à s'enflammer dans son lobe supérieur.*

Mon confrère M. Guersent, médecin de l'hôpital

des Enfans, avait vu le malade dans la matinée; il avait
répété la succussion; il avait entendu distinctement
la fluctuation du liquide, et avait été d'avis de suivre
le précepte de Celse; *meliùs est anceps auxilium
experiri quàm nullum.*

La chute rapide des forces et la suffocation imminente, devenue plus redoutable encore par l'apparition
d'un engorgement péripneumonique dans le poumon
gauche jusqu'alors sain, ne laissaient en effet d'autre
alternative que d'abandonner le malade à une mort
certaine et très-prompte, ou d'opérer sur-le-champ.
Dans cet état de choses, je ne crus pas même pouvoir
attendre le temps nécessaire pour faire appeler mon
collègue M. Baffos, chirugien en chef de l'hôpital,
qui, ayant terminé son service, n'aurait pu probablement être trouvé qu'au bout de plusieurs heures. Je
me décidai, en conséquence, à faire faire l'opération par un jeune chirurgien qui suivait ma visite.
Je ne le nommerai point, non qu'on puisse l'accuser
d'aucune faute contre les règles de l'art, mais parce
que, aux yeux du public, un chirurgien a toujours
tort quand il n'a pu atteindre le but immédiat de
son opération : *turpe est enim omninò chirurgiam
non obtinere quod vult (a).*

Je lui conseillai d'opérer entre la cinquième et la
sixième côte (en comptant de bas en haut), et tout-
à-fait dans la partie moyenne de l'espace intercostal,
dans la crainte que les adhérences que j'avais recon-
nues à la partie antérieure du poumon, et qui,
comme je l'ai dit, paraissaient s'étendre plus large-

(a) HIPP., *de Medico.*

ment en bas, ne devinssent un obstacle à l'opération
si on la faisait au lieu d'élection ordinaire. Il suivit
mon conseil quant au choix de l'espace intercostal;
mais après avoir commencé son incision vers le milieu de cet espace, il la prolongea en avant au lieu
de le faire en arrière comme je l'aurais désiré. Au
surplus quand même il eût suivi entièrement mon
avis, il n'eût pas mieux réussi, comme on le verra
par l'ouverture.

Les muscles intercostaux divisés, on entendit l'air
entrer et sortir avec force par la plaie, à chaque mouvement de la respiration, et un instant après on le vit
former de grosses bulles en traversant le peu de sang
qui en couvrait le fond. M. le docteur Rullier, qui
arriva au moment où l'incision venait d'être terminée,
fut témoin de ce phénomène. Mais le pus ne coulait
point. Le doigt, introduit dans la plaie, faisait sentir
confusément un obstacle que nous prîmes pour le
poumon adhérent ou pour des fausses membranes
épaisses. J'introduisis alors dans la plaie une sonde
de gomme élastique sans mandrin; il me parut qu'elle
longeait les côtes, en écartant un obstacle appliqué
plutôt qu'adhérent aux parois thoraciques. La sensation que j'éprouvais me donnait à croire qu'elle passait entre la plèvre et une fausse membrane épaisse
qui la tapissait.

Deux partis se présentaient alors à prendre, ou
d'introduire un trois-quarts et d'arriver au foyer du
pus à travers les fausses membranes, ou de faire une
nouvelle incision plus haut. La crainte que l'obstacle
rencontré par la sonde ne fût pas une fausse membrane mais le poumon lui-même adhérent à la plè-

vre par une exsudation albumineuse encore molle, m'empêcha de prendre le premier parti. Certain de l'existence de l'empyème je n'avais aucune répugnance pour le second ; mais le souvenir de quelques cas (a) dans lesquels le pus n'a coulé que plusieurs heures après l'incision, la fatigue du malade, et le peu d'espoir de le sauver, à raison du degré d'affaissement dans lequel il était tombé, me déterminèrent à temporiser. M. Rullier fut du même avis.

Le malade se plaignit très-peu pendant l'opération. L'accablement dans lequel il était semblait le rendre insensible à la douleur. Peu de temps après, il expectora pour la seconde fois une matière purulente très-fétide et assez abondante, puis il tomba dans une prostration de forces complète, fut pris d'un léger délire, et mourut quatre heures après l'opération.

L'ouverture du corps fut faite environ quarante heures après la mort, en présence de MM. les docteurs Cayol, Fizeau, Guersent, Pignier, Récamier et Ribes, à qui je communiquai préalablement la feuille de diagnostic du malade.

Le cadavre présentait les apparences d'un homme mort de maladie aiguë. Les muscles étaient fortement prononcés, l'embonpoint assez considérable encore.

(a) POUTEAU, OEuvres posthumes, tom. I, pag. 313. — FLAGANI, *Collezione d'osservazioni*, tom. IX, pag. 187. — LE FAUCHEUX, Observat. sur l'Empyème. Journ. Génér. de Méd. tom. XXI, pag. 49, et la belle observation de mon ancien condisciple M. Billerey, médecin à Grenoble, consignée dans la dissertation de M. Conan sur *les épanchemens qui se font dans l'intérieur de la poitrine*. Collect. des Thèses de la Faculté de Paris, n° 91, 1810.

La poitrine était large et bien conformée ; le côté droit
paraissait cependant un peu plus étroit que le gauche (a) dans toutes ses dimensions.

Avant d'ouvrir la poitrine, je voulus faire répéter
la succussion ; mais la roideur cadavérique, encore
très-forte, ne permit pas de plier le cadavre, et l'on
fut obligé de le secouer étendu sur la table de dissection. La fluctuation fut effectivement entendue, mais
moins distinctement que pendant la vie, sans doute
à raison de la position du sujet et surtout de la difficulté de le faire mouvoir. Plusieurs des assistans pen-

_____

(a) Cette disposition, qu'on n'avait pas aperçue pendant la
vie parce qu'elle était peu marquée, et parce que le malade était
placé dans une partie mal éclairée de la salle, est le contraire
de ce qui arrive ordinairement dans l'hydrothorax et dans l'empyème. Elle dépendait évidemment, ainsi qu'on le verra par l'ouverture, de ce que le malade avait éprouvé, antérieurement à sa
dernière maladie, une autre pleurésie qui avait produit le rétrécissement de la poitrine ; et, dans celle à laquelle il a succombé, l'épanchement, quoique considérable, ne l'a pas été
assez pour redonner à la cavité thoracique l'ampleur qu'elle
avait perdue. Ainsi, dans ce cas, le principal et le plus sûr
des signes ordinaires ou chirurgicaux de l'empyème manquait
totalement, ou plutôt il existait une disposition tout-à-fait contraire, et qui, si elle eût été aperçue, aurait nécessairement
porté le médecin qui n'eût eu pour juger ce cas que les symptômes et la percussion, à attribuer le défaut de son à une maladie du poumon ; tandis qu'ici quatre signes différens et tout-à-
fait certains, le mode d'absence de la respiration, le tintement
métallique, la succussion et la percussion, m'annonçaient
l'existence simultanée du pneumothorax et d'un épanchement
liquide, la communication fistuleuse établie entre les bronches
et les plèvres, et l'espace précis qu'occupait le poumon, refoulé vers le médiastin et le haut de la poitrine.

sèrent même que ce bruit entendu à l'oreille nue pouvait être entièrement confondu avec la fluctuation
d'un liquide qui serait contenu dans l'estomac ; mais
une pareille confusion n'aurait pu avoir lieu par l'auscultation médiate ; quelque faible que fût le *flot*, ainsi
que nous nous en convainquîmes M. Récamier et
moi.

Pour constater l'existence du gaz, dont l'exploration avait annoncé la présence dans la plèvre droite,
je fis avec le scalpel une ponction à la partie antérieure de la poitrine, près du point de réunion de la
troisième côte à son cartilage. On entendit aussitôt
s'échapper, avec un sifflement sourd et prolongé,
un gaz d'une fétidité extraordinaire. Enfin je voulu,
vérifier si la ponction, faite au milieu du thorax,
n'eût rencontré aucun obstacle; et je plongeai, en
conséquence, le scalpel dans la partie moyenne du
quatrième espace intercostal (en comptant de haut en
bas). Cette ouverture donna issue à une très-grande
quantité de pus très-liquide, d'un jaune tirant légèrement sur le vert, d'une fétidité insupportable et analogue à celle de la gangrène.

On enleva ensuite le sternum, et on fit écouler
le reste du liquide, dont la quantité totale fut évaluée à environ une pinte et demie.

Le poumon, refoulé le long du médiastin, auquel
il adhérait dans toute son étendue par un tissu cellulaire court et bien organisé, présentait une forme
aplatie. Son épaisseur n'était guère que d'un pouce
postérieurement et à son sommet ; mais antérieurement elle augmentait insensiblement depuis le sommet jusqu'à sa partie inférieure, qui avait environ

II. 12

deux pouces et demi de largeur. Il présentait ainsi trois faces, une interne, adhérente, comme nous l'avons dit, au médiastin ; l'autre antérieure, formant un triangle allongé, et adhérente, au moyen d'un tissu cellulaire assez abondant, ferme et bien organisé, à la portion de la plèvre qui revêt les cartilages sterno-costaux ; la troisième face, ou la face externe, séparée des côtes par un intervalle de près de quatre travers de doigt, formait la paroi interne de la cavité qui renfermait l'épanchement ; les côtes en formaient la paroi externe, et le diaphragme la paroi inférieure.

Cette cavité était tapissée dans toute son étendue par une fausse membrane d'un blanc légèrement grisâtre, demi-transparente, dont la surface présentait des rides analogues à celles d'une pomme flétrie. Cette fausse membrane formait un sac sans ouverture et complet, mais plus petit que la plèvre, puisque, après avoir revêtu les côtes et le diaphragme, elle se réfléchissait seulement sur la face externe du poumon, laissant hors d'elle la partie antérieure et le sommet de cet organe, qui adhérait à la plèvre costale par un tissu cellulaire très-ferme et très-court. L'épaisseur de cette fausse membrane était assez uniforme et d'environ une ligne et demie ; sa couleur était d'un gris de perle, avec une légère nuance jaunâtre par endroits. Sa consistance tenait le milieu entre celle du blanc d'œuf cuit et celle des cartilages ; elle paraissait composée de deux couches, dont la plus profonde semblait un peu plus ferme que l'autre.

Cette membrane était percée, vers le milieu de la quatrième côte, d'une ouverture de la grandeur et de la forme de l'ongle, qui présentait tous les caractères d'un ulcère , et laissait voir l'os à nu. Le tissu cellulaire ambiant de la plèvre , rempli d'une multitude de petits vaisseaux gorgés de sang , présentait en outre, aux environs de cette ulcération , une teinte légèrement verdâtre, et une odeur gangréneuse très-fétide , qui ne tenait point à la décomposition du cadavre , car il ne présentait pas de signes de putréfaction (a).

La portion de la fausse membrane qui revêtait la face externe du poumon présentait aussi , à la partie la plus antérieure de cette face et tout près de sa réunion avec la face antérieure , une ulcération évidente , mais d'un aspect différent. Cette ulcération, large de deux travers de doigt et deux fois plus longue, présentait une surface d'un brun verdâtre sale , plus élevée que la fausse membrane , et qui paraissait composée de fongosités tombées en putrilage. En raclant avec le scalpel ce putrilage, qui paraissait être la cause principale de l'odeur gangréneuse , il restait un tissu filamenteux blanchâtre, au-dessous duquel on trouvait le tissu pulmonaire tout-à-fait sain. La plèvre paraissait détruite ; mais la lésion était parfaitement superficielle, et l'on n'apercevait même aucune trace d'engorgement dans la partie subjacente du poumon (b).

La face externe du poumon présentait , en outre , deux ouvertures, situées l'une et l'autre près de son

(a) Cette ulcération était évidemment le produit du détachement d'une eschare gangréneuse de la plèvre.

(b) Cette altération est un exemple de gangrène partielle de la plèvre et des fausses membranes pleurétiques....

bord postérieur ; l'une à la hauteur de l'angle de la troisième côte, et l'autre vis-à-vis celui de la cinquième. Cette dernière était parfaitement lisse et arrondie, et aurait pu recevoir l'extrémité du petit doigt. La première, un peu plus grande, présentait des bords un peu frangés, et semblait être le produit d'une rupture plus récente. Ces ouvertures paraissant être les communications que l'on avait soupçonnées, pendant la vie, exister entre la plèvre et les bronches, je fis introduire un soufflet dans la trachée pour m'en assurer, et l'on vit aussitôt un grand nombre de bulles d'air traverser la petite quantité de liquide restée au fond de la poitrine ; mais il ne parut pas bien constant que cet air sortît des deux ouvertures décrites ; il paraissait plutôt venir de quelque autre située tout-à-fait postérieurement, et qu'on ne pouvait apercevoir sans détacher le poumon.

Je le fis en conséquence enlever, et en le détachant on ouvrit, vers sa racine, une excavation capable de contenir une noix, et qui renfermait une petite quantité de pus jaune, grumeleux, semblable beaucoup plus à de la matière tuberculeuse complètement ramollie, qu'au liquide purulent de la plèvre.

J'incisai ensuite le poumon sur les deux ouvertures décrites ci-dessus. La plus haute tombait, à une ligne de profondeur, dans une excavation très-anfractueuse ayant à-peu-près la capacité d'une coquille d'amande, qui contenait une petite quantité de matière puriforme, d'un gris jaunâtre sale ; et ses parois, un peu plus fermes que le reste du tissu pulmonaire, étaient teintes de la même couleur. La seconde se terminait à une profondeur d'environ trois lignes dans une espèce de cul-de-sac capable de loger une aveline, et plein d'un pus jaune, épais et assez visqueux. Les parois de cette petite cavité étaient lisses et membraneuses ; et il fut facile de reconnaître qu'elles étaient formées par la plèvre, car elle était placée dans la scissure qui sépare le lobe moyen du lobe inférieur du poumon ; et les parois de cette scissure, adhérentes par-tout ailleurs au moyen d'un tissu cellulaire très-court, étaient seulement écartées en cet endroit.

Je m'occupai ensuite de rechercher les communications que ces deux excavations pouvaient avoir avec les bronches, ainsi que celles de l'excavation placée à la racine du poumon ; mais, ne les ayant point trouvées au premier abord, l'insupportable fétidité des parties et une piqûre que je me fis au doigt (*a*) me forcèrent de renoncer à cette recherche (*b*).

(*a*) Sept ou huit expériences personnelles m'ont appris que les piqûres anatomiques les plus graves sont celles qui sont faites par un scalpel imprégné d'un pus fétide : il est prudent, dans ces cas, de laver sur-le-champ la plaie, et de la cautériser aussitôt après. La potasse caustique et le fer rouge me paraissent être les meilleurs moyens à employer à cet effet. Les acides et le muriate d'antimoine, qui ont, comme la potasse liquéfiée, l'avantage de pénétrer jusqu'au fond de la petite plaie, déterminent presque toujours un panaris plus ou moins grave, et il serait beaucoup plus prudent de se contenter de bien laver la plaie en y faisant tomber un filet d'eau, que d'employer de semblables caustiques.

(*b*) M. Cayol crut en avoir trouvé une entre la petite cavité située dans la scissure des lobes moyen et inférieur ; mais cela ne m'a pas paru évident. Au reste, il fallait nécessairement que les bronches communiquassent quelque part avec la cavité de la plèvre, et même par une ouverture assez large, puisque

Le tissu pulmonaire, quoique comprimé, et par conséquent plus flasque que dans l'état naturel, était encore assez crépitant; il offrait une teinte rouge assez vermeille, et une humidité assez grande; mais pas assez considérable pour qu'on pût dire qu'il fût infiltré d'une sérosité sanguinolente. Il contenait çà et là quelques tubercules d'une couleur jaunâtre pâle, dont la grosseur variait depuis celle d'un noyau de cerise jusqu'à celle d'une fève de haricot : tous étaient de forme irrégulière; aucun d'eux n'affectait la forme ronde, ni ne présentait la substance grise demi-transparente des tubercules miliaires, quoique tous fussent dans l'état de crudité et assez durs. Ils paraissaient formés par la matière tuberculeuse infiltrée dans le tissu pulmonaire, et non développée en tubercules isolés (a).

La cavité de la plèvre, après l'enlèvement du poumon, put être examinée avec plus d'exactitude; l'on voyait, au premier coup-d'œil, qu'elle avait beau-

---

l'insufflation de l'air dans la trachée faisait bouillonner le liquide contenu dans la plèvre. L'expectoration subite et abondante d'une matière semblable à celle de l'empyème, qui eut lieu peu d'heures avant la mort du malade, est encore une raison de croire à l'existence de cette communication; quoique l'on pût aussi l'expliquer par une métastase. Le tintement observé pendant la vie du malade serait pour moi une raison beaucoup plus forte; et, d'après les intermittences que présentait ce phénomène, je suis porté à croire que la communication avait lieu par l'excavation placée à la racine du poumon, et dont l'ouverture se trouvait probablement fréquemment obturée par le liquide épanché.

(a) Ces petites tumeurs présentent un exemple du second mode de développement de la matière tuberculeuse décrit dans la première partie de cet ouvrage (§ 4 1).

coup moins de longueur que dans l'état naturel. Son
plancher inférieur, au lieu de s'étendre obliquement
en dehors et en arrière, comme dans l'état naturel,
était tendu presque horizontalement à la hauteur de la
septième côte (en comptant de haut en bas); et l'on
voyait seulement, tout-à-fait postérieurement, une
espèce de petit cul-de-sac, où l'on aurait pu à peine
introduire l'extrémité de deux doigts, et dont l'entrée
était divisée en deux parties, vers son milieu, par une
adhérence intime et très-forte du diaphragme à la
plèvre costale.

Cette disposition venait de ce que le diaphragme,
refoulé en quelque sorte en haut et en dehors, adhérait à la face interne de la septième côte, dans toute
l'étendue de ses deux tiers antérieurs; et formait avec
elle un angle presque droit. Postérieurement, cette
adhérence descendait obliquement de la septième à la
neuvième côte, et là formait le petit cul-de-sac dont
nous avons parlé, lequel était plein de pus et tapissé
par la fausse membrane décrite ci-dessus. Cette adhérence du diaphragme à la plèvre costale avait lieu au
moyen d'un tissu cellulaire tellement serré, qu'on
pouvait à peine séparer ces parties par la dissection.
Toute la partie adhérente du diaphragme et la portion de plèvre qui lui était unie offraient un tissu violet, grisâtre par endroits, parcouru d'un très-grand
nombre de petits vaisseaux, et infiltré d'une sérosité
comme coagulée. Cette adhérence avait plus de deux
doigts de hauteur, et descendait jusqu'à la neuvième
côte dans l'endroit où l'incision avait été faite. L'incision avait pénétré, par conséquent, dans la cavité
abdominale, au niveau de la face supérieure du foie,

et c'était entre ce viscère et le diaphragme qu'avait passé la sonde que j'avais cru introduire dans la poitrine.

Le poumon gauche, d'un bon volume, offrait à son sommet un enfoncement d'environ un demi-pouce de profondeur et d'une largeur égale, dont la surface, dure au toucher, présentait des bosselures de la grosseur d'un noyau de cerise, et séparées par des sillons assez profonds. Les bords antérieur et postérieur du sommet du poumon, parfaitement crépitans, se relevaient aux deux extrémités de l'enfoncement, et le recouvraient à-peu-près comme le cimier d'un casque. Quelques brides cellulaires assez fortes partaient des sillons de l'enfoncement et allaient adhérer par l'autre extrémité à la plèvre costale.

Au point correspondant à cet enfoncement, on trouvait dans le tissu pulmonaire une membrane blanche, longue d'environ un pouce et large d'un travers de doigt, épaisse de deux lignes vers son milieu, inégalement amincie vers ses bords, qui lui était intimement unie.

Cette membrane était formée de tissu cellulaire condensé, dans lequel on distinguait évidemment un mélange de tissu fibreux (a). Le tissu pulmonaire était parfaitement crépitant et sain autour de cette membrane. Un peu plus bas, il était durci et grenu à l'incision. La partie postérieure-supérieure du lobe supérieur présentait le même état d'hépatisation dans tout le reste de son étendue. Le poumon était crépitant, mais

(a) Ceci est encore un exemple des cicatrices que nous avons décrites dans la première partie de cet ouvrage (§ 96).

assez fortement infiltré d'une sérosité sanguinolente, ce qui lui donnait une couleur rouge beaucoup plus foncée que celle du poumon droit. Il offrait de plus, comme ce dernier, quelques petites masses tuberculeuses absolument semblables à celles qui ont été décrites ci-dessus.

Le cœur était proportionné à la taille et à la force du sujet.

L'estomac, d'un assez petit volume, contenait trois ou quatre onces d'un liquide blanchâtre et assez peu d'air. Les intestins, au contraire, étaient fortement distendus par des gaz. Les membranes muqueuses gastrisque et intestinale étaient parfaitement saines et d'une couleur rose pâle.

Le foie, quoique très-volumineux, était entièrement caché sous les fausses côtes; il était d'ailleurs parfaitement sain. On trouvait, entre ce viscère et le diaphragme, un petit caillot de sang de la grandeur et de la forme d'un sou, qui provenait évidemment de la plaie faite au diaphragme.

Les vaisseaux de la pie-mère, fortement gorgés de sang, donnaient à cette membrane une couleur très-rouge. La substance cérébrale, assez ferme, laissait suinter beaucoup de gouttelettes de sang. Les ventricules latéraux ne contenaient pas de sérosité, mais il y en avait un peu à la base du crâne. Les plexus choroïdes contenaient plusieurs petits kystes transparens, remplis d'un liquide limpide et légèrement jaunâtre. Leur grosseur variait depuis celle d'un grain de chenevis jusqu'à celle d'un pois.

587. Le défaut de succès de l'opération de l'empyème, dans le cas que l'on vient de lire, était un

accident inévitable, d'après l'étendue de l'adhérence du diaphragme ; il fut arrivé lors, même qu'on eût opéré trois pouces plus en arrière. Il eût eu lieu, à plus forte raison, si l'on eût opéré au lieu d'élection. Je ne sache pas qu'un pareil obstacle ait été rencontré jusqu'ici dans l'opération de l'empyème : au moins les auteurs qui ont vu inciser le diaphragme, comme dans le cas précédent, et particulièrement Ruysch (a) et Billard (b), n'ont rien dit qui puisse porter à croire que ces erreurs eussent une cause semblable. Je crois qu'une adhérence aussi intime doit être fort rare; elle me paraît devoir être attribuée, dans le cas dont il s'agit, à une pleurésie beaucoup plus ancienne que celle à laquelle a succombé le malade, et à laquelle on doit attribuer également les adhérences de la face antérieure et du sommet du poumon, qui évidemment étaient aussi d'ancienne date. Il est probable que, lors de cette première pleurésie, le poumon, comprimé par l'épanchement qui accompagne toujours cette maladie, n'a pu reprendre son volume dans la convalescence, et que son bord inférieur, devenu adhérent aux cartilages des fausses côtes, n'a pu redescendre entre le diaphragme et les parois thoraciques.

Cette conjecture est confirmée par l'étroitesse du côté droit de la poitrine, encore notable, malgré le nouvel épanchement. Dans cet état de choses, on conçoit que le foie, naturellement volumineux, a dû coller en quelque sorte le diaphragme contre les

(a) Obs. Anat.
(b) Bull. de la Soc. des Scienc. méd. Juin 1810.

côtes à mesure que l'épanchement diminuait par l'absorption, et favoriser ainsi la formation de l'adhérence observée. La position sur le côté affecté, que les pleurétiques prennent ordinairement de préférence à toute autre, a pu encore contribuer à la formation de l'adhérence, en augmentant la force de pression du foie. Quoi qu'il en soit, s'il est rare de trouver une adhérence aussi intime du diaphragme à la plèvre costale, il ne l'est pas de trouver ces parties réunies au moyen d'un tissu cellulaire accidentel plus ou moins abondant, et il suffit même d'examiner le rapprochement ou plutôt la contiguité presque complète qui existe entre la partie externe du diaphragme et la plèvre costale chez les sujets dont le foie remonte un peu haut, pour s'étonner qu'il ne soit pas plus commun encore.

J'ai vu des sujets dont le foie remontait jusqu'au niveau de la cinquième côte (en comptant de haut en bas), et dont le diaphragme était exactement juxtaposé à la plèvre costale depuis ses attaches jusqu'à cette hauteur, sans que le poumon, d'ailleurs libre et tout-à-fait sain, pénétrât aucunement dans l'intervalle. Une pleurésie, chez eux, aurait nécessairement produit l'adhérence étendue qui existait chez Moineau.

588. Cette raison, ainsi que plusieurs autres, devraient déterminer à changer le lieu d'élection de l'opération de l'empyème. L'établir dans le lieu le plus déclive, comme on l'a fait jusqu'ici, est une chose qui ne présente aucun avantage, pas même celui que l'on recherche; car le point le plus déclive change suivant la position du sujet; et la situation naturelle à

un homme atteint d'un épanchement thoracique n'est pas d'être debout, mais bien d'être couché sur le côté affecté. Dans cette position, le point le plus déclive est le milieu de l'espace compris entre les quatrième et septième côtes sternales.

D'un autre côté, l'observation prouve que le sommet du poumon adhère aux parois thoraciques plus souvent qu'aucune autre partie de cet organe ; que la partie inférieure du poumon adhère très-souvent au diaphragme ; que, dans les épanchemens composés en partie d'une exsudation albumineuse concrète et d'un liquide séro-purulent, les fausses membranes les plus épaisses se rassemblent entre le diaphragme et la partie voisine des parois de la poitrine ; enfin que la partie latérale moyenne de la poitrine est celle où se trouve réunie la plus grande partie de l'épanchement. D'après ces raisons, je pense que le lieu d'élection de l'empyème devrait être fixé au milieu du quatrième espace intercostal, c'est-à-dire, entre la quatrième et cinquième côte, en comptant de haut en bas.

589. Je suis persuadé que l'opération de l'empyème deviendra beaucoup plus commune et plus souvent utile à mesure que l'usage de l'auscultation médiate se répandra. Cette méthode d'exploration, par elle-même et par sa réunion à la percussion, et, dans certains cas, à la succussion hippocratique, faisant reconnaître les épanchemens thoraciques dès leur origine, comme nous l'avons montré, on pourra plus souvent opérer de bonne heure et par conséquent avec plus de chance de succès. En effet, jusqu'ici, l'empyème simple, l'hydrothorax idiopathique, n'ont guère été reconnus

que dans les cas où la maladie était ancienne et arrivée à un très-haut degré : encore même beaucoup de cas qui présentent ces conditions échappent-ils à l'observation des plus habiles médecins ou chirurgiens, à plus forte raison les cas moins graves et qui donneraient le plus d'espérance de sauver le malade. Je pense que cette vérité paraîtra démontrée si l'on rapproche les faits que nous avons exposés en parlant de la pleurésie latente et du pneumo-thorax, de ceux que nous venons de rapporter. Je ne crois pas trop hasarder en disant que, dans l'état où Avenbrugger et M. Corvisart ont laissé la science, on ne reconnaît l'empyème que quand l'épanchement est devenu énorme, ou quand il a été précédé des signes d'une pleurésie manifeste. Les moyens que j'indique permettant de reconnaître la maladie dans tous les cas, et d'opérer beaucoup plus tôt, sauveront certainement plusieurs malades que l'on eût sans eux abandonnés à une mort certaine.

L'opération de l'empyème est beaucoup moins grave qu'on ne le pense communément ; son succès dépend moins de l'état de la plèvre que de celui du poumon ; et quand cet organe n'est pas altéré trop profondément dans sa texture par des tubercules nombreux ou par une eschare gangréneuse étendue, l'opération doit presque toujours réussir.

590. La pénétration de l'air dans la plèvre est probablement aussi moins dangereuse qu'on ne le croit, comme le prouvent les plaies de poitrine et l'histoire des malades qui ont guéri après l'opération de l'empyème. Je ne sache pas que l'ouverture de ceux qui ont succombé, contredise non plus cette opinion, ou

au moins je n'ai vu aucun exemple d'inflammation
aiguë survenue dans la plèvre à la suite de l'opération
de l'empyème, et je suis même porté à croire que,
si cette inflammation si redoutée par la plupart des
chirurgiens pouvait avoir lieu, elle serait le meilleur
moyen que la nature pût employer pour rendre la guérison prompte et sûre ; car le poumon, délivré de la
pression occasionée par l'épanchement, se dévelop-
perait bientôt ; les parois thoraciques se resserreraient,
et les fausses membranes produites par l'inflammation
nouvelle ne tarderaient pas à se changer en tissu cellulaire et à réunir solidement le poumon aux côtes.

Dans les cas mêmes où la gravité de la maladie ne
permettrait pas de fonder un grand espoir sur l'opération de l'empyème, on pourrait au moins tenter
une ponction explorative. Aucun danger n'accompagne cette légère opération : la plaie se referme de suite.
Peut-être même y aurait-il de l'avantage à vider ainsi
la plèvre dans toutes les pleurésies à marche chronique,
quoique la nature en guérisse quelquefois de semblables ; on pourrait s'il le fallait, réitérer la ponction
cinq ou six fois sans inconvéniens. Morand, dans un
cas que j'ai cité (§ 423), a fait deux ponctions semblables, après lesquelles il se détermina à faire l'opération de l'empyème, qui procura une parfaite guérison.

591. Je ne joins pas la pression abdominale, ima-
ginée par Bichat (a), aux méthodes d'exploration ac-
cessoires dont peut s'aider l'auscultation médiate pour
faire reconnaître les épanchemens thoraciques. Cette

_____

(a) Mémoire sur la Pression abdominale, par M. Roux,
Œuvres chirurgicales de Desault, tom. III. *Paris*, 1803.

méthode, qui consiste à refouler fortement les hypo-
chondres de bas en haut, et à examiner le degré de suffocation qui résulte de cette manœuvre, n'est qu'une
idée malheureuse échappée à un beau génie. Bichat lui-
même, qui avait à peine tenté ce procédé lorsqu'il fut
enlevé par une mort prématurée, l'eût sans doute
abandonné s'il eût pu l'expérimenter pendant quelque temps. Les nuances d'oppression qui peuvent
exister entre les effets de la pression abdominale dans
l'empyème, la péripneumonie, et les différentes espèces d'asthme ne pourraient jamais constituer un signe digne de quelque confiance, d'autant plus qu'on
détermine par ce moyen une véritable suffocation chez
des sujets sains, mais d'une constitution nerveuse et
délicate. Ce moyen, d'ailleurs, lors même qu'il fournirait des signes plus positifs, ne pourrait être d'aucun usage : il n'est pas permis d'interroger la nature
en mettant un malade à la question.

592. Quelque grave que soit la réunion du pneumo-
thorax et de l'empyème, surtout quand à ces deux affections se joint encore, comme dans l'observation
xxxix, une communication fistuleuse entre la plèvre
et les bronches, et par conséquent une affection
tuberculeuse du poumon, une semblable complication n'est pas toujours au-dessus des ressources de
la nature et de l'art; et il peut être, dans certains
cas, aussi utile pour les malades qu'il est toujours
satisfaisant pour le médecin, de reconnaître dans toute
leur étendue les altérations dont il s'agit. Les cas dans
lesquels on a vu, à la suite de l'opération de l'empyème, une injection poussée dans la plèvre être ex-
pulsée par le larynx, suffiraient pour établir la vérité

de cette proposition : l'observation suivante en offrira une nouvelle preuve.

OBS. XLIV. *Pleurésie terminée par rétrécissement de la poitrine, et fistule pulmonaire s'ouvrant à l'extérieur chez un sujet qui a survécu.* — Un enfant de douze ans, d'une constitution délicate, fut attaqué, en 1813, d'une fièvre aiguë avec toux très-forte, oppression considérable, et douleur vive au côté gauche. Quelques jours après, il cracha du sang en assez grande abondance ; la maladie parut ensuite devenir stationnaire ; mais au bout d'un certain temps, le malade, à la suite d'un violent accès de toux, expectora tout-à-coup, avec un sentiment de soulèvement du diaphragme analogue au vomissement, une quantité considérable d'une matière semblable à du pus : la fièvre s'apaisa un peu ensuite ; une expectoration semblable continua, mais avec peu d'abondance, et la maladie prit une marche chronique.

Au bout de quelques mois, il se forma un dépôt à la partie inférieure de la poitrine, entre les cartilages des septième et huitième côtes ; on y appliqua un morceau de potasse caustique, et quelques jours après on perça le fond de l'eschare avec un bistouri, et on donna issue à une quantité assez considérable de pus. Depuis ce temps, l'ouverture est restée fistuleuse, et il en est sorti chaque jour une ou deux cuillerées de pus. Quelquefois, l'ouverture s'étant trouvée momentanément obstruée, le malade a craché plus abondamment qu'à l'ordinaire, et toujours une matière parfaitement semblable au pus de la fistule.

Le 8 mars 1819, M. Marjolin, qui lui avait donné

habituellement ses soins, m'engagea à l'examiner avec lui, et voici ce que nous remarquâmes :

Le malade était fort maigre, mais ne présentait pas l'espèce d'amaigrissement propre aux maladies accompagnées de consomption. Cette maigreur dépendait surtout du peu de volume des os et des muscles ; mais le tissu cellulaire contenait une certaine quantité de graisse ; la face exprimait un état de souffrance habituelle, mais conservait encore un certain embonpoint ; les pommettes étaient un peu colorées ; le pouls était fréquent : le malade d'ailleurs avait de la gaîté et se livrait volontiers à divers amusemens ; il aimait surtout à jouer la comédie avec d'autres enfans, et cet exercice ne paraissait pas le fatiguer. Quoiqu'âgé de dix-huit ans, il paraissait à peine en avoir douze ou treize. Les fonctions digestives étaient en assez bon état. Le côté gauche de la poitrine était au moins d'un tiers plus étroit que le droit ; le rétrécissement était plus prononcé encore vers sa base, surtout dans le diamètre antéro-postérieur.

La respiration s'entendait parfaitement dans toute l'étendue du côté droit, qui résonnait aussi très-bien dans tous les points ; à gauche, le son était moins clair dans toute l'étendue de la poitrine. La respiration s'entendait bien antérieurement sous les trois premières côtes, mais avec moins de force que du côté droit ; postérieurement elle s'entendait plus faiblement encore depuis le bord supérieur du trapèze jusque vers la pointe de l'omoplate ; dans tout le reste de l'étendue du côté gauche on ne l'entendait nullement. La pectoriloquie était évidente au-dessous de l'aisselle de ce côté, à la hauteur des troisième et quatrième côtes ; et au dos, vers la pointe de l'omoplate : elle était accompa-

II.   13

gnée d'un frémissement semblable à celui de la voix
d'un homme qui parle à travers un roseau fêlé (a).

Tout annonce que chez cet enfant le ramollissement
d'une ou deux masses tuberculeuses a été accompagné d'une pleurésie aiguë; que les tubercules ramollis
ont été évacués par l'expectoration ; mais que, par
la suite, le reste de cette matière s'est fait jour dans
la plèvre, et que, mêlée au liquide séro-purulent produit par la pleurésie, elle a déterminé un abcès qui
s'est ouvert au dehors ; enfin il paraît que les fausses
membranes se sont converties en une membrane fibreuse ou fibro-cartilagineuse qui a déterminé l'adhérence du poumon à la plèvre costale et le rétrécissement
de la poitrine. Cependant il y a six ans que le malade vit avec une réunion de lésions aussi graves; et si
l'abondance de la suppuration n'augmente pas au
point de l'épuiser, tout porte à croire qu'il peut vivre
fort long-temps encore dans cet état.

Willis rapporte une observation analogue à la précédente sous le rapport de la possibilité de la guérison
avec formation d'une fistule après l'opération de l'empyème : c'est celle du sujet chez lequel il a entendu le
bruit de la fluctuation du liquide épanché dans la poitrine. Le malade guérit après l'opération de l'empyème,
mais la plaie resta fistuleuse (b).

(a) Ce phénomène est par conséquent l'égophonie plutôt que
la pectoriloquie. Je serais porté à croire d'après cela qu'il existe
dans la plèvre, à cette hauteur, un point non recollé formant
clapier dans lequel le pus s'accumule; ce clapier, recouvrant
probablement les fistules pulmonaires, constitue le cas dans
lequel on entend à-la-fois la pectoriloquie et l'égophonie.

(b) WILLIS, *Op. omn., sect. I, cap. XIII, lib. II, de Hydr. pect.*

QUATRIÈME PARTIE.

EXPLORATION DE LA CIRCULATION,

SECTION PREMIÈRE.

ANALYSE DES BATTEMENS DU COEUR DANS L'ÉTAT DE SANTÉ ET DE MALADIE.

CHAPITRE PREMIER.

Des Battemens du cœur en général.

593. L<small>ES</small> contractions alternatives des ventricules et des oreillettes du cœur produisent des bruits très-distincts et de nature différente, qui permettent d'étudier ses mouvemens, par l'auscultation à l'aide du cylindre, plus exactement qu'on ne peut le faire par l'ouverture et l'inspection des animaux vivans. Cette proposition, qui, au premier abord, présente peut-être quelque chose de paradoxal, paraîtra plus soutenable si l'on réfléchit que l'oreille juge beaucoup plus sûrement des intervalles les plus petits des sons et de leur durée la plus courte, que l'œil des circonstances semblables du mouvement. Le musicien le moins exercé s'aperçoit facilement d'une note omise au milieu de plusieurs doubles croches, fussent-elles à l'unisson; il apprécie facilement un point ajouté à

la *valeur* ou durée d'une d'elles, lors même que cette prolongation de durée n'est pas de plus d'un douzième de seconde (*a*). L'œil ne trouverait aucune différence entre des mouvemens d'une rapidité semblable et un mouvement unique et continu. L'auscultation a d'ailleurs, pour l'observation des mouvemens du cœur, un avantage incontestable sur l'inspection, en ce que l'on n'est point obligé de défalquer les anomalies qui appartiennent aux convulsions de la mort.

Malgré cet avantage, on peut avouer encore avec Haller (*b*) que l'analyse des mouvemens du cœur est difficile et demande une grande attention.

594. Plusieurs faits physiologiques surtout sont difficiles à constater; mais les observations qui peuvent conduire à des résultats pratiques sont plus faciles à faire et ne demandent qu'une force d'attention commune; les plus importantes même ne pourraient échapper à l'observateur le moins exercé et le moins capable d'application.

595. Les mouvemens du cœur doivent être examinés sous quatre rapports principaux : 1° l'étendue dans laquelle on peut les entendre à l'aide du cylindre; 2° le choc ou la force d'impulsion de l'organe; 3° la nature et l'intensité du bruit qu'il fait entendre;

(*a*) Je suppose une mesure $\frac{2}{4}$ remplie par deux croches pointées et deux doubles croches; un musicien exécutera quatre-vingt-dix mesures semblables en une minute dans le mouvement dit *allegro vivace*, et par conséquent la valeur du point ne sera que de $\frac{1}{12}$ de seconde ou de $\frac{1}{780}$ de minute.

(*b*) *Elem. physiol.*

4° enfin le rhythme suivant lequel ses diverses parties se contractent.

596. Avant de commencer cette espèce d'analyse des battemens du cœur, je dois faire une observation sur laquelle j'aurai occasion de revenir plus d'une fois, c'est que le cœur est peut-être de tous les organes celui qui se trouve le plus rarement dans l'état le plus favorable au libre et plein exercice de toutes ses fonctions. Ses maladies les plus graves sont des défauts de proportion ; et cependant une légère disproportion de cet organe avec les autres, ou de ses diverses parties entre elles, peut s'allier avec l'état de santé.

CHAPITRE II.

De l'Étendue des battemens du cœur.

597. L'étendue des battemens du cœur doit être considérée sous deux rapports, celui de la sensation première que fait éprouver à cet égard le cylindre appliqué à la région précordiale, et celui des points de la poitrine, autres que cette région, où l'on peut sentir ou entendre les battemens du cœur.

Dans l'état naturel, le cœur, examiné entre les cartilages des cinquième et sixième côtes et au bas du sternum, produit à l'oreille une sensation telle par ses mouvemens, qu'il paraît évidemment correspondre à une petite étendue des parois de la poitrine, et ne guère dépasser le point sur lequel est appliqué l'instrument ; quelquefois même il semble couvert en entier par le cylindre et situé profondément dans la cavité du médiastin, de manière qu'un espace vide se trouverait entre le sternum et lui ; ses mouvemens , lors même qu'ils ont une certaine énergie , ne semblent communiquer aucun ébranlement aux parties voisines. Dans d'autres cas , au contraire, il paraît remplir entièrement cette cavité , s'étendre beaucoup plus loin que le lieu où le cylindre est appliqué ; et ses contractions , lors même qu'elles sont lentes et sans bruit, paraissent soulever dans une grande étendue les parois antérieures de la poitrine , ou refouler intérieurement ses viscères. En un mot, cette première sensation semble , à elle seule , indiquer un cœur plus ou moins volumineux ; et, en général, cet indice est assez fidèle lorsqu'on examine le cœur dans un moment de calme produit seulement par le repos ; car si ce calme était l'effet d'une saignée ou de l'immobilité , de la diète, et de l'affaiblissement dû à l'état de maladie, on trouverait dans les battemens du cœur moins d'étendue qu'ils n'en ont dans l'état ordinaire ; et , au contraire, si on faisait cet examen dans un moment d'agitation et de palpitation , ils paraîtraient plus étendus qu'ils ne le sont réellement.

598. L'examen des divers points de la poitrine où l'on peut sentir les battemens du cœur fournit des données pratiques beaucoup plus nombreuses et plus importantes.

Chez un homme sain , d'un embonpoint médiocre , et dont le cœur est dans les meilleures proportions , les battemens de cet organe ne se font entendre que dans la région précordiale , c'est-à-dire dans l'espace compris entre les cartilages des cinquième et septième côtes sternales et sous la partie inférieure du sternum. Les mouvemens des cavités gauches se font principalement sentir dans le premier point, et ceux des droites dans le second ; de sorte que, dans les cas de maladie d'un seul côté du cœur, l'analyse des battemens de ce viscère donne des résultats tout-à-fait différens dans les deux points.

Lorsque le sternum est court, les battemens du cœur se font en outre entendre dans l'épigastre.

Chez les sujets très-gras et chez lesquels on ne peut nullement sentir les battemens du cœur à la main, l'espace dans lequel on peut les entendre à l'aide du cylindre est quelquefois restreint à une surface d'environ un pouce carré.

Chez les sujets maigres, chez ceux dont la poitrine est étroite, et même chez les enfans, les battemens du cœur ont toujours plus d'étendue ; on les entend dans le tiers ou même les trois quarts inférieurs du sternum, quelquefois même sous la totalité de cet os, à la partie antérieure-supérieure gauche de la poitrine jusqu'à la clavicule, et quelquefois, mais moins sensiblement, sous la clavicule droite.

Quand l'étendue des battemens du cœur se borne là, chez les sujets qui réunissent les conditions indiquées, et que les battemens du cœur sont beaucoup moins sensibles sous les clavicules qu'à la région précordiale, le cœur est dans de bonnes proportions.

599. Lorsque l'étendue des battemens du cœur devient plus considérable, on les entend successivement dans les lieux suivans : 1° le côté gauche de la poitrine, depuis l'aisselle jusqu'à la région correspondante à l'estomac ; 2° le côté droit dans la même étendue ; 3° la partie postérieure gauche de la poitrine ; 4° enfin, mais rarement, la partie postérieure droite.

L'intensité du son est progressivement moindre dans la succession indiquée : ainsi elle est moindre sous la clavicule droite que sous la gauche, et un peu moindre encore dans le côté gauche. Les battemens du cœur sont encore moins sensibles au côté droit, et enfin il faut toujours beaucoup d'attention pour les entendre dans le dos, surtout à droite.

600. Cette marche successive m'a paru constante, et peut servir de terme de comparaison pour mesurer l'étendue des battemens du cœur. Ainsi, si, en appliquant le cylindre sur le côté droit, on entend les battemens du cœur, on peut assurer qu'on les entendra également dans toute la longueur du sternum, sous les deux clavicules, et dans le côté gauche de la poitrine ; mais on ne peut savoir s'ils seront sensibles dans le dos. Si on les entend du côté droit dans cette dernière partie, on peut être certain qu'ils sont sensibles et beaucoup plus forts dans tout le reste de l'étendue de la poitrine.

601. Plusieurs circonstances étrangères à l'état du cœur peuvent cependant apporter quelque changement apparent à cet ordre, ou augmenter l'étendue des battemens du cœur. Nous avons déjà parlé de la maigreur et de l'étroitesse de la poitrine. Un poumon hépatisé, ou fortement comprimé par un épanchement séreux ou séro-purulent, transmet les battemens du cœur avec plus de force que celui qui est sain et perméable à l'air. Ce fait semble rentrer dans l'analogie générale, puisque l'on admet communément que les corps les plus denses sont ceux qui transmettent le mieux les sons. Mais les cavités anfractueuses dues au ramollissement des tubercules m'ont

paru aussi produire constamment le même effet, ce qui devient plus difficile à expliquer, à moins que l'on ne suppose que, dans ce cas, le son est transmis, non à travers les excavations, mais par l'intermédiaire de leurs parois engorgées et plus denses qu'un poumon sain. Quoi qu'il en soit, ces divers accidens rendent quelquefois irrégulière la propagation du son produit par les battemens du cœur : ainsi, s'il y a des excavations tuberculeuses dans le sommet du poumon droit, les battemens du cœur s'entendront mieux sous la clavicule et l'aisselle droites que du côté gauche, et quelquefois même qu'à la région du cœur (a).

602. Lorsque le bruit de la respiration ou celui du râle sont très-forts, il arrive quelquefois que les battemens du cœur sont sensibles sur les parties latérales de la poitrine et même dans le dos, quoiqu'ils ne le soient pas sous les clavicules, où ils sont tout-à-fait couverts par un bruit étranger.

On demandera peut-être si, dans cet examen de l'étendue des battemens du cœur, il ne serait pas possible de confondre les battemens de l'aorte et des artères sous-clavières avec ceux du cœur. Cette méprise est impossible, comme nous aurons occasion de l'établir en parlant du rhythme des battemens du

(a) Il m'a paru, en général, que les excavations tuberculeuses du poumon et le pneumo-thorax transmettent plutôt le bruit que l'impulsion du cœur, et que l'endurcissement du poumon par la péripneumonie ou sa compression par un épanchement liquide favorise plutôt la propagation de l'impulsion que la transmission du bruit.

cœur. Dans tous les états possibles, le cœur donne
toujours à l'oreille deux battemens distincts pour un
du pouls. Je remarquerai d'ailleurs que, sur plusieurs
centaines de sujets sains ou malades que j'ai examinés,
je n'en ai trouvé qu'un seul chez lequel on entendît
les sous-clavières, sans doute à raison d'une variété
dans la position de ces artères. Je n'ai jamais entendu
l'aorte ni l'artère innominée; et je ne crois pas qu'on
puisse les entendre, excepté dans le cas d'anévrysme,
dont cette circonstance serait un signe certain.

603. Lorsque l'étendue des battemens du cœur
passe les limites indiquées ci-dessus (§ 598), il est
rare que le sujet jouisse d'une santé parfaite; dans ce
cas même, en l'examinant attentivement, on trouvera chez lui des indices de la cachexie propre à quelques maladies du cœur; on verra que, s'il n'est pas
sujet à une dyspnée qu'on puisse appeler *morbide*, il
a au moins la respiration plus courte que la plupart
des hommes, qu'il s'essouffle plus facilement, qu'il
éprouve des palpitations pour des causes beaucoup
plus légères. Cet état cependant, qui est celui d'un
grand nombre d'*asthmatiques*, peut durer très-long-
temps sans occasioner d'accident d'une nature sé-
rieuse; il peut rester stationnaire pendant un grand
nombre d'années, et il n'empêche probablement pas
toujours d'arriver à une vieillesse avancée.

604. Relativement aux rapports qui existent entre
l'état du cœur lui-même et l'étendue de ses battemens, je crois pouvoir regarder comme constant que
l'étendue des battemens du cœur est en raison directe
de la faiblesse et du peu d'épaisseur de ses parois, et
par conséquent en raison inverse de leur force et de

leur épaisseur. On doit ajouter que le volume de l'organe est encore une condition favorable à l'étendue
de ses battemens, mais seulement quand cette augmentation de volume ne dépend pas uniquement de
l'épaississement des parois des ventricules.

Ces résultats sont ceux que m'ont donnés toutes les
ouvertures que j'ai faites depuis trois ans ; et, dans
le même espace de temps, je n'ai rencontré aucun
fait propre à les faire regarder comme douteux.

Ainsi, lorsque les battemens du cœur se font entendre dans presque tous les points indiqués ci-dessus
(§ 5o,9), on peut déjà présumer, d'après ce seul
signe, que le cœur est plus volumineux que dans
l'état naturel, que cette augmentation de volume est
due à la dilatation de l'un des ventricules ou des deux
ventricules à-la-fois. Cette présomption sera plus forte
encore si les battemens du cœur s'entendent avec
autant ou plus de force sous les clavicules ou sous
les aisselles, qu'à la région précordiale. La réunion
des autres signes qui seront indiqués plus bas ren-
dra ce diagnostic plus certain, et montrera d'une
manière plus précise le lieu, l'étendue et la nature
de l'altération ; car je suis loin de prétendre que l'on
doive juger d'après un seul signe ; j'estime seulement
la valeur de chacun d'eux : il n'est pas nécessaire de
dire qu'ils en ont beaucoup plus quand ils sont réunis,
et que la plupart même sont perçus à-la-fois.

L'exposition des signes propres à chacune des maladies du cœur rectifiera d'ailleurs ce qui pourrait être
exprimé d'une manière trop absolue dans cette analyse.

6o5. Si les battemens du cœur ne s'entendent ni
dans le dos ni au côté droit, mais seulement dans

les autres points indiqués, et si cependant ils s'entendent avec une force à-peu-près égale sous les clavicules, sous le sternum, à la région précordiale, au côté gauche, on concluera, d'après l'ensemble des autres signes, que les ventricules sont médiocrement dilatés, ou que le cœur a naturellement des parois minces.

606. Quand, au contraire, les battemens du cœur, très-forts dans la région précordiale, sont nuls ou peu sensibles sous les clavicules, et par conséquent dans le reste de l'étendue de la poitrine, si le sujet éprouve d'ailleurs des signes généraux de maladie du cœur, on peut assurer que cette maladie est une hypertrophie des ventricules. Les signes particuliers indiquent quel est le ventricule affecté. Si le sujet n'a jamais éprouvé de trouble marqué dans les fonctions des organes circulatoires, on peut être certain que les parois du ventricule gauche ont une épaisseur et une fermeté très-prononcées, quoiqu'elles ne le soient pas assez pour constater un état de maladie.

607. Je n'ai encore rencontré que deux ou trois fois une certaine étendue des battemens du cœur jointe aux signes de l'hypertrophie. Les malades n'ayant pas succombé, je n'ai pu reconnaître par l'autopsie le cas auquel cette circonstance se rapporte; mais le fait contraire est si général, que je suis porté à croire que, chez eux, l'hypertrophie était jointe à un degré quelconque de dilatation des ventricules.

608. On peut donc conclure, en général, que l'étendue des battemens du cœur est un des signes qui indiquent que ses parois, et particulièrement celles des ventricules, ont peu d'épaisseur; et qu'au contraire, le peu d'étendue des battemens du cœur coïncide

avec une épaisseur plus ou moins prononcée de ses parois.

609. Quelques causes accidentelles peuvent augmenter momentanément l'étendue des battemens du cœur. Ces causes sont surtout l'agitation nerveuse, la fièvre portée à un certain degré d'intensité, les palpitations, l'hémoptysie, et, en général, tout ce qui augmente la fréquence du pouls. Ce phénomène m'a paru surtout coïncider d'une manière remarquable avec la gêne de la respiration qui existe, sans lésion organique du poumon, dans les fièvres essentielles.

610. Cette manière d'apprécier l'étendue des battemens du cœur par le nombre et la situation des points où l'on peut les entendre me paraît sûre et d'une utilité pratique ; la gradation que j'ai indiquée m'a paru constante, hors les cas d'exception dont j'ai parlé (§ 599). Une ou deux fois seulement, j'ai entendu les battemens du cœur plus distinctement dans la partie gauche du dos que dans le côté droit de la poitrine, sans pouvoir me rendre raison de cette anomalie par l'existence probable d'excavations anfractueuses dans les poumons. La rareté de ce fait doit, ce me semble, le faire regarder comme une exception due à quelques circonstances analogues, et peut-être à une variété de capacité ou de position des gros tuyaux bronchiques.

611. Sous le rapport de l'examen de l'étendue des battemens du cœur, l'auscultation à l'aide du cylindre a un avantage marqué sur l'oreille nue, qu'on ne pourrait appliquer sous l'aisselle, au haut du sternum, ni même au-dessous des clavicules, ou entre les omoplates chez les sujets très-maigres.

CHAPITRE III.

Du Choc ou de l'Impulsion communiquée à l'oreille par les battemens du cœur.

612. J'entends par *choc* la sensation de soulèvement ou de percussion que font éprouver les battemens du cœur à l'oreille de l'observateur.

Le cylindre rend ce soulèvement sensible dans les cas mêmes où la main appliquée à la région du cœur ne sent absolument rien.

Il faut prendre garde de confondre avec l'impulsion du cœur le soulèvement des parois thoraciques qui a lieu dans l'inspiration. Cette méprise serait assez facile dans les cas où la respiration est extrêmement fréquente et courte, et ne se fait qu'avec de grands efforts, comme il arrive dans l'agonie de presque toutes les maladies et dans le redoublement de celles dont la dyspnée est le principal caractère. Au reste, il suffit, pour éviter cette erreur, d'être averti qu'elle est possible.

613. L'intensité du choc communiqué à l'oreille par le cylindre est, en général, en raison inverse de l'étendue des battemens du cœur, et en raison directe de l'épaisseur des parois des ventricules.

Chez un homme dont le cœur est dans les proportions les plus favorables au libre exercice de la circulation, cette impulsion est très-peu marquée, et souvent même insensible, surtout si le sujet a un embonpoint un peu considérable.

La marche rapide, la course, l'action de monter,

l'agitation nerveuse, les palpitations, la fièvre, l'augmentent ordinairement chez les sujets dont le cœur a
des parois un peu épaisses, et à plus forte raison chez
ceux où cette disposition est portée au point de constituer une hypertrophie. Dans cette maladie, elle est
ordinairement assez forte pour soulever la tête de l'observateur d'une manière très-sensible, et quelquefois
elle l'est assez pour produire un choc désagréable à
l'oreille. Plus l'hypertrophie est intense, et plus ce
soulèvement met de temps à s'opérer. Quand la maladie est portée à un haut degré, on sent évidemment
qu'il se fait avec une progression graduée; il semble
que le cœur se gonflant vienne s'appliquer aux parois
de la poitrine, d'abord par un seul point, puis par
toute sa surface, et qu'il s'affaisse ensuite tout-à-coup.
Lorsque le cœur est mince, les mêmes causes produisent un effet différent, comme nous le verrons
ailleurs.

614. L'impulsion du cœur n'est sentie que dans le
moment de la systole des ventricules; où, si la contraction des oreillettes produit, dans quelques cas rares, un phénomène analogue, il est facile de le distinguer du premier. En effet, lorsque la systole des
oreillettes est accompagnée d'un mouvement sensible,
ce mouvement est beaucoup plus profond. Il semble
même que, dans ce cas, le cœur s'éloigne de l'oreille;
le plus souvent ce mouvement consiste seulement en
une sorte de frémissement que l'on sent profondément
dans le médiastin. Dans tous les cas, il est très-peu
marqué, en comparaison de la sensation de soulèvement que produit la contraction des ventricules lorsque leurs parois ont une bonne épaisseur. Ce signe

est même un de ceux auxquels on peut le plus facilement distinguer la systole des ventricules de celle des oreillettes.

615. Lorsque les parois du cœur sont plus minces que dans l'état ordinaire, on ne sent aucune impulsion, même lorsque le cœur bat avec le plus de violence, et ses contractions alternatives ne se font alors distinguer que par le bruit qu'elles produisent.

Une impulsion forte doit, en conséquence, être regardée comme le principal signe de l'hypertrophie du cœur. L'absence de toute impulsion, jointe aux autres signes généraux et particuliers, caractérise au contraire la dilatation de cet organe.

616. Ce résultat me paraît tout-à-fait constant. Au moins je n'ai vu encore aucun cas d'exception. Il est établi sur un nombre de faits déjà considérables. Depuis le commencement de mes recherches, et surtout depuis deux ans, j'ai eu le soin de déterminer l'état des battemens du cœur chez tous ceux des malades existans à l'hôpital Necker dont la mort était inévitable, et l'autopsie n'a pas encore démenti la règle établie ci-dessus.

617. L'impulsion du cœur n'est ordinairement sensible qu'à la région précordiale, et tout au plus dans la moitié inférieure du sternum. Elle l'est dans l'épigastre, chez les sujets dont le sternum est court et dont le cœur a une grande intensité d'impulsion. Dans l'hypertrophie même, on ne la sent ordinairement nulle autre part, lors même que les battemens du cœur se font entendre dans quelqu'autre point (ce qui est rare, comme nous l'avons déjà dit). Mais, quand à l'hypertrophie se joint un certain degré de dilatation,

on sent quelquefois distinctement l'impulsion sous les clavicules et dans le côté gauche du thorax.

618. Il est un cas dans lequel on peut distinguer en quelque manière le choc produit par les battemens du cœur contre les parois thoraciques, de l'impulsion qu'ils communiquent à l'oreille : c'est encore chez les sujets attaqués à-la-fois d'hypertrophie et de dilatation des ventricules, mais chez lesquels cette dernière affection existe à un degré plus marqué que la première. Quoique chez ces sujets le choc du cœur soit ordinairement peu considérable, il devient très-marqué dans les momens de palpitation, surtout s'il y a en même temps de la fièvre. Ce choc a cependant un caractère très-différent de celui qui est produit par l'hypertrophie simple ; les battemens rapides du cœur sont forts, durs, et produisent un bruit analogue à un coup de marteau ; mais ce coup semble frapper un petit espace ; il s'épuise en quelque sorte sur les parois thoraciques et ne communique pas à l'oreille un soulèvement proportionné à sa force ; il diffère, en un mot, de l'impulsion déterminée par une forte hypertrophie, en ce que, dans cette dernière, les ventricules, gonflés par la systole, semblent s'adosser dans toute leur longueur aux parois thoraciques, qui cèdent à l'effort ; tandis que, dans le premier cas, la pointe seule du cœur paraît frapper ces parois d'un coup secret capable seulement d'y produire une sorte d'ébranlement plutôt qu'un soulèvement réel.

619. Les évacuations sanguines, la diarrhée, la diète très-sévère et long-temps continuée, et en général toutes les causes capables de produire l'affaiblissement de l'économie, diminuent d'une manière

notable l'impulsion du cœur ; et, par conséquent, lorsqu'on voit pour la première fois un malade dans le cours d'une maladie aiguë ou chronique qui a déjà produit une grande diminution des forces, le cylindre pourrait ne pas indiquer l'hypertrophie des ventricules, dont le malade serait atteint à un degré médiocre.

Je ne pense pas, au reste, qu'il en fût de même d'une hypertrophie très-forte, ou même portée à un point tel qu'elle eût pu être soupçonnée par les signes généraux avant la maladie d'une nature différente qui a produit l'affaiblissement ; ou au moins je n'en ai pas vu d'exemple.

CHAPITRE IV.

Du Bruit produit par les mouvemens du cœur.

620. Les contractions alternatives des diverses parties du cœur produisent un bruit qui devient sensible pour le malade dans les palpitations et dans l'agitation fébrile. On sait que, dans quelques cas pathologiques, ce bruit se fait même entendre à une certaine distance du malade. Plusieurs auteurs assurent avoir rencontré des hommes chez lesquels on l'entendait à plusieurs pas de distance. M. Corvisart semble douter de la possibilité de ce fait. Je ne l'ai jamais vérifié ; mais je pense qu'il peut avoir lieu dans un cas dont j'aurai occasion de parler plus bas. Hors ces cas très-rares, il n'est jamais sensible pour l'observateur. L'application de la main donne bien quelquefois, outre la sensation du choc, quelque chose

qui fait en quelque sorte présumer plutôt qu'entendre un bruit dans l'intérieur de la poitrine ; mais cette perception confuse ne peut être comparée à la netteté de celle que l'on acquiert à l'aide du cylindre.

621. Le cylindre, appliqué entre les cartilages des cinquième et sixième côtes sternales, au bas du sternum ou dans tout autre point où les battemens du cœur sont sensibles, fait entendre un bruit distinct dans tous les cas, et lors même que le cœur a le moins de force et de volume. Il faut à peine excepter de cette proposition quelques agonies : ordinairement même le bruit des battemens du cœur est encore très-sensible lorsque le pouls ne l'est plus du tout. Dans l'état naturel, ce bruit est double, et chaque battement du pouls correspond à deux sons successifs : l'un, clair, brusque, analogue au claquement de la soupape d'un soufflet, correspond à la systole des oreillettes ; l'autre, plus sourd, plus prolongé, coïncide avec le battement du pouls, ainsi qu'avec la sensation du choc décrit dans l'article précédent, et qui indique la contraction des ventricules.

Le bruit entendu à la partie inférieure du sternum appartient aux cavités droites ; celui des cavités gauches se fait entendre entre les cartilages des côtes.

622. Dans l'état naturel, le bruit des contractions du cœur est semblable et égal des deux côtés ; dans quelques cas pathologiques, il devient, au contraire, tout-à-fait dissemblable dans chaque côté.

623. Le bruit est ordinairement le seul phénomène que présentent les battemens du cœur lorsqu'on les écoute dans un autre point que la région précordiale ; car le choc ne se fait guère sentir, comme

nous l'avons déjà dit, qu'entre les cartilages des cinquième et sixième côtes, au bas du sternum, et, chez
quelques sujets, à l'épigastre.

624. Le bruit produit par les battemens du cœur
est d'autant plus fort que les parois des ventricules sont
plus minces et l'impulsion plus faible. On ne peut par
conséquent l'attribuer à la percussion des parois thoraciques. Dans l'hypertrophie médiocre, la contraction des ventricules ne produit qu'un son étouffé,
analogue au murmure de l'inspiration, et le *claquement* de l'oreillette est beaucoup moins bruyant que
dans l'état naturel. Dans l'hypertrophie portée à un
degré extrême, la contraction des ventricules ne produit qu'un choc sans bruit, et le bruit de l'oreillette
devenu très-sourd est à peine entendu.

625. Lorsqu'au contraire les parois des ventricules
sont minces, le bruit produit par la contraction des
ventricules est clair et assez sonore; il se rapproche
de la nature de celui des oreillettes; et, s'il y a une
dilatation marquée, il devient presque semblable et
à-peu-près aussi fort. Enfin, dans les cas de dilatations un peu considérables, ces deux bruits ne peuvent être distingués ni par leur nature, ni par leur
intensité.

626. Dans l'état naturel, le bruit des contractions
alternatives du cœur ne s'entend nulle part aussi
fortement qu'à la région précordiale, et il devient
plus faible dans les divers points de la poitrine, suivant la progression que nous avons déjà indiquée
(§ 599). Mais, dans quelques cas pathologiques, ce
bruit peut être plus fort dans d'autres points de la poitrine, ainsi que nous l'avons déjà dit (§ 601). Nous au-

rons d'ailleurs occasion de revenir encore sur cet objet. Dans la dilatation des ventricules, il est ordinairement aussi fort sous les clavicules qu'à la région du cœur.

627. Chez les sujets sains, mais dont le cœur a des parois un peu minces, la contraction des oreillettes s'entend quelquefois beaucoup plus fortement sous les clavicules que celle des ventricules, quoique la même différence ne s'observe pas à la région précordiale.

628. Chez les sujets attaqués d'hypertrophie, assez souvent, lorsqu'on ne sent dans la région précordiale qu'un fort soulèvement sans bruit, et qu'on ne peut presque distinguer le bruit de l'oreillette, on entend uniquement ce dernier sous les clavicules et même dans le dos ; et, dans les cas moins graves de ce genre, on l'entend toujours plus distinctement dans ces endroits que dans la région précordiale, surtout chez les sujets maigres et à poitrine étroite.

629. Quelquefois la contraction de l'oreillette, sans cesser d'être très-distincte, ne produit qu'un bruit obtus et aussi peu sonore que celui des ventricules lorsque celui-ci l'est le moins. Le bruit des ventricules devient assez ordinairement alors plus sourd qu'il ne l'est dans l'état naturel, et même que dans l'hypertrophie du cœur.

630. Cette obscurité du son peut être due à plusieurs causes différentes. Assez souvent elle dépend d'une disposition naturelle, en vertu de laquelle les plèvres et les bords antérieurs des poumons se prolongent au-devant du cœur et le recouvrent complètement. Dans ce cas, le bruit de la respiration empêche quelquefois de bien distinguer les battemens du cœur.

Dans tous les cas, les contractions des ventricules, en exprimant l'air contenu dans les portions du poumon placées entre le cœur et le sternum, déterminent un bruit sourd qui masque entièrement leur bruit propre.

631. Il n'est pas inutile de faire remarquer que cette disposition du poumon, qui n'est pas rare, peut rendre quelquefois nul un des signes donnés par Avenbrugger et M. Corvisart comme indiquant l'augmentation de volume du cœur : je veux parler du son mat que doit rendre alors la région précordiale. En effet, lorsque le poumon s'insinue entre le péricarde et le sternum, la région du cœur résonne bien, lors même que cet organe aurait acquis un volume double de l'état naturel. Ceci s'observe principalement dans le cas assez fréquent d'emphysème du poumon compliqué de maladie du cœur.

632. Le ramollissement de la substance musculaire du cœur, affection qui, quoique très-commune, a peu fixé jusqu'ici l'attention des praticiens, me paraît aussi rendre le bruit des oreillettes, et même celui des ventricules, beaucoup plus sourd que dans l'état naturel.

Enfin la gêne de la circulation du sang dans le cœur, occasionée par un trop grand afflux de ce liquide ou par un obstacle aux orifices auriculo-ventriculaires, diminue encore et modifie en même temps le bruit des contractions du cœur.

633. Lorsque cet organe est trop rempli de sang, le cylindre ne transmet plus qu'un *bruissement* sourd, assez semblable au bruit d'un soufflet, et, s'il devient plus fort, à celui d'une lime que l'on fait agir sur du

bois. Ce bruissement n'est pas sensible à la main; il s'entend également à la partie inférieure du sternum, et entre les cartilages des sixième et septième côtes gauches. Quelquefois cependant, mais très-rarement, il peut n'exister que d'un seul côté. Il disparaît après des saignées suffisamment répétées.

634. Lorsque ce bruit de *lime* est dû au rétrécissement de quelqu'un des orifices du cœur, il est beaucoup plus fort que dans le dernier cas. Le lieu et le temps dans lesquels on l'entend indiquent évidemment quel est l'orifice affecté. Quand cet orifice est à gauche, on sent quelquefois à la main un frémissement analogue à celui qui accompagne le murmure de satisfaction que font entendre les chats lorsqu'on leur passe la main sur le dos.

Dans ce dernier cas, le bruit des contractions de la cavité qui se vide par l'orifice rétréci est, non-seulement plus sourd, mais encore beaucoup plus prolongé que dans l'état naturel. Il l'est quelquefois assez pour que la contraction de l'oreillette devienne trois ou quatre fois plus lente que celle des ventricules, si l'obstacle est à l'orifice auriculo-ventriculaire. Ces phénomènes peuvent diminuer un peu par la saignée, mais ne cessent jamais entièrement.

CHAPITRE V.

Du Rhythme des battemens du cœur.

635. J'entends par *rhythme* l'ordre des contractions des diverses parties du cœur telles qu'elles se font entendre et sentir par le cylindre, leur durée

respective, leur succession, et, en général, leur rapport entre elles.

Je vais, en conséquence, décrire dans leur ordre successif les phénomènes que présentent à l'oreille les battemens du cœur chez un homme sain et dont le cœur est dans les proportions les plus favorables au libre exercice de toutes les fonctions. Il serait impossible de déterminer géométriquement ces proportions; le poids et l'épaisseur absolus sont des données infidèles. Je crois pouvoir les déterminer de la manière suivante, d'après toutes les dissections que j'ai faites depuis 1801 jusqu'à ce jour.

636. Le cœur, y compris les oreillettes, doit avoir un volume un peu inférieur, égal, ou de très-peu supérieur au volume du poing du sujet. Les parois du ventricule gauche doivent avoir une épaisseur un peu plus que double de celle des parois du ventricule droit. Leur tissu, plus ferme et plus compacte que celui des muscles, doit les empêcher de s'affaisser lorsqu'on ouvre le ventricule. Le ventricule droit, un peu plus ample que le gauche, présentant des colonnes charnues plus volumineuses malgré la moindre épaisseur de ses parois, doit s'affaisser après l'incision.

637. Dans un cœur ainsi proportionné, les contractions alternatives des ventricules et des oreillettes, examinées à l'aide du cylindre et en touchant en même temps le pouls, présentent les phénomènes suivans:

Au moment où l'artère vient frapper le doigt, l'oreille est légèrement soulevée par un mouvement du cœur isochrone à celui de l'artère et accompagné

d'un bruit un peu sourd quoique distinct. L'isochronisme ne permet pas de méconnaître que le phénomène est dû à la contraction des ventricules.

Immédiatement après et sans aucun intervalle,
un bruit plus éclatant et analogue à celui d'une soupape qui se relève, d'un fouet, ou d'un chien qui
lape, annonce la contraction des oreillettes. Je me
sers de ces comparaisons triviales parce qu'elles me
semblent exprimer, mieux qu'aucune description ne
pourrait le faire, la nature du bruit dont il s'agit.

Aucun mouvement sensible à l'oreille n'accompagne
ce bruit, aucun intervalle de repos ne le sépare du
bruit plus sourd et accompagné de soulèvement indicateur de la contraction des ventricules, qu'il semble borner en quelque sorte et interrompre brusquement.

La durée de ce bruit, que j'ai déjà désigné sous le
nom de *claquement*, et par conséquent celle de la contraction des oreillettes, sont évidemment plus courtes
que celle de la contraction des ventricules. Cette différence de durée que Haller regardait en quelque
sorte comme douteuse, quoiqu'il penchât pour l'af-
firmative (*a*), est tout-à-fait incontestable. Elle est,
au reste, beaucoup plus facile à vérifier par l'auscultation que par l'inspection, pour les raisons que j'ai
déjà exposées (§ 593). Il est encore une circonstance
qui a pu contribuer à tenir l'illustre physiologiste de
Berne dans l'incertitude : c'est la fréquence assez
grande d'une exception dont il sera parlé tout-à-
l'heure. Et enfin les observations de Haller, faites sur

_____

(*a*) *Elem. physiol.*

des animaux expirans sous le scalpel, ne lui permettaient pas d'affirmer que ce qu'il voyait fût absolument l'état physiologique.

638. Immédiatement après la systole des oreillettes, il y a un intervalle de repos très-court, mais cependant bien marqué, après lequel on sent les ventricules se soulever de nouveau avec le bruit sourd et la progression graduelle qui leur sont propres; suit la contraction brusque et sonore des oreillettes, et le cœur retombe encore pour un instant dans une immobilité absolue.

639. Ce repos après la contraction des oreillettes ne paraît pas avoir été connu de *Haller*, ou au moins ne l'a-t-il pas regardé comme un état naturel. La seule chose qu'il dise à cet égard me paraît s'appliquer à une espèce d'intermittence dont j'aurai occasion de parler en décrivant les palpitations (*a*).

640. La durée respective des contractions des oreillettes et des ventricules me paraît être déterminée assez exactement de la manière suivante. Sur la durée totale du temps dans lequel se font les contractions successives des diverses parties du cœur, un tiers au plus ou même un quart est rempli par la systole des oreillettes; un quart, ou un peu moins, par un repos absolu, et la moitié ou à-peu-près par la systole des ventricules.

_____

(*a*) *Post auricularum constrictionem, celerrimè in calido et sano animale, aliquantò lentiùs in frigido et languente, et non-nunquam satis magno etiam in calidis tempusculo interposito, sequitur ventriculorum contractio.* Elem. physiol., sect. IV, § XXI.

Ces observations peuvent paraître assez minutieuses à la lecture : j'ose croire cependant qu'elles seront trouvées exactes et faciles à vérifier par tout médecin qui voudra écouter pendant quelques minutes les battemens du cœur chez un homme sain et d'une certaine vigueur.

641. La rareté du pouls est la circonstance la plus favorable pour en reconnaître l'exactitude.

Quand le pouls est lent et rare à-la-fois, la contraction des ventricules est plus longue que dans l'état naturel (*a*), le bruit qui l'accompagne est plus sourd, l'oreille est moins fortement soulevée : la systole des oreillettes, au contraire, a toujours sa brièveté et son bruit ordinaires ; elle paraît même plus courte à raison du temps plus long employé par la systole des ventricules. Le repos après la contraction des oreillettes n'est pas sensiblement plus court.

642. Quand le pouls est *rare* et *vif* à-la-fois, ce repos est plus long que dans l'état ordinaire, et par conséquent plus sensible. Je l'ai trouvé égal à la durée de la contraction des ventricules chez un apoplectique dont le pouls très-prompt ne battait qu'environ cinquante-huit fois par minute. Chez un autre individu qui présentait des signes avant-coureurs de la même maladie, et dont le pouls, également prompt, ne battait que quarante fois par minute, j'ai trouvé que ce repos occupait un temps égal à celui dans lequel se

_____

(*a*) Je n'ai pas besoin de dire que cette comparaison de l'état ordinaire à un état dans lequel le pouls est plus rare a été faite sur le même sujet.

faisaient les contractions successives des ventricules et des oreillettes.

643. Il suit de ces observations que le cœur, loin d'être dans un état de mouvement continuel, comme on le pense communément, présente des alternatives de repos et d'action dont les sommes comparées ne s'éloignent guère des proportions que présentent sous le même rapport beaucoup d'autres muscles de l'économie animale, et particulièrement le diaphragme et les muscles intercostaux. En effet, en admettant, par un calcul approximatif très-voisin de l'exactitude, que, sur la durée totale du temps occupé par la succession complète des mouvemens du cœur, un quart est occupé par un repos absolu de toutes ses parties, une moitié par la contraction des ventricules, et un quart par celle des oreillettes, on trouvera que, sur vingt-quatre heures, les ventricules ont douze heures de repos et les oreillettes dix-huit. Chez les individus dont le pouls donne habituellement moins de cinquante pulsations par minute, le repos des ventricules est de plus de seize heures par journée. Les muscles du mouvement volontaire eux-mêmes n'en ont souvent pas davantage chez les hommes livrés à des travaux pénibles; et parmi ceux surtout qui servent à maintenir le tronc et la tête dans l'état de station, il en est certainement qui se reposent moins, d'autant plus que leur action n'est peut-être pas toujours complètement interrompue par le sommeil.

D'un autre côté, les muscles soumis à l'empire de la volonté, comme ceux des membres, et qui sont par cela même exposés à recevoir d'elle une grande énergie de contraction, sont aussi ceux qui jouissent du repos le plus long. Chez un piéton qui aura marché douze heures sur vingt-quatre, les muscles des jambes et des cuisses n'auront réellement agi que pendant six heures, puisque les mouvemens des fléchisseurs et des extenseurs sont alternatifs : ceux du tronc, au contraire, auront été pendant tout le temps de la marche dans un état de contraction à-peu-près continuelle, mais beaucoup moins énergique et en quelque sorte automatique; d'où l'on peut conclure que, chez un homme sain, et qui, suivant les règles de l'hygiène, se livre habituellement à un exercice proportionné à ses forces, la somme du mouvement est à-peu-près la même dans chaque ordre de muscles, et que le cœur ne fait pas exception à cet égard. On peut encore tirer des mêmes faits cette autre conclusion, conforme d'ailleurs à l'expérience, que les professions qui, comme celle de laboureur, conduisent à exercer d'une manière à-peu-près égale les diverses parties du système musculaire, sont les plus favorables à la santé.

Cette distribution à-peu-près égale du mouvement dans le système musculaire, malgré une grande inégalité apparente, semble, au reste, être le résultat d'une loi générale dans la nature. Ainsi la durée moyenne du jour, la température moyenne, ne diffèrent pas sensiblement, malgré les apparences contraires, au Sénégal et à Pétersbourg, et une année dans le même climat ne présente pas sous ces rapports, non plus que sous celui de la quantité de pluie, de différence notable avec l'année qui la précède ou qui la suit.

644. La rareté du pouls est une circonstance favorable pour reconnaître l'isochronisme de la contraction des ventricules et de la pulsation artérielle.

Quand, au contraire, le pouls est plus fréquent que dans l'état naturel, c'est-à-dire, quand il bat plus de soixante-douze fois par minute, cet isochronisme est difficile à distinguer; le repos après la contraction des oreillettes ne se distingue plus, et la durée de la contraction des ventricules est moindre; celle de la contraction des oreillettes reste la même, ou, si elle est plus courte, cette différence est insensible.

Ces changemens sont d'autant plus prononcés que la fréquence du pouls est plus grande. Il s'y joint ordinairement une diminution de l'impulsion et une augmentation du bruit produit par la contraction des ventricules.

Il résulte de ces observations et des précédentes (§ 641) que, quand la contraction des ventricules devient plus lente que dans l'état ordinaire, l'excédent de sa durée n'est pas ordinairement pris sur le temps de la systole des oreillettes, ni même sur celui du repos, mais qu'il allonge la somme du temps rempli par les contractions du cœur : aussi le pouls est-il toujours plus rare dans ces cas.

645. L'hypertrophie des ventricules, lorsqu'elle est médiocre, présente en quelque sorte une exagération du rhythme naturel du cœur. La contraction des ventricules, moins sonore, devient plus facile à distinguer de celle des oreillettes. Le repos après cette dernière est bien marqué, et contraste sensiblement avec le bruit qui le précède et le mouvement qui le suit.

646. Mais dans l'hypertrophie portée à un très-haut degré, le rhythme du cœur est singulièrement altéré. La contraction des ventricules devient extrêmement longue : ce n'est d'abord qu'un mouvement obscur et

profond, mais qui augmente graduellement, sou-
lève l'oreille, et produit enfin la sensation du choc.
Cette contraction n'est accompagnée d'aucun bruit,
ou, s'il en existe, il se réduit à une sorte de murmure
analogue à celui de la respiration. La contraction des
oreillettes est extrêmement brève et presque sans
bruit; on l'entend à peine; quelquefois même elle est
tout-à-fait insensible, et à peine la systole des ventricules a-t-elle cessé qu'ils recommencent à se soulever
de nouveau. L'intervalle de repos n'existe plus ou se
confond avec le commencement presqu'insensible de
la contraction des ventricules.

647. Dans les cas extrêmes, on n'entend réellement
rien, si ce n'est l'espèce de murmure indiqué ci-dessus (§ 645), et l'on sent seulement un soulèvement
correspondant à chaque battement du pouls.

648. Il me paraît évident que la brièveté plus grande
de la contraction des oreillettes ou son absence apparente ne tient pas seulement, dans ce cas, à la diminution de leur force contractile, mais encore à ce
que cette contraction commence alors avant que celle
des ventricules ait tout-à-fait cessé. Cela devient surtout sensible dans certains momens où les oreillettes,
se contractant avec plus de force et d'une manière en
quelque sorte convulsive, font entendre une systole
très-sonore, qui semble anticiper sur celle des ventricules et l'arrêter au milieu de son développement.
Cette anticipation, qui a souvent lieu dans les palpitations, produit un effet très-difficile à décrire quoique
facile à reconnaître quand on l'a entendu une fois :
c'est une sorte de soubresaut analogue à celui que
produirait un ressort placé au-dessous du cœur, et

qui, se détendant, viendrait à le frapper subitement et à interrompre son mouvement. Il semble, en un mot, que ce mouvement ne procède pas du cœur lui-même, mais d'un organe contractile plus vigoureux placé au-dessous de lui.

Cette contraction convulsive est quelquefois double, c'est-à-dire, que l'on en entend deux successives sans aucun intervalle; mais immédiatement après, le cœur reprend son rhythme précédent, et cet accident, pendant lequel il me paraît qu'il y a toujours une sorte de disposition à la défaillance, n'est jamais que momentané.

649. Lorsque les parois du ventricule gauche sont naturellement minces ou amincies, même à un degré médiocre, par l'effet d'une dilatation, le rhythme des battemens du cœur devient tout-à-fait différent.

L'intervalle de repos après la contraction des oreillettes n'est plus sensible. La contraction des ventricules est plus sonore, elle surpasse moins sensiblement en durée celle des oreillettes, et ne s'en distingue plus autant par la nature du bruit. De ces dispositions, il suit nécessairement que, chez les sujets ainsi constitués, le pouls doit être habituellement fréquent, et le synchronisme de la systole des ventricules et de la diastole artérielle plus difficile à reconnaître. Ces sujets sont par là même peu propres à fournir un premier objet d'observation à l'homme qui veut étudier le mécanisme de la circulation à l'aide du cylindre. Il vaut mieux ne s'en occuper qu'après avoir bien reconnu, sur des sujets plus heureusement constitués, le rhythme naturel et parfait du cœur exposé ci-dessus (§ 636).

650. Aux phénomènes que nous venons d'exposer se joignent, comme nous l'avons dit, un choc moindre pendant la contraction des ventricules (§ 615), et une grande étendue des battemens du cœur (§ 604). Ces signes réunis indiquent constamment un cœur disposé à la dilatation, c'est-à-dire, pour prendre un terme de comparaison dans un objet qui ne peut en avoir de fixe, un cœur dans lequel les parois du ventricule gauche ont au plus une épaisseur double de celles du ventricule droit.

651. Cet état du cœur est naturel ou congénital chez beaucoup d'hommes. Les sujets chez lesquels il existe peuvent vivre pendant un grand nombre d'années dans un état de santé assez parfait : seulement cette disposition coïncide ordinairement avec une constitution délicate. Les personnes chez lesquelles elle existe ont, en général, une stature grêle et des muscles peu volumineux. Leur poitrine est étroite et leur respiration habituellement un peu courte. Dans les fièvres et les maladies des organes de la respiration, elles éprouvent, toutes choses égales d'ailleurs, une dyspnée plus grande que les malades d'une constitution différente. Pour peu qu'une semblable disposition augmente, il en résulte nécessairement une dilatation du cœur.

652. Les changemens que cette dernière maladie produit dans le rhythme du cœur consistent seulement en une augmentation de tous les caractères qui indiquent un cœur à parois minces. La contraction des ventricules devient aussi courte et aussi bruyante que celle des oreillettes ; et, par conséquent, le pouls devient très-fréquent ; l'isochronisme de la pulsation artérielle et de la contraction des ventricules devient

impossible à sentir; quelquefois même il semble que, par un renversement de l'ordre naturel, le pouls vienne frapper les doigts au moment même où le bruit produit par la contraction des oreillettes se fait entendre. Ce phénomène me paraît être une illusion d'acoustique due à l'extrême fréquence des contractions du cœur. A ces signes tirés du rhythme des battemens du cœur, il faut ajouter que ces battemens ne produisent aucun choc sensible (§ 615), qu'ils s'entendent dans tous ou presque tous les points de la poitrine (§ 604), et quelquefois avec autant ou plus de force sous les clavicules et les aisselles qu'à la région même du cœur. Ce dernier caractère surtout peut être regardé comme pathognomonique si le sujet n'est pas phthisique et pectoriloque dans les points dont il s'agit (§ 601); il est, ainsi que tous les autres, d'autant plus prononcé que la dilatation est plus intense.

653. Tels sont les phénomènes que présente le rhythme régulier du cœur, tant dans l'état sain de cet organe, que lorsque les parois de ses ventricules sont épaissies ou amincies. Mais, dans beaucoup de circonstances qui toutes ne constituent pas des maladies ni même des indispositions sérieuses, ce rhythme est sujet à des anomalies variées : les médecins les réduisent ordinairement à trois espèces principales, les *palpitations*, les *irrégularités* et les *intermittences* : nous les rapporterons en conséquence à ces trois chefs, et nous les décrirons sous ces noms.

J'ai supposé, dans tout ce chapitre, le cœur sain ou affecté d'une manière semblable et égale dans ses cavités droites et gauches; mais lorsque l'un des côtés du cœur seulement est affecté, et particulièrement dans le cas de rétrécissement des orifices, le rhythme, le bruit et la force d'impulsion des deux côtés peuvent différer assez pour qu'on puisse être tenté de croire à l'existence de deux cœurs.

CHAPITRE VI.

Des Palpitations.

654. Le mot *palpitation du cœur*, dans le langage médical usuel, peut être défini un battement du cœur sensible et incommode pour le malade, plus fréquent que dans l'état naturel, et quelquefois inégal sous les rapports de fréquence et de développement.

655. Si l'on étudie à l'aide du cylindre les battemens du cœur chez plusieurs malades attaqués de palpitations, on verra qu'il en est de beaucoup d'espèces, et qui n'ont guère entre elles que ce caractère commun, *le malade sent battre son cœur.* Assez souvent il *entend* aussi ces battemens, et surtout quand il est couché. Debout il ne sent et n'entend ordinairement que la contraction des ventricules; couché sur le côté, il sent souvent retentir dans l'oreille un battement double de celui du pouls, c'est-à-dire, la contraction alternative des ventricules et des oreillettes. J'ai répété souvent cette observation sur moi-même dans des insomnies accompagnées d'agitation nerveuse et de très-légères palpitations.

656. Dans beaucoup de cas, les palpitations consistent uniquement dans l'augmentation de fréquence des battemens du cœur. Leur force n'est pas d'ailleurs plus grande que dans l'état naturel ; et la main appliquée

à la région précordiale ne sent absolument rien, quoique le malade imagine, d'après la sensation qu'il éprouve, que son cœur bat beaucoup plus fort qu'à l'ordinaire.

657. Cette espèce de palpitation a surtout lieu chez les personnes attaquées de dilatation des ventricules du cœur. C'est celle de toutes qui dure le plus long-temps. J'ai vu une palpitation de cette espèce persévérer, sans aucun intervalle, pendant huit jours chez une religieuse âgée d'environ soixante-dix ans : le pouls, extrêmement petit et faible, battait constamment, pendant tout ce temps, de cent soixante à cent quatre-vingts fois par minute.

658. D'autres palpitations consistent dans une augmentation de fréquence et de force à la-fois des battemens du cœur. Ce sont surtout celles qui ont lieu, chez un homme sain d'ailleurs, par l'effet de la course ou de tout autre exercice capable d'essouffler ; ou qui sont déterminées par une affection morale. Les palpitations qui ont lieu chez un homme attaqué d'hypertrophie du cœur à un léger degré ont aussi ce caractère : l'impulsion des ventricules devient dans ce cas plus forte que dans l'état naturel.

659. Ces deux espèces de palpitations ne peuvent être distinguées que par le rapport du malade, et par les signes généraux de l'accélération de la circulation qui a lieu dans l'état de fièvre ou d'agitation nerveuse.

Le bruit et l'étendue des battemens du cœur sont presque toujours augmentés dans les divers cas dont je viens de parler ; et, par cette raison, il ne faut jamais tirer de conclusions de l'analyse des battemens du cœur que quand elle a été faite après un repos assez long si le sujet a fait de l'exercice, ou dans l'état de calme le plus parfait s'il est attaqué de maladie du cœur.

660. Dans l'hypertrophie simple et portée à un haut degré, les palpitations, étudiées par le cylindre, présentent les phénomènes suivans : les ventricules se contractent avec une impulsion très-forte, et semblent soulever les parois thoraciques dans une étendue et à une hauteur beaucoup plus considérables que dans l'état de calme. Leur bruit, au contraire, est plus sourd et moins marqué que dans cet état. Ces phénomènes et la fréquence augmentée des battemens ne permettent souvent pas de distinguer les contractions de l'oreillette (§ 646). L'étendue des battemens du cœur n'est pas d'ailleurs augmentée ; et malgré l'accroissement de force de cet organe, souvent double ou triple de l'état ordinaire, le pouls est presque toujours deux ou trois fois plus faible et plus petit que dans ce dernier état. Quand la palpitation dure plusieurs jours de suite, qu'il s'y joint beaucoup d'étouffement, et que le malade, épuisé par une longue maladie et leucophlegmatique, présente une face et des extrémités froides et violettes, qu'il approche de l'agonie, le pouls devient presqu'insensible, les battemens du cœur, excessivement fréquens, perdent leur force d'impulsion, acquièrent quelquefois un peu de bruit, et cessent assez souvent de pouvoir être sentis d'une manière distincte quelques jours avant la mort du malade.

661. Dans l'hypertrophie accompagnée de dilatation, l'impulsion, le bruit et l'étendue des battemens du

cœur sont ordinairement également augmentés par l'effet des palpitations. C'est surtout dans ce cas, et lorsque les deux affections dont il s'agit existent à un degré médiocre, que l'on observe les battemens du cœur analogues à un coup de marteau dont il a été parlé plus haut (§ 618).

CHAPITRE VII.

Des Irrégularités des battemens du cœur.

662. Les irrégularités des battemens du cœur peuvent exister sans palpitations. Chez les vieillards, on les rencontre souvent presque toutes sans altération notable de la santé.

Celles qui ont lieu dans les palpitations consistent le plus souvent uniquement dans des variations de la fréquence des battemens du cœur. Tantôt cette fréquence varie à chaque instant, tantôt on observe seulement de temps à autre quelques contractions plus lentes ou plus courtes que les autres. Quelquefois, au milieu d'une série de pulsations très-égales entre elles, il en survient une seule plus courte de moitié que les autres dans ses deux temps (c'est-à-dire dans les contractions successives des ventricules et des oreillettes). Ce phénomène produit sur le pouls quelque chose d'analogue à l'intermittence, et il produit complètement cette sensation, comme nous le verrons plus bas, pour peu que la pulsation plus courte soit en même temps plus faible que les autres. Les variations de fréquence portent le plus souvent, comme dans ce cas, sur des pulsations complètes du cœur. Cependant il arrive peut-être quelquefois qu'elles dépendent seulement de l'augmentation ou de la diminution de durée de la contraction des ventricules.

663. Ces irrégularités de fréquence ont lieu le plus souvent chez les sujets attaqués de dilatation du cœur.

664. C'est dans les momens de palpitations surtout que l'on observe, chez les personnes attaquées d'hypertrophie, ainsi que nous l'avons dit plus haut (§ 646), des contractions des ventricules prolongées, et qui ne laissent nullement entendre celles des oreillettes. Sans doute ces dernières n'en ont pas moins lieu, puisqu'on ne peut concevoir la circulation sans elles; mais l'absence totale ou presque totale d'intervalle sensible entre les contractions des ventricules ne permet pas d'entendre celles des oreillettes, qui sont alors plus faibles que dans l'état naturel, et qui, commençant nécessairement avant que la contraction aussi énergique que prolongée des ventricules ait cessé, sont masquées par ces dernières.

665. J'ai parlé précédemment d'une autre espèce d'anticipation de la contraction des oreillettes sur celle des ventricules, remarquable au contraire par sa force plus grande qu'à l'ordinaire (§ 648) : il est inutile d'y revenir ici.

666. Je crois avoir observé aussi, quoique rarement, dans les palpitations, une anticipation inverse et tout aussi brusque, c'est-à-dire, celle de la contraction des ventricules sur celle des oreillettes. Ce phénomène produit l'effet suivant : au milieu de pulsations assez régulières et dans chacune desquelles on entend distinctement la contraction des oreillettes et

celle des ventricules, on sent tout-à-coup, au moment
où l'oreille cesse d'être soulevée par cette dernière,
au lieu du claquement de l'oreillette, une nouvelle
contraction des ventricules accompagnée d'un choc
beaucoup plus fort, après lequel le cœur reprend son
rhythme précédent.

667. Il arrive quelquefois, quoique très-rarement,
dans les palpitations, que chaque contraction des ventricules est suivie de plusieurs contractions successives de l'oreillette qui, réunies, n'occupent pas plus de
temps qu'une seule contraction ordinaire. J'ai compté
quelquefois dans ces sortes de palpitations deux pulsations des oreillettes pour une des ventricules ; d'autres fois il y en a quatre ; mais le plus souvent le nombre de ces contractions successives et correspondantes
à une seule contraction des ventricules est de trois.
J'ai vu cet état de la circulation persister très-régu-
lièrement pendant plusieurs jours chez une femme
attaquée d'hypertrophie du ventricule gauche. A une
contraction des ventricules remarquable par sa longue
durée et par la force avec laquelle elle frappait l'o-
reille presque sans bruit, succédaient sans aucune
variation trois contractions bruyantes de l'oreillette
qui, réunies, ne duraient pas autant à beaucoup près
que la contraction des ventricules. Quelquefois, dans
une longue suite de contractions régulières du cœur,
on en entend seulement une ou deux de cette espèce.
Cette espèce de palpitation, non plus que la précédente (§ 666), ne produit aucune altération sensible
dans le pouls. Je ne l'ai observée que chez des sujets
attaqués d'hypertrophie des ventricules.

668. Tels sont les phénomènes que présentent le

plus ordinairement les palpitations avec irrégularités : je suis loin de croire qu'il n'en existe pas d'autres, et j'en connais même de très-caractérisés que je n'ai pas eu encore occasion d'étudier à l'aide du cylindre. Il en est un surtout que je regrette de n'avoir pas rencontré depuis que je m'occupe de ce moyen d'exploration, et qui s'observe cependant quelquefois dans les palpitations dépendantes d'hypertrophie du cœur : c'est une suspension du pouls pendant laquelle l'artère reste pleine et tendue, et résiste fortement au doigt qui la presse. Ce phénomène a lieu plus fréquemment, ou plutôt presque constamment, dans les quintes de toux ; mais l'agitation des parois thoraciques ne permet guère alors d'examiner la région du cœur.

CHAPITRE VIII.

Des Intermittences des battemens du cœur.

669. On entend communément par *intermittence* une suspension subite et momentanée du pouls, pendant laquelle l'artère affaissée ne se sent plus sous le doigt.

La durée des intermittences est très-variable et peut servir à les diviser en deux espèces bien tranchées. Elle est quelquefois moindre que celle d'une pulsation artérielle ; d'autres fois elle est absolument égale ; et enfin elle est, dans certains cas, plus longue.

Les intermittences de la première espèce sont les plus communes ; elles existent souvent chez les vieillards sans aucun trouble dans la santé ; chez ceux

même d'entr'eux qui n'y sont pas sujets, elles se
manifestent à l'occasion d'indispositions très-légères.
Chez l'homme dans la vigueur de l'âge, elles ne s'observent guère que dans les maladies du cœur, et particulièrement dans l'hypertrophie des ventricules et
dans les momens de palpitations : elles seraient peut-
être plus convenablement désignées sous les noms
d'*arrêts* ou d'*hésitations* du pouls. Si l'on examine à
l'aide du cylindre les battemens du cœur chez un
sujet qui présente de semblables intermittences, on
reconnaîtra d'abord qu'elles sont toujours placées
après la contraction des oreillettes. Elles ne diffèrent
par conséquent en rien du repos qui existe très-sen-
siblement en ce moment, ainsi que nous l'avons déjà
dit (§ 638), lorsque le pouls est rare : seulement, au
lieu de revenir régulièrement après chaque contraction des oreillettes et d'offrir une durée égale, ce qui
rendrait alors le pouls *rare* (§ 641), elles ne surviennent que par intervalles, au milieu de contractions fréquentes et souvent même irrégulières dans leur fréquence ; et par conséquent, au lieu de rendre le pouls
plus rare et de présenter l'image du repos naturel
après la contraction complète des diverses parties du
cœur, elles semblent être une suspension subite de
la circulation.

670. La durée de cette espèce de suspension ano-
male est très-variable ; et souvent, dans une suite assez
rapprochée de semblables intermittences, les unes
égalent en durée une contraction complète du cœur,
d'autres n'occupent que la moitié, le tiers ou le quart
de cet intervalle, et d'autres enfin sont si courtes qu'on
ne les sentirait certainement pas dans un pouls moins

fréquent et qui en offrirait de semblables après chaque contraction des oreillettes.

671. Leur retour n'offre pas moins d'irrégularité ; et souvent, après avoir senti un repos inégal après deux ou trois contractions successives ou très-rapprochées des oreillettes, on n'en retrouve de nouveau qu'après dix, vingt, et même cent pulsations complètes du cœur.

672. Si l'on se contente de toucher le pouls sans examiner comparativement les battemens du cœur avec le cylindre, on confond nécessairement cette espèce d'intermittence très-réelle avec la fausse intermittence produite par les variations de durée et de force à-la-fois des battemens du cœur qui a été décrite ci-dessus (§ 662). En effet, cette fausse intermittence est, d'après ce qu'on vient de lire, très-facile à distinguer, par le cylindre, d'avec les *arrêts* ou *hésitations* du cœur. Il n'est pas aussi aisé de préciser en quoi elle diffère des contractions multiples de l'oreillette (§ 667). Ces pulsations plus faibles et plus courtes étant en même temps beaucoup plus fréquentes, ressemblent tout-à-fait à des contractions de l'oreillette. Si, après une contraction des ventricules bien reconnaissable à son impulsion et à son bruit sourd et prolongé, il en survient trois faibles et accompagnées d'un bruit éclatant, on ne peut savoir si elles sont dues à une contraction de l'oreillette faite en trois temps, ou si la première de ces trois contractions est celle de l'oreillette, et si les deux suivantes forment une pulsation complète du cœur. Mais s'il y a deux ou quatre contractions semblables, l'incertitude n'existe plus.

673. La dernière espèce d'intermittence, ou celle qui consiste dans l'absence d'une pulsation complète, qui revient quelquefois avec une périodicité exacte, à des intervalles plus ou moins éloignés, le pouls étant d'ailleurs régulier, constitue le signe avant-coureur de la diarrhée critique découvert par Solano de Lucques. Cet accident de la circulation n'est pas rare, et je l'ai observé fréquemment dans quelques épidémies ; mais il est probable qu'il est dans le génie de quelques constitutions médicales de ne pas le présenter, car, quelque soin que j'aie pris de le rechercher dans les diarrhées critiques ou symptomatiques de cette année et des deux dernières, je n'ai pu le rencontrer. Il me semble très-probable que cette espèce d'intermittence doit le plus souvent correspondre à une contraction des ventricules beaucoup plus faible que les autres, plutôt qu'à une interruption réelle de leur mouvement ; car souvent le pouls même présente de temps en temps, dans ces cas, une pulsation extrêmement faible au lieu d'une intermittence totale ; et les battemens du cœur étant ordinairement très-sensibles, lors même que la grande faiblesse du pouls empêche de le sentir, il me paraît à-peu-près certain que, dans le cas dont il s'agit, on doit toujours entendre le cœur.

674. Je n'ai pas eu encore non plus l'occasion d'examiner l'état du cœur pendant la troisième espèce d'intermittence, c'est-à-dire celle qui est accompagnée de la persistance de l'état de plénitude de l'artère. L'analogie doit porter à croire que cette espèce d'intermittence a lieu immédiatement après la contraction des ventricules ; que ces organes restent dans l'état

de contraction tant qu'elle dure, et que leur diastole et la systole des oreillettes qui l'accompagne ne commencent que lorsque cet état de spasme ou de contraction permanente des ventricules a cessé.

675. Plusieurs des faits exposés dans cette analyse des battemens du cœur ont dû prouver que l'application de la main sur la région de cet organe et l'exploration du pouls sont des moyens bien insuffisans de s'assurer de l'état de la circulation. L'état du pouls surtout, examiné ainsi qu'on l'a fait jusqu'ici, seul et sans le comparer à celui du cœur, est aussi souvent propre à induire en erreur qu'à fournir des indications utiles; et malgré les ingénieuses et subtiles recherches de Galien, de Solano, de Bordeu, de Fouquet, et des médecins chinois, je pense que tout praticien de bonne foi a dit plus d'une fois avec Celse : « *Venis . . . . . maximè credimus fallacissimæ rei* ». Je n'entends pas contester l'exactitude de toutes les observations des auteurs que je viens de citer, et je reconnais volontiers même que plusieurs des plus curieuses sont justes en général ; que l'on voit souvent le pouls dicrote précéder ou accompagner les hémorrhagies nasales, le pouls ondulant coïncider avec la sueur, le pouls intermittent avec la diarrhée, et que l'on peut admettre, avec d'assez nombreuses exceptions, la distinction des pouls *supérieur* et *inférieur.*

Mais si l'on doit convenir de l'utilité de l'exploration du pouls sous ces rapports, il est plus évident encore que, dans beaucoup de cas, le pouls ne donne que des renseignemens nuls ou trompeurs sous des rapports beaucoup plus essentiels, et particulièrement sous celui de l'indication de la saignée, du pronostic dans toutes les maladies, et du diagnostic dans plusieurs. Ce que Celse en dit sous le rapport des fièvres s'applique avec plus d'exactitude encore aux maladies des poumons et du cœur. Nous avons vu que, dans la péripneumonie et la pleurésie, l'absence de la fièvre et un pouls tout-à-fait naturel coïncident souvent avec une lésion grave, étendue, et au-dessus de toutes les ressources de la nature et de l'art. Dans la phthisie, la fièvre hectique est quelquefois suspendue pendant des mois entiers. Dans les maladies du cœur, le pouls est souvent faible, quelquefois même presqu'insensible, quoique les contractions du cœur, et particulièrement celles du ventricule gauche, soient beaucoup plus énergiques que dans l'état naturel. Dans l'apoplexie, au contraire, on rencontre souvent un pouls très-fort chez des sujets dont le cœur ne donne presque plus d'impulsion.

Ces deux observations contraires seront faciles à vérifier par tout médecin qui se servira avec quelque suite du cylindre. Je les ai répétées peut-être plus de mille fois depuis trois ans : elles me paraissent tout-à-fait inexplicables si l'on n'admet pas dans les artères une action indépendante de celle du cœur. Au reste, beaucoup d'autres faits semblent prouver que les divers systèmes d'organes qui servent à la circulation, malgré leur dépendance nécessaire et réciproque, ont aussi, sous d'autres rapports, une existence particulière qui, dans certains états de maladie et chez quelques individus, est peut-être plus marquée et en quelque sorte plus isolée que dans l'état ordinaire. Les observations des praticiens de tous les âges sur les effets différens des saignées générales ou locales, artérielles ou veineuses, déplétives ou dérivatives, rentrent dans cette catégorie de faits. On en peut dire autant du soulagement très-grand ou de la guérison complète de plusieurs espèces de maladies par une hémorrhagie de quelques onces, comparée à l'inutilité des saignées les plus copieuses dans les mêmes cas, du peu d'affaiblissement produit par certaines pertes utérines ou par un flux hémorrhoïdal excessivement abondant, comparativement au collapsus que produit chez les mêmes individus l'application de quelques sangsues. Je connais un homme qui a supporté plusieurs fois, sans s'en sentir aucunement affaibli, des saignées de huit à douze onces, et chez lequel l'application de deux sangsues à l'anus faite dans deux occasions différentes a produit chaque fois un anéantissement des forces musculaires égal à celui d'un malade qui quitte pour la première fois son lit après une fièvre grave de trois ou quatre septénaires.

676. Ces faits prouvent, ce me semble, entre autres choses, que la circulation capillaire est en quelque sorte indépendante de la circulation générale. L'influence de cette dernière sur la première paraît surtout bien peu forte dans certaines hémorrhagies utérines, intestinales, nasales et pulmonaires, que les saignées les plus abondantes suspendent à peine ou même ne peuvent aucunement modérer.

677. L'exploration du pouls est donc loin de pouvoir donner l'idée de l'état de la circulation en général; elle ne peut même pas faire connaître la manière dont elle se fait dans le cœur; car le pouls ne correspond qu'à la contraction du ventricule gauche, qui peut être régulière, ainsi que nous l'avons déjà

dit, quand celles des oreillettes et du ventricule droit ne le sont nullement.

678. Le pouls ne peut même donner d'une manière sûre et constante l'indication de la saignée. Tous les praticiens savent que, dans certains cas, et particulièrement dans l'apoplexie, la péripneumonie, la pleurésie, et les maladies inflammatoires des organes abdominaux, la faiblesse et la petitesse du pouls ne sont pas toujours des contre-indications à la saignée, et que souvent même l'artère reprend, dans ces cas, de la plénitude et de la force après une perte de sang plus ou moins forte. La distinction de ce pouls *fictitiè debilis* est même un des points de pratique les plus importans et les plus difficiles dans le traitement des maladies aiguës, c'est un de ceux qui doivent le plus fixer l'attention du médecin; car c'est dans ce cas surtout que l'erreur est mortelle.

679. Le cylindre donne, à cet égard, une règle plus sûre que le tact des plus habiles praticiens. Toutes les fois que les contractions des ventricules du cœur ont de l'énergie, on peut saigner sans crainte, le pouls se relèvera; mais si les contractions du cœur sont faibles, le pouls eût-il encore une certaine force, il faut se défier de la saignée.

Lorsque le pouls est très-fort et les contractions du cœur médiocrement énergiques, ce qui, comme je l'ai dit, arrive assez ordinairement chez les apoplectiques, on peut encore saigner utilement tant que l'on ne s'aperçoit pas d'une diminution très-sensible dans le bruit et l'impulsion des contractions du cœur. Mais quand le pouls et le cœur sont également faibles, il faut se garder d'ouvrir la veine quels que soient le *nom* et le siége de la maladie : on détruirait infailliblement le peu de ressources qui peuvent rester encore à la nature. Tout au plus, s'il y a quelques signes de congestion sanguine locale, peut-on se permettre d'essayer, par l'application de quelques sangsues, si le malade est encore en état de supporter utilement la saignée des capillaires.

680. La sûreté et la facilité avec lesquelles le cylindre donne ou exclut l'indication de la saignée dans les cas dont je viens de parler, et qui jusqu'ici ont été regardés par tous les praticiens comme du nombre des plus épineux, me paraît être le plus grand avantage que l'on puisse retirer de cet instrument; il est au moins le plus général, puisqu'il se rapporte à un moyen thérapeutique le plus utile sans contredit ou le plus nuisible qui soit au pouvoir de la médecine, et dont l'emploi peut avoir lieu dans presque toutes les maladies.

681. D'après ce que nous venons de dire, il est évident, 1° qu'on ne connaît bien l'état de la circulation que quand on a comparé l'état du cœur à celui du pouls artériel, et examiné autant que possible l'état de la circulation capillaire ; 2° que la seule exploration du pouls, même en n'y cherchant que les signes les plus simples et les plus universellement admis, l'indication de la saignée, par exemple, est aussi souvent propre à induire en erreur qu'à donner des renseignemens utiles.

682. On aurait peut-être droit de s'étonner que l'exploration du pouls ait été si généralement employée par les médecins de tous les âges et de tous les peu-

ples, malgré son incertitude avouée par les plus instruits d'entre eux. La raison d'une pareille faveur est
cependant facile à sentir ; elle est dans la nature hu-
maine : ce moyen est employé parce qu'il est d'un
usage facile ; il donne aussi peu de peine et d'embarras au médecin qu'au malade ; le plus habile,
après l'avoir employé avec toute l'attention dont il
est capable, ose à peine en tirer quelques inductions,
et hasarder des conjectures qui ne se vérifient pas toujours ; et, par conséquent, le plus ignorant s'expose
fort peu en en tirant toutes les inductions possibles.
Par cela même, ce moyen convient mieux aux hommes
médiocres par la nature et par l'éducation, qui,
parmi les médecins, comme dans les autres classes
de la société, feront toujours le plus grand nombre,
que des moyens tout-à-fait sûrs, et qui permettraient
de juger habituellement et facilement de l'habileté du
médecin, par l'exactitude de son diagnostic et de ses
prédictions.

Cette raison, plus qu'aucune autre, me porte à croire
que long-temps après que l'utilité de l'auscultation
médiate aura été reconnue unanimement par tous
les médecins instruits, beaucoup de praticiens négli-
geront ou dédaigneront même l'emploi de ce moyen,
comme ils contestent les avantages de la percussion,
et ne croiront pas avoir perdu leur temps à tâter le
pouls d'un hypochondriaque ou à examiner jour par
jour les déjections d'un péripneumonique.

685. Les faits que je viens d'exposer relativement
à la discordance, souvent très-grande, qui peut exister entre les battemens du pouls et ceux du cœur,
particulièrement sous le rapport de la force, sont

contradictoires à l'opinion la plus universellement adoptée par les physiologistes modernes, et qui veut que l'action des artères soit tout-à-fait dépendante de celle du cœur. Bichat lui-même est tombé dans cette erreur : « A chaque espèce de mouvemens du cœur, » dit-il, correspond une espèce particulière du pouls. » Je suis étonné que les auteurs, qui ont tant dis- » puté sur la cause de ce phénomène, n'aient pas » imaginé de recourir à l'expérience pour éclaircir » la question. Sans doute il y a une foule de modifi- » cations dans le pouls qu'il leur aurait été impossible » de voir coïncider avec les mouvemens du cœur ; » mais le pouls rare et fréquent, le fort et le faible, » l'intermittent, l'ondulant, etc., se conçoivent tout » de suite en mettant le cœur à découvert, et en » plaçant en même temps le doigt sur une artère. On » voit constamment alors, pendant les instans qui » précèdent la mort, que, quelle que soit la modi- » fication de la pulsation artérielle, il y a toujours » une modification analogue dans les battemens du » cœur ; ce qui ne serait pas, certainement, si le pouls » dépendait spécialement de la contraction vitale des » artères. . . . . . . Je n'ai jamais vu le mouvement du » cœur ne pas correspondre constamment à celui des » artères, etc. (*a*). »

684. Je ne sais jusqu'à quel point on peut com- parer les battemens du cœur *vus* aux battemens artériels *sentis*, et je crois que cette comparaison est de sa nature très-sujette à illusion, d'autant qu'on ne peut la faire que sur un animal expirant dans

_____

(*a*) Bichat, Anat. génér., 1re. part., tom. ii, pag. 371.

les tortures ; mais je puis assurer que l'on se convaincra promptement de l'exactitude de l'opinion contraire, en examinant comparativement le pouls et le cœur de certains malades, et surtout des apoplectiques et des personnes attaquées de maladie du cœur.

685. En terminant cette analyse des contractions du cœur dans l'état de santé et de maladie, je dois dire que l'exploration du cœur est celle dans laquelle l'auscultation immédiate, comparée avec l'auscultation médiate, présenterait le moins d'infériorité, si, pour les raisons que nous avons exposées ailleurs (§ 7), elle n'était dans la plupart des cas à-peu-près impraticable. Ses principaux inconvéniens seraient l'impossibilité d'appliquer l'oreille au bas du sternum chez un grand nombre de sujets, l'auscultation simultanée des deux côtés du cœur dans presque tous les cas, la réunion du bruit de la respiration et de ceux des gaz existant dans l'estomac à celui des battemens du cœur, et quelquefois l'intensité beaucoup trop grande du bruit et de l'impulsion de cet organe perçus par une surface trop étendue, intensité qui ne permet pas d'analyser facilement les mouvemens de ses diverses parties. La même chose a lieu, au reste, pour les autres bruits qui se passent dans l'intérieur de la poitrine ; et, lorsqu'ils sont très-forts, l'oreille les apprécie beaucoup moins bien que lorsqu'ils ont une intensité médiocre. Nous avons vu (§ 64) que la pectoriloquie est toujours beaucoup moins évidente chez les sujets à voix forte et grave que chez ceux dont la voix n'a qu'un timbre ordinaire ou même faible. On juge aussi beaucoup mieux de la netteté

de la respiration ou de son mélange avec une espèce quelconque de râle, quand elle n'a qu'une intensité médiocre que quand elle est très-bruyante. Chez les enfans surtout, et chez les sujets maigres, dont la respiration est ordinairement très-sonore, je recommande souvent au malade de modérer ses efforts d'inspiration.

686. Je me suis demandé souvent la raison de cette différence qui semblait d'abord impliquer contradiction. J'ai répété un grand nombre de fois des expériences comparatives pour m'assurer que je ne me trompais pas, et je suis toujours demeuré convaincu de l'évidence de ce que je viens d'exposer. En y réfléchissant ensuite, j'ai trouvé que ces faits se liaient à beaucoup d'autres; et qu'en général, quand nos sensations passent une certaine mesure, il devient à-peuprès impossible d'apprécier des différences même trèsgrandes dans leur intensité : ainsi un caillou qui frappe un membre et le meurtrit à peine, et une balle qui le traverse, produisent à-peu-près la même sensation : une brûlure produite par une goutte de cire enflammée, et dont l'effet se borne à soulever l'épiderme, cause autant de douleur qu'une eschare profonde faite par le fer incandescent; et, pour ne chercher de comparaisons que dans les perceptions de l'ouïe elle-même, une dissonnance entre deux instrumens très-bruyans, deux trompettes, par exemple, est bien moins sensible qu'entre deux violons.

SECTION II.

DES MALADIES DU COEUR.

CHAPITRE Ier.

Des Maladies du Cœur en général.

ARTICLE Ier.

Symptômes communs à toutes les maladies du cœur.

687. Dans l'analyse qui précède, on a pu reconnaître que l'usage du cylindre donne des signes plus précis et plus propres à faire facilement distinguer les principales maladies du cœur, que ceux qui ont été connus jusqu'à présent; on a pu voir également quels sont ces signes pour chaque espèce de maladie. Cependant, je crois devoir les reproduire ici d'une manière plus rapprochée; et, pour plus de clarté, rappeler en même temps sommairement les symptômes généraux et les caractères anatomiques de chacune des lésions auxquelles se rapportent les signes donnés par le cylindre.

688. Les maladies du cœur les plus graves et les plus fréquentes sont la dilatation des ventricules, l'épaississement de leurs parois, et la réunion de ces deux affections. Le plus souvent un seul ventricule est affecté; quelquefois les deux le sont à-la-fois de la même manière ou d'une manière inverse: ainsi il n'est pas rare de voir coïncider la dilatation du ventricule droit avec l'hypertrophie du gauche, *et vice versá.*

La persistance du trou de Botal, la perforation de la cloison des ventricules, l'ossification des valvules sigmoïdes de l'aorte, celle de la valvule mitrale, les excroissances placées sur les mêmes parties, les productions de diverse nature qui peuvent se développer dans le cœur, sont des affections beaucoup plus rares, et qui, pour la plupart, ne troublent la santé que lorsqu'elles sont arrivées à un degré assez intense pour déterminer l'hypertrophie ou la dilatation des ventricules.

La dilatation ou l'hypertrophie des oreillettes, plus rares encore, sont toujours des affections consécutives produites par un état pathologique des valvules ou des ventricules. Nous examinerons successivement chacune de ces affections, et nous parlerons ensuite des maladies du péricarde et de celles de l'aorte.

689. Les signes généraux de toutes ces affections sont presque les mêmes : une respiration habituellement courte et gênée, des palpitations et des étouffemens constamment produits par l'action de monter, par la marche rapide, par les affections vives de l'ame, et revenant même souvent sans cause connue ; des rêves effrayans, un sommeil fréquemment interrompu par des réveils en sursaut, et une sorte de pâleur cachectique avec penchant à la leucophlegmatie, qui arrive effectivement pour peu que la maladie augmente. A ces symptômes se joint assez souvent l'*angine de poitrine*, affection nerveuse dont les caractères essentiels sont un sentiment d'étouffement, de pression ou de constriction à la région précordiale, et un engourdissement dans le bras gauche, plus rârement dans le droit, et quelquefois dans les deux bras à-la-fois.

690. Lorsque la maladie est arrivée à un degré intense, il est facile de la reconnaître au premier coup-d'œil. Incapable de supporter la position hori-

zontale, le malade, assis plutôt que couché dans son lit, la tête penchée sur sa poitrine ou renversée sur ses oreillers, conserve jour et nuit cette position; la face plus ou moins bouffie, quelquefois très-pâle, présente le plus souvent une teinte violette foncée, tantôt diffuse, tantôt bornée aux pommettes. Les lèvres, gonflées et proéminentes à la manière de celles des nègres, présentent cette lividité d'une manière plus intense encore; elles l'offrent même dans les cas où le reste de la face est tout-à-fait pâle. Les extrémités inférieures sont œdémateuses; le scrotum ou la vulve, les tégumens du tronc, les bras et la face même, sont successivement envahis par l'infiltration. L'exhalation augmente également, et l'absorption diminue dans les membranes séreuses : de là l'ascite, l'hydrothorax et l'hydropéricarde, qui accompagnent les altérations organiques du cœur plus souvent qu'aucune autre maladie.

691. Le trouble de la circulation capillaire n'est pas marqué seulement par l'hydropisie et la couleur violette de la face, couleur qui se remarque aussi quelquefois aux extrémités; la même stase sanguine a lieu dans les organes internes : de là l'hémoptysie, les douleurs d'estomac, les vomissemens que l'on remarque quelquefois dans les maladies du cœur, l'apoplexie qui les termine assez souvent, et particulièrement la dyspnée et l'oppression, qui les ont fait long-temps confondre avec beaucoup d'autres sous le nom d'*asthme*. Ces symptômes d'ailleurs présentent, dans les maladies du cœur, des caractères particuliers et propres à aider à les distinguer des affections que l'on pourrait le plus facilement confondre avec elles, et

particulièrement de l'emphysème du poumon, qui a quelquefois le même appareil extérieur, surtout lorsqu'il a déterminé à la longue un certain degré d'hypertrophie ou de dilatation du cœur.

692. Les sujets attaqués de maladie du cœur, quoiqu'ayant habituellement la respiration courte, n'éprouvent ordinairement le sentiment de l'oppression et de la dyspnée que lorsqu'ils marchent un peu vite, quand ils se livrent à des exercices fatigans, et surtout quand ils montent. Dans l'état de repos, ils ne s'aperçoivent pas de la gêne de la respiration, si ce n'est dans les paroxysmes de la maladie ou lorsqu'elle est portée au plus haut degré.

Les malades attaqués d'emphysème, au contraire, étouffent lors-même qu'ils ne font pas le moindre mouvement. Les attaques d'oppression reviennent sans cause connue, ou à l'occasion d'un léger changement dans la température. L'exercice modéré paraît souvent les soulager, à moins que la maladie ne soit portée au plus haut degré ; et à un degré médiocre, les longues marches fréquemment répétées, mais d'un pas modéré, sont peut-être un des meilleurs moyens de combattre cette maladie. Je connais un homme qui, à la suite d'études opiniâtres, éprouva vers l'âge de vingt-deux ans une oppression qu'il rapportait seulement au côté gauche de la poitrine, et qui augmenta graduellement pendant trois ans. La poitrine résonnait bien : on regarda en conséquence cette affection comme nerveuse, et on lui conseilla de faire de l'exercice. Il alla à la campagne, et pendant trois semaines, il chassa huit, dix et même douze heures par jour. Dès le premier jour, il se trouva notablement soulagé, et au bout de sept ou huit, il ne sentait plus la moindre oppression. Il n'en a pas éprouvé de retour pendant dix ans, espace de temps pendant lequel il a recommencé cet exercice assez régulièrement tous les deux ou trois ans, y suppléant d'ailleurs, quand il ne pouvait s'y livrer, par de longues marches dans Paris. Mais depuis 1812, ses occupations l'ayant obligé à ne sortir jamais qu'en voiture, l'oppression commença à reparaître : il l'éloigna d'abord par quelques promenades, mais qu'il savait, d'après son expérience propre, être insuffisantes. Dernièrement il en a éprouvé une attaque beaucoup plus forte qu'aucune des précédentes et pendant laquelle j'ai reconnu chez lui tous les signes de l'emphysème du poumon, ou au moins du catarrhe sec qui y prédispose. Pendant la plus grande force de cette attaque, qui n'a été violente que pendant trois ou quatre jours, il était obligé de marcher sans s'arrêter, du matin au soir, dans son appartement : il dormait très-bien ensuite.

693. La circulation générale n'est pas toujours aussi altérée dans les maladies du cœur que la circulation capillaire. Quelquefois le pouls est à-peu-près naturel, et la main appliquée sur la région du cœur n'y sent que des battemens réguliers et d'une force médiocre ; mais, dans d'autres cas, le pouls est très-fort ou tout-à-fait insensible ; le cœur donne une impulsion très-forte ou nulle, et des irrégularités évidentes existent dans ses contractions. Dans cet état, les palpitations sont continuelles ; leur nature varie comme celle de l'affection qui les produit.

694. Un état aussi grave n'est pas toujours sans ressources, et l'on voit quelquefois l'emploi sagement

combiné de la saignée, des diurétiques et des toniques, faire disparaître la suffocation imminente, les
palpitations et l'hydropisie, et rendre au malade, pour
un temps souvent fort long, une santé suppor-
table. Ce n'est ordinairement qu'après un grand nombre d'attaques semblables survenant à des intervalles
assez éloignés, qu'il finit par succomber.

ARTICLE II.

*Altérations produites par les maladies du cœur sur
la texture des autres organes.*

695. A l'ouverture du corps des malades qui succombent à une affection organique du cœur, on
trouve, outre la lésion qui constituait essentiellement
la maladie, et la diathèse séreuse générale qui l'accompagne presque toujours, tous les signes de la stase du
sang dans les capillaires internes : le foie, les poumons,
les capillaires sous-séreux, sous-muqueux et sous-cutanés, sont gorgés de sang; les membranes muqueuses,
et particulièrement celles de l'estomac et des intestins, présentent une teinte rouge ou violette. Cette
teinte varie beaucoup en intensité et en étendue. Quelquefois elle existe seulement çà et là sous la forme de
petits points ou de taches disséminées sur la surface
de la membrane; d'autres fois elle en occupe uniformément toute l'étendue; il semble même qu'elle soit
accompagnée de quelque boursoufflement, des orte
que, si l'on s'en rapportait à cette seule apparence, si
l'on n'examinait pas l'état du cœur, et si l'on ne savait
pas que le malade a pu, jusqu'au dernier instant de sa

vie, prendre sans éprouver aucune douleur du vin et d'autres substances stimulantes, on pourrait être tenté de croire qu'il a succombé à une violente inflammation de l'estomac et des intestins.

696. Cette rougeur est, au reste, chez un grand nombre des sujets qui ont succombé à une maladie du cœur, beaucoup plus intense et surtout plus étendue que celle que l'on rencontre chez les sujets qui sont morts d'une véritable inflammation intestinale, comme la dysenterie; et ce fait, comme beaucoup d'autres, est une preuve que la rougeur ne suffit pas pour caractériser une inflammation de la membrane muqueuse des intestins, de même que la couleur violette de la face chez les asthmatiques ne constitue pas un érysipèle.

697. Lancisi et Sénac, fondés sur une observation assez incomplète de *Fabrice de Hilden*, mettent le sphacèle des membres au nombre des affections organiques qui peuvent être un effet des maladies du cœur ou des gros vaisseaux. Feu M. Giraud, chirurgien en second de l'Hôtel-Dieu de Paris, a cru, d'après quelques faits qui se sont présentés à lui, devoir renouveler cette opinion; et depuis, quelques praticiens pensent même que la gangrène sénile a pour cause ordinaire l'ossification des artères. M. Corvisart doute avec raison qu'il y ait eu dans ces cas autre chose que coïncidence de deux maladies étrangères l'une à l'autre (a). La seule rareté de la gangrène spontanée des membres, comparée à la fréquence des maladies du cœur et des ossifications des artères, suffit en effet pour ôter toute probabilité à cette opinion. On en peut

_____

(a) *Op. cit.*, pag. 182.

dire autant de celle de M. Testa, professeur de Bologne, qui pense que l'ophthalmie, et quelquefois la
perte de l'œil, peuvent être rangées au nombre des
effets des maladies du cœur (a).

698. Aucun des symptômes et des effets que nous
venons d'exposer ne peut servir à caractériser et à
faire reconnaître les maladies du cœur, puisqu'ils
leur sont communs avec beaucoup d'autres maladies,
et particulièrement avec presque toutes les maladies
chroniques du poumon. L'exploration du pouls,
comme nous l'avons vu (§ 675), est loin de donner
des renseignemens plus sûrs ; l'application de la main
sur la région du cœur, si l'on en excepte un très-petit
nombre de cas, est plus propre à inspirer une trompeuse sécurité ou des craintes mal fondées, qu'à donner quelques lumières : car, outre que jamais elle
ne fait sentir que les contractions du ventricule gauche,
pour un malade chez lequel on sentira habituellement des battemens forts ou tumultueux, on en trouvera cent autres affectés au même degré ou à un degré
plus intense, et chez lesquels le cœur ne peut être
senti ou ne se sent que confusément et à peine.

699. L'auscultation médiate est donc le seul moyen
de reconnaître les maladies du cœur, et encore doit-on
dire que, de toutes les maladies qu'elle peut faire reconnaître, ce sont celles qui peuvent le plus souvent
échapper à un observateur même attentif. On a dû
voir que l'étude de l'état physiologique du cœur
demande beaucoup plus de temps et d'application
que celles de la voix, de la respiration et du râle.

(a) *Delle Malattie del cuore, lib. II, cap. IX. Bologne,* 1810.

D'un autre côté, lorsque l'on est privé, comme il arrive presque toujours dans les hôpitaux, de renseignemens sur la santé antérieure du malade, on pourra quelquefois penser qu'un malade est attaqué d'hypertrophie ou de dilatation du cœur, tandis qu'il n'y a réellement que des palpitations nerveuses. Il ne m'est jamais arrivé de tomber dans cette erreur sans m'apercevoir moi-même de la méprise au bout d'un certain temps; mais elle peut durer long-temps si l'on examine rarement les malades, et surtout si on ne les trouve jamais dans un certain état de calme.

700. Une autre cause d'erreur beaucoup plus insidieuse, ce sont les maladies du poumon qui diminuent l'étendue de la respiration, telles que la péripneumonie, l'emphysème à un haut degré, et particulièrement la pleurésie chronique. Dans des cas de cette espèce, il m'est quelquefois arrivé de trouver des cœurs énormément dilatés ou épaissis, à l'ouverture de sujets chez lesquels j'avais trouvé les contractions de cet organe parfaitement naturelles sous le rapport du bruit, de l'impulsion et du rhythme. Il semble que la diminution de l'action du poumon force le cœur à modérer la sienne. J'ai rapporté dans le cours de cet ouvrage quelques faits de ce genre (OBS. VI, XVII, XIX, XXI). Ces cas, au reste, sont rares, et je ne crois pas que, dans un hôpital même, on puisse en établir la proportion à plus d'un sur vingt maladies du cœur faciles à reconnaître. Dans la ville, l'erreur dont il s'agit doit être beaucoup plus rare encore, parce que l'on obtient presque toujours sur la santé antérieure du malade plus de renseignemens même que l'on n'en demande.

ARTICLE III.

Des Causes des maladies du cœur.

701. Les causes des maladies du cœur sont variables comme leur nature : celles des ossifications tiennent évidemment à des aberrations de la nutrition dont il n'est pas facile de connaître le principe. M. Corvisart penchait à croire que les végétations des valvules doivent leur origine au vice vénérien. Nous exposerons plus bas une autre opinion fondée sur la manière dont elles se forment.

702. La dilatation et l'épaississement des ventricules, maladies beaucoup plus communes, ont aussi des causes plus nombreuses, et dont la liaison avec l'effet est plus facile à saisir. Toutes les maladies qui produisent une forte dyspnée et qui durent long-temps amènent presque nécessairement l'hypertrophie ou la dilatation du cœur, à raison des efforts habituels auxquels cet organe est obligé pour faire pénétrer le sang dans le poumon, malgré la résistance que lui oppose la cause de la dyspnée. C'est ainsi que la phthisie pulmonaire, l'empyème, la péripneumonie chronique, l'emphysème du poumon, produisent des maladies du cœur ; c'est encore par la même raison que les exercices qui demandent des efforts pénibles et propres à gêner la respiration sont une des causes éloignées les plus communes de ces maladies.

D'un autre côté, les maladies du cœur peuvent aussi, à raison des rapports intimes qui existent entre cet organe et ceux de la respiration, déterminer plusieurs espèces de maladies du poumon. Elles sont

une des causes les plus fréquentes de l'œdème du poumon, de l'hémoptysie et de l'apoplexie pulmonaire;
mais lorsqu'elles coïncident avec la pleurésie chronique, la phthisie, l'emphysème, et, en général, avec
une maladie chronique du poumon, si l'on étudie
avec soin l'histoire de la santé du malade, on trouvera presque toujours que la maladie du cœur est
consécutive.

Il résulte de ces faits comparés avec ceux que nous
avons exposés en parlant de l'emphysème du poumon
et du catarrhe pulmonaire, qu'un *rhume négligé* est
souvent la cause originelle des maladies du cœur les
plus graves.

703. A toutes ces causes il faut encore ajouter la
disproportion congénitale entre le volume du cœur
et le diamètre de l'aorte. M. Corvisart a peut-être
été trop loin en affirmant qu'il ne peut exister de
dilatation du cœur sans l'existence préalable d'une
semblable disproportion, d'un rétrécissement ou d'un
obstacle analogue à la circulation situé plus ou moins
loin du cœur (*a*); mais cependant on ne peut dis-
convenir qu'il ne soit assez commun de trouver une
aorte d'un petit diamètre chez les sujets dont le cœur
est attaqué d'hypertrophie ou de dilatation. Toutefois
cela ne s'observe pas toujours; et quoique cette
cause de dilatation soit très-rationnelle, on peut facilement concevoir, indépendamment d'elle, l'augmentation de volume du cœur. On sait que l'action
énergique et fréquemment réitérée de tous les muscles
en augmente notablement le volume, que le bras droit

(*a*) Essai sur les Maladies du cœur, page 203.

d'un maître d'armes, les épaules d'un portefaix, les mains de la plupart des ouvriers, acquièrent par l'exercice une grosseur disproportionnée à celle des autres parties du corps ; et l'on sent, par conséquent, que les palpitations, même purement nerveuses, ou occasionées par des affections morales, peuvent, lorsqu'elles reviennent trop fréquemment, déterminer un véritable accroissement de nutrition du cœur.

704. Il est une autre cause congénitale qui me paraît occasioner les maladies du cœur plus souvent encore que la petitesse du calibre de l'aorte. Très-peu d'hommes naissent avec des organes bien proportionnés et dans un équilibre parfait, soit entre eux, soit dans leurs diverses parties. Le cœur, plus qu'aucun autre viscère, présente des proportions extrêmement variées, même dans l'état sain ; et toutes les recherches que j'ai faites, à l'aide du cylindre, sur les organes circulatoires, me prouvent qu'un très-grand nombre d'hommes naissent avec un cœur à parois un peu trop minces ou un peu trop épaisses d'un seul côté ou des deux côtés. J'ai déjà dit quelque chose de ce fait, en exposant l'analyse des battemens du cœur, et j'aurai encore occasion d'y revenir. Il suffira, pour le moment, de remarquer qu'une semblable disposition doit rendre le développement d'une maladie du cœur beaucoup plus facile chez les sujets qui la présentent, si, d'ailleurs, ils se trouvent exposés à l'influence des causes qui peuvent déterminer une gêne fréquente ou habituelle de la circulation, telles que les affections morales et les palpitations qui en dépendent, les professions et les exercices qui exigent de grands efforts des bras, des poumons ou des muscles de la poitrine.

II. 17

CHAPITRE II.

De l'Hypertrophie du cœur.

ARTICLE I.

Caractères anatomiques de l'Hypertrophie du cœur.

705. J'entends par *hypertrophie* ou accroissement de nutrition du cœur, l'augmentation d'épaisseur de sa substance musculaire, et par conséquent des parois de ses ventricules, sans que d'ailleurs ces cavités soient augmentées dans la même proportion. Le plus souvent même elles perdent notablement de leur capacité primitive. Cette affection, qui n'est pas très-commune, paraît avoir échappé aux recherches de M. Corvisart; car, dans tout son ouvrage, il suppose que l'épaississement des parois du cœur est toujours joint à une dilatation proportionnée de ses cavités.

L'épaississement, dans ce cas, est toujours accompagné d'une augmentation considérable de la consistance de la substance de cet organe, à moins qu'à l'hypertrophie ne se joigne l'affection que nous décrirons sous le nom de *ramollissement du cœur.*

706. L'hypertrophie peut exister dans l'un des ventricules seulement, ou dans les deux à-la-fois. Les oreillettes peuvent être affectées en même temps et de la même manière; mais le plus souvent elles restent aussi minces que dans l'état naturel, même lorsque le ventricule correspondant a acquis une épaisseur démesurée. Dans quelques cas seulement, que nous aurons soin de faire connaître, les oreillettes peuvent être seules affectées d'hypertrophie.

707. Lorsque le ventricule gauche est attaqué d'hypertrophie, les parois de ce ventricule acquièrent une épaisseur plus considérable que dans l'état naturel : je l'ai trouvée quelquefois de plus d'un pouce d'épaisseur à la base du ventricule, ce qui est le double de l'état sain. Cette épaisseur diminue insensiblement de la base à la pointe du ventricule, où elle se réduit quelquefois à presque rien. Dans d'autres cas, cependant, la pointe même du ventricule participe à cette affection : je l'ai trouvée quelquefois épaisse de deux à quatre lignes, ce qu'on peut estimer être le double ou le quadruple de l'état naturel. Les colonnes charnues et les piliers des valvules acquièrent une grosseur proportionnée au degré de l'hypertrophie. La cloison interventriculaire, qui, sous ce rapport, paraît appartenir au ventricule gauche beaucoup plus qu'au droit, participe notablement à la maladie, quoiqu'elle n'acquière jamais l'épaisseur du reste des parois du ventricule. La substance musculaire du ventricule affecté présente une fermeté quelquefois plus que double de sa consistance naturelle, et une couleur rouge plus intense. La cavité du ventricule paraît avoir perdu en capacité ce que ses parois ont gagné en épaisseur. Quelquefois je l'ai trouvée tellement petite dans des cœurs deux fois plus volumineux que le poing du sujet, qu'elle aurait pu à peine loger une amande revêtue de son écorce ligneuse. Le ventricule droit, d'autant plus petit que l'hypertrophie du gauche est plus prononcée, est aplati le long de la cloison interventriculaire, et ne descend pas jusqu'à la pointe du cœur. Dans les cas extrêmes, il semble en quelque sorte pratiqué dans l'épaisseur des parois du gauche.

708. L'hypertrophie du ventricule droit présente les caractères anatomiques suivans : les parois de ce ventricule sont plus épaisses et plus fermes que dans l'état naturel ; elles ne s'affaissent point, où elles s'affaissent peu lorsqu'on les incise ; leur épaississement est plus uniforme que celui du ventricule gauche, car il est à-peu-près le même dans toute l'étendue du ventricule. Il est cependant toujours un peu plus marqué aux environs de la valvule triglochine et dans la portion du ventricule qui forme l'origine de l'artère pulmonaire. Les colonnes charnues et les piliers présentent une augmentation considérable de volume ; et cet état, beaucoup plus sensible que dans l'hypertrophie du ventricule gauche, est même, avec la grande fermeté de la substance du cœur, ce que l'hypertrophie du ventricule droit présente de plus remarquable et de plus facile à apercevoir au premier abord ; car l'épaisseur absolue des parois de ce ventricule n'est dans aucun cas très-considérable : je ne l'ai jamais trouvée de plus de quatre ou cinq lignes.

ARTICLE II.

Signes de l'Hypertrophie du ventricule gauche.

709. Il semble que c'est surtout à cette affection que devraient se rapporter les signes attribués par M. Corvisart à l'anévrysme actif du cœur ; et en effet, on peut dire en général, et avec une exactitude qui serait suffisante pour un tableau nosologique tel que ceux de Sauvages, Cullen, etc., que les symptômes de l'épaississement du ventricule gauche sont, outre ceux des maladies du cœur en général, un pouls fort et

développé, des pulsations fortes et sensibles, soit pour
le malade, soit par l'application de la main sur la
région du cœur, l'absence ou la diminution du
son donné par la percussion exercée sur la région du
cœur, et la teinte de la face plutôt rouge que violette.
Aucun de ces symptômes, au reste, n'est constant,
et il n'est pas rare de trouver une hypertrophie considérable du ventricule gauche chez des sujets qui
n'ont présenté presque aucun d'eux. Le pouls surtout est très-trompeur, et il est peut-être aussi commun de le trouver faible que fort chez les sujets attaqués d'hypertrophie au plus haut degré. La percussion et l'application de la main sur la région du cœur,
moyens d'exploration préférables, deviennent elles-
mêmes tout-à-fait nulles pour peu que le sujet soit
gras ou infiltré.

710. L'exploration par le cylindre fournit des résultats beaucoup plus constans et plus positifs. La contraction du ventricule gauche, explorée entre les cartilages des cinquième et sixième côtes sternales, donne
une impulsion très-forte et un bruit plus sourd que
dans l'état naturel : elle est d'autant plus prolongée
que l'hypertrophie est plus considérable. La contraction de l'oreillette est très-brève, peu sonore, et par
là même à peine sensible dans les cas extrêmes.

711. Les battemens du cœur ne s'entendent que dans
une petite étendue ; le plus souvent on les entend à
peine sous la clavicule gauche et le haut du sternum (a). Quelquefois on ne les entend que dans

_____

(a) Les battemens du cœur entendus dans ces points et dans
les points plus éloignés encore, comme la partie antérieure

l'étendue où on peut les sentir, c'est-à-dire entre les cartilages des cinquième et septième côtes.

712. Le malade éprouve plus habituellement dans cette maladie que dans aucune autre le sentiment continuel des battemens du cœur ; mais il est moins sujet aux fortes attaques de palpitations, si ce n'est par l'effet de quelques causes extérieures, comme les affections morales, et les exercices violens. Les irrégularités et les intermittences sont assez rares dans ces palpitations, qui consistent plus dans l'augmentation d'impulsion des ventricules que dans celle du bruit.

ARTICLE III.

Signes de l'Hypertrophie du ventricule droit.

713. Les signes de l'hypertrophie du ventricule droit ne diffèrent guère, suivant M. Corvisart, de ceux du gauche que par une plus grande gêne de la respiration et une couleur plus foncée de la face. « Les » battemens de cœur qui se manifestent plus sensi- » blement du côté droit de la poitrine pourraient » aussi être donnés comme signes de la dilatation du » ventricule droit; mais. . . . . . ce signe n'a que » très-peu de valeur s'il est isolé (a). »

---

droite de la poitrine, le côté droit ou le dos, sont presque toujours dus aux bruits réunis des deux côtés du cœur : quelquefois cependant, dans les points les plus éloignés, on n'entend que le bruit d'un côté, ce dont on peut s'assurer facilement quand les bruits des deux côtés du cœur sont tout-à-fait dissemblables.

(a) Op. cit., pag. 149.

Il eût pu ajouter qu'on ne peut guère sentir (à la main) le cœur, du côté droit de la poitrine, que dans les cas où cet organe est déjeté par un épanchement dans la plèvre gauche, ou par une tumeur développée dans le côté gauche de la poitrine.

714. Lancisi avait donné comme un signe de l'anévrysme du ventricule droit, le gonflement des veines jugulaires externes accompagné de pulsations analogues et isochrones à celles d'une artère. M. Corvisart rejette ce signe, en se fondant sur ce qu'il a été, dit-il, « observé sur des sujets dans lesquels les cavités » gauches ont été trouvées dilatées, et que d'ailleurs » cette pulsation peut être confondue. . . . . . . avec » celle des carotides (a). »

715. Sous le rapport de la valeur de ce signe, mes observations me donnent un résultat qui n'est pas d'accord avec l'opinion de M. Corvisart.

Je l'ai trouvé constamment dans tous les cas d'hypertrophie un peu considérable du ventricule droit qui se sont présentés à moi. Je ne l'ai jamais observé chez des sujets attaqués d'hypertrophie du gauche, à moins qu'il n'y eût en même temps une semblable affection dans le ventricule droit; et je puis assurer qu'il faudrait être bien peu attentif, et n'avoir jamais vu ces pulsations des jugulaires, pour les confondre avec le soulèvement produit par les battemens de la carotide. Ces pulsations, d'ailleurs, se bornent ordinairement à la partie inférieure des veines jugulaires, et ne sont plus sensibles, ou le sont beaucoup moins, vers la partie moyenne du cou, où la veine jugu-

(a) Op. cit., pag. 149.

laire externe se rapproche de la carotide et se croise
pour ainsi dire avec elle, dont elle n'est séparée que par
le muscle sterno-mastoïdien. Quelquefois cependant ce
reflux du sang s'étend plus loin, et même au-delà
des veines jugulaires. Hunauld (a) l'a vu s'étendre
d'une manière très-manifeste jusqu'aux veines superficielles du bras. On peut donc regarder ce symptôme, toutes les fois qu'il existe, comme un signe
propre au moins à faire soupçonner l'hypertrophie du
ventricule droit.

716. Les contractions du cœur dans l'hypertrophie
du ventricule droit, explorées par le cylindre, se présentent absolument avec les mêmes caractères que dans
l'hypertrophie du ventricule gauche : le bruit des
contractions du ventricule affecté est seulement moins
sourd. Mais dans l'hypertrophie du ventricule droit,
le cœur donne une impulsion plus forte sous la
partie inférieure du sternum qu'entre les cartilages
des cinquième et septième côtes, et le contraire a lieu,
comme nous l'avons vu, dans les affections du gauche.
Chez la plupart des hommes, le cœur s'entend égа-
lement dans l'un et l'autre lieu ; chez ceux mêmes
qui ne présentent aucun signe de maladie du cœur,
on les entend quelquefois plus facilement sous le
sternum qu'entre les cartilages des côtes ; et il m'a
paru que ce signe coïncidait constamment avec une
prédisposition marquée à l'hypertrophie ou à la dilatation du ventricule droit.

717. Je regarde ce signe tiré du lieu où le cœur se
fait entendre le plus distinctement et sentir avec le plus

_____

(a) Mém. de l'Acad. des Scienc.

de force, comme tout-à-fait sûr, quoique je ne l'aie reconnu que depuis environ un an. J'ai eu assez d'occasions de le vérifier par l'autopsie pour pouvoir le regarder comme infaillible quand il est bien marqué. Parmi les observations que je n'ai pu faire que sur le vivant, on en trouvera plus bas une fort intéressante (voy. *Ossification des valvules*), et qui, quoique dénuée de la certitude absolue que pourrait donner l'ouverture, n'en paraîtra pas moins une preuve incontestable que les battemens des cavités droites s'entendent principalement sous le sternum, et ceux des cavités gauches entre les cartilages des côtes.

718. L'hypertrophie simple et sans dilatation du ventricule droit est beaucoup plus rare encore que celle du gauche. On a vu plus haut un exemple de cette dernière affection (OBS. xxxv); on en trouvera un troisième au chapitre de l'*Anévrysme de l'aorte*.

ARTICLE IV.

De l'Hypertrophie simultanée des deux ventricules.

719. Lorsque les deux ventricules à-la-fois sont attaqués d'hypertrophie, ils descendent l'un et l'autre jusqu'à la pointe du cœur, et présentent d'ailleurs les caractères anatomiques indiqués ci-dessus.

Les symptômes de cette affection consistent dans la réunion des signes propres à l'hypertrophie de chacun des ventricules, mais avec prédominance presque constante de ceux qui indiquent l'hypertrophie du ventricule droit.

CHAPITRE III.

De la Dilatation des ventricules du cœur.

ARTICLE Iᵉʳ.

Caractères anatomiques de la dilatation du cœur.

720. La dilatation des ventricules du cœur, nommée par M. Corvisart *anévrysme passif*, présente les caractères anatomiques suivans : agrandissement de la cavité des ventricules, amincissement de leurs parois. A ces caractères se joint ordinairement un ramollissement marqué de leur substance musculaire , avec une coloration quelquefois plus violette que dans l'état naturel , d'autres fois plus pâle et presque jaunâtre, Quelquefois ce ramollissement est tel , surtout dans les parois du ventricule gauche , qu'on peut les écraser entre les doigts. L'amincissement peut être porté au point que la partie la plus épaisse des parois du ventricule gauche n'ait que deux lignes d'épaisseur, et que sa pointe en offre à peine une d'une demi-ligne. La pointe du ventricule droit présente souvent un amincissement plus grand encore ; quelquefois elle semble seulement formée par un peu de graisse et par le feuillet de la membrane interne ou séreuse du péricarde qui revêt le cœur. Les colonnes charnues , et particulièrement celles du ventricule gauche , sont manifestement plus écartées l'une de l'autre que dans l'état naturel. La cloison interven-

triculaire perd beaucoup moins de son épaisseur et de sa consistance par l'effet de la dilatation que le reste des parois du cœur.

721. La dilatation peut n'affecter qu'un des ventricules ; mais il est plus ordinaire de les trouver dilatés tous les deux à-la-fois ; chose d'autant plus remarquable que le contraire a lieu pour l'hypertrophie. Lorsqu'un seul ventricule est affecté, la pointe descend plus bas que celle de l'autre ; mais cette disproportion n'est pas à beaucoup près aussi marquée que dans l'hypertrophie ; et l'agrandissement de la cavité dilatée paraît se faire plutôt dans le sens de son diamètre que dans celui de sa longueur : aussi les cœurs dont les deux ventricules sont dilatés sont-ils arrondis et presque aussi larges à leur pointe qu'à leur base, et ils présentent plutôt la forme d'une coupe ou d'une gibecière que la forme conique qui est naturelle à cet organe.

ARTICLE II.

Des Signes de la dilatation du ventricule gauche.

722. Les signes de la dilatation du ventricule gauche sont, suivant M. Corvisart, « un pouls mou et faible, » des palpitations faibles, sourdes, rentrées ; la main » sent un corps mou qui vient soulever les côtes et » non les frapper d'un coup vif et sec ; il semble » qu'on les affaiblit par une forte pression. » Il y a une absence de son fort étendue à la région du cœur (a).

(a) Op. cit., pag. 147.

723. Nous avons déjà exposé notre sentiment sur le pouls considéré comme signe dans les maladies du cœur (§ 675) ; quant à ce que l'on peut reconnaître, dans le cas dont il s'agit , par l'application de la main sur la région du cœur , je puis assurer que , dans la plupart des cas de dilatation du cœur que j'ai observés , on ne sentait pas à la main les contractions de cet organe. J'ai souvent trouvé aussi cette affection assez marquée chez des sujets dont la région précordiale résonnait assez bien.

724. Le seul signe certain de la dilatation du ventricule gauche est celui que donne le stéthoscope, c'est-à-dire , le son clair et bruyant des contractions du cœur écoutées entre les cartilages des cinquième et septième côtes sternales. Le degré de clarté de ce son et son étendue sont la mesure de la dilatation : ainsi , lorsque le bruit de la contraction du ventricule est aussi clair que celui de la contraction de l'oreillette, si en même temps le cœur s'entend dans la partie droite du dos , la dilatation est extrême.

ARTICLE III.

Signes de la Dilatation du ventricule droit.

725. La dilatation du ventricule droit présente, suivant M. Corvisart , à-peu-près les mêmes caractères quant à l'état du pouls et des battemens du cœur , qui s'entendent cependant un peu mieux à droite , c'est-à-dire près du sternum et vers l'épigastre , que dans la région du cœur proprement dite. Il attache cependant peu d'importance à ce signe ainsi qu'à celui de

Lancisi, c'est-à-dire au gonflement des veines jugulaires externes. Ceux qu'il regarde comme plus certains sont : un étouffement plus grand que dans les
affections du ventricule gauche, une diathèse séreuse plus marquée, des hémoptysies plus fréquentes, une teinte livide plus foncée de la face, et
portée quelquefois jusqu'au violet noir.

726. Ces observations sont, en général, exactes ;
mais je ne peux encore ici être de l'avis de mon célèbre maître sur la valeur de deux de ces signes, le
gonflement des jugulaires et l'étendue de l'absence du
son à la région du cœur. Un gonflement habituel
des veines jugulaires externes, mais sans battemens
sensibles, m'a paru être le signe *équivoque* le plus
constant et le plus caractérisé de la dilatation des cavités droites du cœur. Quant à l'absence du son, il
m'est souvent arrivé de trouver des cavités droites
très-dilatées chez des sujets dont la poitrine résonnait
très-bien dans la région précordiale et sous le sternum ; et, en général, il m'a paru que l'affection du
cœur qui produisait le plus fréquemment l'absence
du son n'était pas celle-ci, mais bien l'hypertrophie
avec dilatation, dont je parlerai plus bas. La remarque
de M. Corvisart sur la lividité plus intense de la face
dans la dilatation du cœur n'est peut-être pas non plus
d'une exactitude parfaite. Il est très-vrai, comme il
l'observe, qu'elle est plus foncée dans la dilatation
des cavités droites que dans celle des cavités gauches,
et on peut en dire autant de la lividité des extrémités ;
mais cependant il m'est arrivé assez souvent de voir
la face très-pâle et d'un jaune terne, et les lèvres
mêmes décolorées, chez des sujets attaqués de dilata-

tion du cœur; et, d'un autre côté, l'hypertrophie avec dilatation des cavités droites m'a paru être l'affection qui est le plus fréquemment accompagnée d'une lividité très-intense de la face et des extrémités, d'un grand étouffement, d'hémoptysies fréquentes ou considérables, et d'une infiltration séreuse très-étendue.

727. Le seul signe pathognomonique et constant de la dilatation du ventricule droit est le son bruyant du cœur exploré sous la partie inférieure du sternum, ou dans l'espace compris entre les cartilages des cinquième et septième côtes droites. On mesure le degré de la dilatation par l'étendue dans laquelle le cœur se fait entendre, et suivant l'espèce d'échelle de progression que nous en avons tracée (§ 599.)

728. Les palpitations, dans les cas de dilatation du cœur, consistent principalement en une augmentation de la fréquence et du bruit des contractions; mais l'impulsion, loin d'être augmentée, paraît souvent plus faible que dans l'état habituel du malade. Les irrégularités de force et de fréquence, et les intermittences du pouls qui les accompagnent, sont assez rares, quoiqu'elles soient un peu plus communes dans ces cas que dans l'hypertrophie.

CHAPITRE IV.

De la Dilatation avec hypertrophie des ventricules du cœur.

729. La réunion de ces affections est extrêmement commune; elle l'est même beaucoup plus que la dilatation simple, et surtout que l'hypertrophie sans

dilatation. Cette complication constitue l'*anévrysme actif* de M. Corvisart ; elle peut exister dans l'un des ventricules seulement, ou dans les deux à-la-fois. C'est dans ce dernier cas surtout que le cœur acquiert un volume prodigieux et quelquefois plus que triple de celui du poing du sujet. Cette augmentation de volume est due à-la-fois à l'épaississement des parois des ventricules et à l'agrandissement proportionnel de leurs cavités. Leur substance musculaire acquiert en même temps une fermeté beaucoup plus grande ; la pointe du cœur devient plus mousse, mais rarement elle disparaît assez complètement pour que cet organe présente, comme dans la dilatation simple, la forme d'une gibecière (§ 721).

730. Les signes de cette affection sont un composé de ceux de l'hypertrophie et de ceux de la dilatation. Les contractions des ventricules donnent à-la-fois une impulsion forte et un bruit assez marqué : celles des oreillettes sont sonores. Les pulsations s'entendent dans une grande étendue ; et quelquefois même, surtout chez les sujets maigres et chez les enfans, l'impulsion est également sentie sous les clavicules, dans les côtés, et même un peu dans la partie gauche du dos. Il m'est arrivé d'entendre et de sentir la contraction des ventricules à la partie postérieure-inférieure droite de la poitrine chez une femme attaquée de cette maladie ; et quoiqu'elle fût d'une petite taille et d'une force médiocre, l'impulsion et le bruit étaient plus intenses en cet endroit qu'ils ne le sont à la région précordiale chez un homme robuste et bien constitué.

731. Les contractions des ventricules, dans cette

affection, peuvent très–facilement être senties par l'application de la main sur la région du cœur. On trouve alors, surtout dans les momens de palpitation, des battemens brusques, secs, violens, qui repoussent fortement la main. Si l'on examine attentivement le malade dans les momens où il est le plus calme, on voit que sa tête, ses membres, et les couvertures mêmes de son lit, sont fortement ébranlés à chaque contraction du cœur. Les battemens des carotides, des radiales et des autres artères superficielles sont souvent visibles. Si l'on presse la région du cœur, cet organe, suivant l'expression de M. Corvisart, « semble s'irriter contre la pression et réagir plus » fortement encore ». A ces battemens énergiques correspond, dit-il, quand la maladie affecte le ventricule gauche, un pouls fréquent, fort, dur, vibrant, difficile à supprimer. Ce caractère du pouls s'observe effectivement assez souvent dans l'hypertrophie avec dilatation, comme dans l'hypertrophie simple du ventricule gauche : je ne puis cependant le regarder, avec M. Corvisart, comme un *signe* de l'anévrysme actif du ventricule gauche; car, comme je l'ai dit ailleurs, on trouve très–souvent un pouls petit et faible, quoique d'ailleurs régulier, chez des hommes dont le cœur a un très–grand volume et bat habituellement avec violence, *et vice versâ*.

732. Les palpitations qui ont lieu dans l'affection dont il s'agit, observées à l'aide du cylindre, présentent les mêmes caractères que les contractions habituelles que nous avons décrites plus haut, mais seulement avec un degré d'énergie de plus; rarement elles sont accompagnées d'irrégularités, si ce n'est

aux approches de la mort et lorsqu'elles se sont affaiblies. Quelquefois on distingue, dans ces palpitations, outre l'impulsion que le cœur semble donner par une large surface, un coup plus sec, plus sonore, plus bref, quoiqu'isochrone, et qui semble frapper les parois de la poitrine par une bien moindre surface. Ce coup paraît évidemment produit par le relèvement brusque et énergique de la pointe du cœur.

733. L'analyse des battemens du cœur faite alternativement à droite et à gauche, c'est-à-dire, sous la partie inférieure du sternum et entre les cartilages des cinquième et septième côtes gauches, fait connaître exactement quel est le ventricule affecté s'il n'y en a qu'un, ou l'affection des deux si elle existe, comme il arrive plus communément. Il serait inutile de répéter les signes qui ont déjà été exposés suffisamment. La dilatation avec hypertrophie des ventricules du cœur étant de toutes les affections de cet organe celle dans laquelle il acquiert le volume le plus considérable, c'est aussi dans ce cas que l'absence du son à la région du cœur se remarque le plus souvent et avec le plus d'étendue.

CHAPITRE IV.

Dilatation de l'un des ventricules avec hypertrophie de l'autre.

734. Cette espèce de complication n'est pas très-rare, quoiqu'elle le soit plus que la précédente. Ses signes sont encore un mélange de ceux de l'hypertrophie et de ceux de la dilatation, avec prédominance des uns

II. 18

ou des autres, suivant que la première de ces affections est plus ou moins intense que la seconde. L'analyse comparée des deux côtés du cœur est encore un moyen sûr de reconnaître toutes les complications de ce genre qui peuvent exister. J'ai rencontré fréquemment les suivantes : 1°. l'hypertrophie avec dilatation du ventricule gauche et la dilatation simple du droit ; 2°. l'hypertrophie avec dilatation du ventricule gauche et l'hypertrophie simple du droit ; 3°. l'hypertrophie avec dilatation du droit et la dilatation simple du gauche ; 4°. l'hypertrophie simple du droit avec dilatation du gauche : cette dernière est plus rare.

735. Je n'ai pas souvenir d'avoir rencontré l'hypertrophie, soit simple, soit avec dilatation du ventricule gauche, coïncidant avec la dilatation du droit ; et je pencherais même à croire que cet état est presque impossible, puisque, dans le cas d'une grande hypertrophie du ventricule gauche, le droit paraît, comme nous l'avons dit, être pratiqué dans l'épaisseur de ses parois.

736. Au reste, malgré l'évidence des signes que donne l'auscultation médiate dans les maladies du cœur, ces maladies seront toujours celles sur le diagnostic desquelles on pourra le plus facilement commettre des erreurs grossières, surtout si l'on se borne à l'exploration d'un seul moment, et si l'on ne prend pas en considération les symptômes généraux et les maladies qui peuvent compliquer celles du cœur. Le cylindre pourrait, par exemple, donner tous les signes d'une dilatation, d'une hypertrophie, ou de la réunion des deux affections, chez des sujets qui d'ailleurs n'éprouvent aucun des symptômes généraux de

ces affections et qui jouissent même d'une santé parfaite ; et, d'un autre côté, on pourrait, dans certains cas, méconnaître une maladie du cœur, quoiqu'elle fût portée à un degré très-intense. Nous avons déjà dit (§ 699) quelque chose des cas où de telles erreurs sont possibles ; mais nous croyons devoir revenir encore sur leurs causes, parce qu'il est très-facile de les commettre.

737. La dilatation et l'hypertrophie du cœur ne sont au fond que des défauts de proportion entre cet organe et les autres, ou de ses diverses parties entre elles ; et tel cœur dont le seul volume est une cause de souffrance perpétuelle et devient enfin une cause de mort, n'occasionerait aucune incommodité s'il était placé dans une poitrine un peu plus vaste, et chez un sujet dont les poumons et les vaisseaux capillaires fussent d'une texture un peu plus forte.

Très-peu d'hommes, au reste, ont le cœur parfaitement bien proportionné, soit dans ses diverses parties, soit par rapport au volume et à la force des autres organes. On sait qu'il est en effet peu d'organes qui présentent, sous ces deux rapports, des proportions aussi variables. Il est, en général, avantageux que le cœur soit plutôt petit que grand ; mais tous les sujets dont le cœur offre un volume un peu considérable n'éprouvent pas toujours pour cela les accidens qui constituent ce que l'on appelle une *maladie du cœur*, surtout s'ils sont d'ailleurs forts et robustes.

Un homme jeune ou dans la force de l'âge, et doué d'ailleurs d'une bonne constitution, peut avoir une hypertrophie ou une dilatation du cœur assez marquée,

sans éprouver d'accidens notables. Quelques palpitations peu fortes et de peu de durée et une respiration
un peu courte sont les seuls indices généraux de la
disposition existante. Souvent, chez les gens du peu-
ple surtout, le malade en est si peu incommodé
qu'il n'y fait nulle attention, et qu'il n'en parle que
quand on l'interroge. J'ai rencontré de semblables dispositions chez des sujets attaqués de diverses maladies
étrangères à l'état des organes circulatoires. J'ai constamment vérifié par l'autopsie, chez ceux qui ont
succombé, que l'état du cœur était tel que le cylindre
l'avait indiqué.

Si, par l'effet d'une maladie quelconque ou
des progrès de l'âge, il survient chez ces sujets un
amaigrissement notable et une grande diminution des
forces, la disproportion entre le cœur et les autres
organes devenant plus marquée, quoique l'état du premier n'ait pas changé (l'amaigrissement marchant
beaucoup plus lentement dans les viscères que dans
les organes extérieurs), les symptômes généraux des
maladies du cœur se manifestent. Une femme délicate, un homme livré à des occupations sédentaires,
et dont le défaut d'exercice aurait en quelque sorte
ramolli la constitution, éprouveraient beaucoup plus
tôt des accidens graves par l'effet d'une semblable
disproportion.

738. D'après ce qui précède, on voit qu'on se com-
promettrait quelquefois si l'on prononçait d'après la
seule exploration par le cylindre qu'un malade éprouve
les signes d'une maladie du cœur. Mais la connaissance que l'on acquiert, dans ces cas, de l'existence
d'un cœur volumineux, quoique le sujet n'en éprouve

pour le moment aucune incommodité, n'en est pas moins très-précieuse; car alors on peut, à l'aide des moyens propres à diminuer l'énergie et la nutrition trop actives du cœur, prévenir le développement d'une maladie de cet organe; et cela est beaucoup plus facile, chez les jeunes-gens surtout, que d'entraver la marche d'une maladie déjà déclarée, et même que d'en calmer les symptômes les plus incommodes. Un des plus grands avantages de l'auscultation médiate est sans doute cette facilité de reconnaître non-seulement le plus léger degré d'hypertrophie ou de dilatation du cœur, mais même la simple disposition à ces affections, chose impossible par les seuls signes tirés du pouls, de la percussion et de l'état des fonctions, comme le reconnaît M. Corvisart (a).

739. J'ai dit que, dans certains cas, les contractions du cœur perdent tout-à-fait les caractères qui annoncent la dilatation ou l'hypertrophie, quoique ces affections soient portées à un très-haut degré. Ces cas sont : 1°. l'agonie, et l'orthopnée qui la précède ordinairement de quelques jours ou même de quelques semaines; 2°. la coïncidence avec une maladie du cœur d'une autre affection capable par elle-même de produire une forte dyspnée, comme la péripneumonie, l'œdème du poumon, l'hydrothorax, la pleurésie avec épanchement considérable, etc.

740. Dans le premier cas, c'est-à-dire lorsque les malades sont dans un état d'orthopnée suffocante qui ne doit cesser qu'avec la mort, l'impulsion et le bruit des contractions du cœur cessent presque entièrement,

(a) Op. cit., pag. 129.

quel que soit le volume de l'organe affecté, et leur fréquence devient si grande qu'on ne peut plus les compter. M. Corvisart avait aussi noté cette disparition presque complète des battemens du cœur vers la fin des maladies de cet organe. « Ils se changent à cette époque, dit-il, en un *bruissement étendu, un tumulte obscur et profond impossible à décrire (a)*. »

741. Quand, au contraire, la dyspnée considérable qui accompagne une maladie du cœur dépend principalement d'une affection du poumon ou d'un épanchement dans les plèvres, l'impulsion et le bruit des contractions du cœur se réduisent souvent à ce qu'ils sont dans l'état naturel (§ 700); et, si on les examine alors pour la première fois, elles ne donnent aucun lieu de soupçonner une hypertrophie ou une dilatation, lors même que ces affections sont très-considérables. Les vi[e], xviie, xixe, xxie observations consignées dans cet ouvrage fournissent des exemples de ce fait, dont il est difficile de donner une explication satisfaisante, mais qui n'en est pas moins constant.

CHAPITRE V.

De la Dilatation des Oreillettes du cœur.

742. La dilatation des oreillettes est un cas fort rare absolument parlant, et surtout comparativement à la fréquence de celle des ventricules. On voit cependant quelquefois, chez les sujets attaqués d'hypertrophie ou de dilatation des ventricules, les oreillettes

(a) *Ibid,* pag. 141.

présenter aussi une augmentation de volume propor-
tionnelle; mais il est beaucoup plus commun de
trouver les oreillettes de grandeur tout-à-fait naturelle chez des sujets dont les ventricules présentent
une énorme augmentation de volume. Quelquefois
aussi, mais plus rarement encore, on trouve les oreillettes évidemment dilatées, quoique les ventricules
soient dans l'état naturel. Pour fixer les idées sur ce
qu'on doit entendre par *dilatation des oreillettes*, il
convient de déterminer autant que cela peut être, c'est-
à-dire par un à-peu-près, les proportions les plus naturelles des cavités du cœur.

743. La raison indique et l'observation prouve
que, chez un sujet sain et bien constitué, les quatre
cavités du cœur sont, à très-peu de chose près, égales
entre elles. Mais, comme les parois des oreillettes
sont très-minces, et que celles des ventricules ont beaucoup d'épaisseur, les premières, lorsqu'elles sont simplement pleines et non pas distendues, ne forment
guère que le tiers du volume total de l'organe, ou,
ce qui revient au même, le volume des oreillettes
égale à-peu-près la moitié de celui des ventricules.

744. Les oreillettes sont d'ailleurs égales en capacité, quoique quelques anatomistes aient pensé que la
droite était un peu plus vaste, trompés sans doute
par sa forme plus aplatie, par la longueur plus grande
de son sinus ou appendice, et surtout par l'état de
distension dans lequel on la trouve chez la plupart
des cadavres, à raison de l'accumulation du sang qui
s'y fait dans les derniers momens de la vie.

745. Il ne faut pas confondre cette distension, qui
se remarque aussi, quoique plus rarement, dans l'o-

reillette gauche, avec la dilatation réelle de ces cavités. La méprise serait facile si l'on jugeait d'après le
premier coup-d'œil; car, à raison de la grande exten-
sibilité du tissu des oreillettes, cette distension, lors
même qu'elle ne date que de quelques heures avant la
mort, peut être portée au point d'égaler à-peu-près le
volume des ventricules.

746. Pour juger, dans ces cas, s'il y a réellement
dilatation ou simplement distension, il suffit de vider les oreillettes par les orifices des vaisseaux qui
s'y rendent. Dans le cas de simple distension, elles
reviennent sur-le-champ à-peu-près à leur volume naturel. Si, au contraire, elles sont réellement dilatées,
elles conservent, quoique vides, presque toute l'ampleur qu'elles avaient étant pleines.

747. Il est encore un autre signe auquel on peut, même
au premier coup-d'œil, reconnaître que le grand volume des oreillettes est dû à l'accumulation du sang
pendant les dernières heures de la vie, et non à une
augmentation permanente de capacité. Dans le premier cas, les parois de l'oreillette sont fortement tendues sur le sang qu'elles renferment, et leurs parties
les plus minces en laissent apercevoir la couleur; dans
le second cas, au contraire, les oreillettes, quoique
très-volumineuses, sont évidemment capables de contenir encore plus de sang qu'elles n'en renferment, et
leurs parois, plus opaques, paraissent n'avoir pas encore prêté autant qu'elles en étaient susceptibles.

748. Je n'ai jamais rencontré de dilatation évidente
des oreillettes sans que l'épaisseur de leurs parois ne
parût en même temps un peu augmentée; et, d'un
autre côté, je n'ai point vu l'hypertrophie des oreil-

lettes sans une augmentation quelconque de leur capacité. Il faut, au reste, de l'attention et l'habitude
d'examiner souvent ces organes, pour bien juger de
l'hypertrophie des oreillettes ; car, comme leurs parois
sont naturellement fort minces, une augmentation du
double (et il est rare qu'elle aille là) est à peine sensible pour un œil peu exercé.

749. La cause la plus commune de la dilatation de
l'oreillette gauche est le rétrécissement de l'orifice
auriculo-ventriculaire, par suite de l'induration cartilagineuse ou osseuse de la valvule mitrale ou de végétations développées à sa surface. Les mêmes causes
produisent quelquefois la rétraction de la valvule mitrale et l'ouverture permanente de l'orifice auriculo-
ventriculaire. La dilatation et l'hypertrophie peuvent
alors avoir lieu par la seule action du ventricule sur
l'oreillette. Je n'oserais affirmer qu'il ne puisse exister
d'affection des oreillettes sans altération des valvules ;
mais je ne me rappelle pas en avoir jamais vu. La
dilatation de l'oreillette droite a lieu le plus souvent à
l'occasion de l'hypertrophie du ventricule droit. Les
maladies du poumon que M. Corvisart range parmi
les causes ordinaires de cette dilatation me paraissent
ne produire le plus souvent que la simple distension
cadavérique dont il a été parlé ci-dessus.

750. M. Corvisart ne distingue point les signes de
la dilatation des oreillettes de ceux de la dilatation des
ventricules auxquels elles correspondent. Ces dilatations sont trop rares, et j'ai eu trop peu d'occasions de
les observer depuis que j'ai commencé à étudier les
maladies du cœur à l'aide de l'auscultation médiate,
pour que je puisse assurer encore que les signes aux-

quels j'ai reconnu quelquefois l'existence de ces affections soient tout-à-fait constans : je crois cependant
être certain que les signes que la dilatation des oreillettes peut donner sous le cylindre doivent, comme
leurs signes généraux, se confondre avec ceux de la
lésion des ventricules ou des valvules qui lui a donné
naissance, et qu'ainsi les signes de la dilatation de
l'oreillette gauche sont de nature à être confondus
avec ceux de l'ossification de la valvule mitrale, et que
ceux de la dilatation de l'oreillette droite ne peuvent
être distingués des signes de l'hypertrophie du ventricule du même côté.

751. Il m'a paru, au reste, que toutes les fois que
les oreillettes ont un grand volume, soit par l'effet
d'une dilatation réelle, soit par celui de la distension
qui a lieu pendant l'agonie, leurs contractions, au
lieu du bruit éclatant qu'elles font entendre dans l'état
naturel, et que j'ai comparé à celui d'une soupape, ne
donnent plus qu'un son sourd et analogue à celui que
produit l'air sortant d'un soufflet que l'on presse brusquement entre les doigts. Je n'ai jamais reconnu bien
évidemment que les contractions des oreillettes donnas-
sent quelque impulsion, même dans les cas où l'épaisseur de leurs parois était notablement augmentée.

752. Je crois devoir rappeler encore ici un signe
négatif dont j'ai déjà parlé dans l'analyse des battemens du cœur: c'est que, dans beaucoup de cas d'hypertrophie des ventricules, on distingue à peine la
contraction des oreillettes lorsqu'on explore la région du cœur ; si, au contraire, on applique le cylindre au haut du sternum ou au-dessous des clavicules, on les distingue parfaitement et avec un bruit

souvent très-éclatant. Ce signe, comme je l'ai dit, me paraît indiquer constamment que les oreillettes ne participent en rien à l'affection des ventricules.

CHAPITRE VI.

Dilatations partielles du cœur.

753. M. Corvisart a vu, chez un jeune nègre mort dans un état de suffocation, une dilatation partielle et réellement anévrysmatique du ventricule gauche. « La partie supérieure et latérale de ce ventricule » était surmontée d'une tumeur presqu'ausssi volu- » mineuse que le cœur lui-même. . . . . L'inté- » rieur de cette tumeur contenait plusieurs couches » de caillots assez denses, parfaitement semblables à » ceux qui remplissent une partie de la cavité des » anévrysmes des membres. . . . . . La cavité de » cette tumeur communiquait avec l'intérieur du » ventricule par une ouverture qui avait peu de lar- » geur, et dont le contour était lisse et poli (a). » M. Corvisart cite une observation analogue d'après les *Miscellanea naturæ Curiosorum.*

Je n'ai jamais eu occasion de rien rencontrer de semblable, et je ne sais si le cylindre pourrait donner quelques signes d'une pareille lésion.

754. J'en dirai autant d'une autre espèce de dilatation observée par *Morand* (b), et dont j'ai communiqué un second exemple à la Société de la Faculté

(a) *Op. cit.*, pag. 283.
(b) MORAND, Hist. de l'Acad. des Sc. ann. 1729, Obs. anat. 7.

de Médecine (a). Je veux parler d'une dilatation formée au milieu d'une des languettes de la valvule mitrale, et qui présente l'aspect d'un dé à coudre ou d'un doigt de gant saillant dans l'oreillette. Dans le cas que j'ai vu, à la face supérieure de cette valvule s'élevait une sorte de petite poche d'un demi-pouce de longueur, de plus de quatre lignes de diamètre, et percée à ses extrémités de deux ouvertures, dont l'inférieure était la plus large. Cette dernière avait des bords assez irréguliers et comme frangés, de sorte que la lame inférieure de la valvule mitrale paraissait avoir été rompue en cet endroit, et le petit sac anévrysmal semblait formé par la dilatation de la lame supérieure : seulement l'ouverture supérieure était évidemment l'effet d'une rupture déjà ancienne de ce sac, car elle était fort lisse.

755. Il est une autre espèce de dilatation partielle du cœur que j'ai rencontrée plusieurs fois, et qui tient peut-être en grande partie à une variété de conformation originelle. On sait que le ventricule droit présente deux parties distinctes, quoique réunies, dont l'une descend vers la pointe du cœur, tandis que l'autre, formant un angle presque droit avec la première, se dirige à gauche et en avant vers l'artère pulmonaire, qui la termine. J'ai trouvé quelquefois un étranglement très-marqué entre ces deux portions du ventricule droit, de sorte qu'il semblait que l'une et l'autre eussent été dilatées, tandis que leur point de réunion était resté dans l'état naturel.

(a) Bulletin de la Faculté de Médecine de Paris, n° 14, 2ᵉ année, pag. 207.

Plus communément encore , on trouve la portion
antérieure ou pulmonaire du ventricule droit manifestement dilatée , tandis que sa partie inférieure-
postérieure ne l'est pas sensiblement. On peut même
dire que , dans tous les cas de dilatation du ventricule droit , la première portion est toujours plus dilatée que la seconde.

Cette différence devient encore plus évidente quand
à la dilatation se joint un certain degré d'hypertrophie ; car alors la portion pulmonaire du ventricule
acquiert souvent une fermeté telle que ses parois ne
s'affaissent point après avoir été incisées ; chose qui
n'arrive presque jamais pour la portion inférieure du
ventricule.

CHAPITRE VII.

De l'Endurcissement de la substance du cœur.

756. Nous avons déjà noté que , dans l'hypertrophie du cœur , sa substance musculaire acquiert une
fermeté et une consistance insolites. M. Corvisart a vu
cette consistance portée à un point tel que le cœur
résonnait quand on le frappait comme aurait pu faire
un cornet. Le scalpel , en l'incisant , éprouvait une
grande résistance , et faisait entendre un bruit de crépitation singulier. Cependant la substance charnue
du cœur « avait sa couleur propre , et ne paraissait
» convertie ni en substance osseuse , ni en substance
» cartilagineuse , ni en rien de semblable. »

757. Je n'ai jamais rencontré cette espèce d'induration , qui s'est présentée plusieurs fois à M. Corvi-

sart. Je pense qu'on ne peut la regarder que comme le dernier degré de l'hypertrophie. Rend-elle, comme le pense M. Corvisart, la contraction des ventricules plus difficile et leurs mouvemens plus bornés ? Je ne puis rien dire à cet égard, puisque je n'ai pas observé cette affection ; mais les cœurs les plus fermes que j'aie rencontrés étaient aussi ceux qui donnaient l'impulsion la plus forte.

CHAPITRE VIII.

Du Ramollissement de la substance musculaire du cœur.

758. Nous avons déjà eu occasion de parler de cet état de la substance charnue du cœur. On le reconnaît à la flaccidité du cœur, qui, au premier aspect, paraît comme flétri, et dont la substance se déchire avec la plus grande facilité. Le ramollissement est quelquefois porté à un point tel que son tissu devient, en quelque sorte, friable, comme nous l'avons dit, et qu'on peut facilement pénétrer dans les ventricules en pressant l'organe entre les doigts. Dans cet état, le cœur est rarement gorgé de sang, et, quelle que soit la maladie à laquelle le sujet a succombé, il paraît seulement à demi plein, légèrement aplati et affaissé. Si on l'incise, les parois des deux ventricules s'affaissent également quelle que soit leur épaisseur.

759. Le ramollissement du cœur est presque toujours accompagné d'un changement quelconque de sa couleur : quelquefois elle devient plus intense et

tout-à-fait violette : cela a surtout lieu dans les fièvres essentielles graves, et particulièrement dans celles qui présentent l'ensemble de symptômes que M. Pinel a décrit sous le nom de *fièvre adynamique.*

760. Le plus ordinairement, au contraire, le ramollissement du cœur est accompagné d'une décoloration marquée de sa substance, qui prend une teinte jaunâtre assez analogue à celle des feuilles mortes les plus pâles. Cette teinte jaunâtre n'occupe pas toujours toute l'épaisseur des parois du cœur ; souvent elle est très-marquée dans le milieu de cette épaisseur, et fort peu à l'extérieur et à la surface interne. Assez souvent le ventricule gauche et la cloison inter-ventriculaire la présentent d'une manière très-marquée ; tandis que le ventricule droit conserve sa couleur naturelle et une fermeté plus grande. Enfin quelquefois on trouve encore çà et là des points rouges et d'une assez bonne consistance, dans des cœurs dont la substance est d'ailleurs très-fortement ramollie et tout-à-fait jaunâtre. Cette espèce de ramollissement jaunâtre se rencontre surtout dans des cas où la dilatation du cœur est jointe à un médiocre degré d'hypertrophie. On l'observe aussi dans la dilatation simple, quoique, le plus ordinairement, le ramollissement qui accompagne la dilatation des ventricules coïncide, comme celui qui a lieu dans les fièvres, avec une coloration plus intense de la substance musculaire.

761. Il est une troisième espèce de ramollissement dont nous aurons occasion de parler ailleurs, et qui est accompagné d'une pâleur blanchâtre de la substance du cœur. Ce ramollissement n'est jamais porté à un point tel que cette substance en devienne friable ;

et souvent même le degré de consistance de la substance du cœur ne paraît pas sensiblement diminué, quoique cet organe soit devenu flasque, et que ses parois s'affaissent totalement après l'incision. Nous aurons occasion de revenir sur cette sorte de ramollissement, qui accompagne ordinairement la péricardite, et qui ne s'observe dans aucun autre cas.

762. Le ramollissement du cœur n'ayant pas jusqu'ici fixé l'attention des praticiens, et coïncidant presque toujours avec d'autres maladies de cet organe, il est fort difficile de déterminer quel peut être le degré de danger que présente cette affection, et à quels signes on peut la reconnaître.

Sous ce dernier rapport, j'ai déjà dit (§ 632) que le ramollissement du cœur est une des causes qui me paraissent rendre le son des oreillettes et même celui des ventricules plus obtus que dans l'état naturel. Je dois ajouter que ce caractère du son n'est jamais assez marqué pour le rendre analogue à celui d'une lime ou même d'un soufflet.

763. On peut encore s'attendre à trouver le cœur en cet état quand, chez un malade attaqué de dilatation avec ou sans hypertrophie, il y a eu de longues et fréquentes attaques d'étouffement, quand il y a eu une agonie très-lente, de plusieurs semaines, par exemple, et quand la teinte violette de la face, des extrémités et des autres points de la surface du corps, a annoncé, long-temps avant la mort, la stase du sang dans le système capillaire.

764. Il paraît que le ramollissement du cœur que l'on rencontre chez les sujets dont l'agonie a été très-lente est une affection aiguë : c'est surtout celui-là

qui est rarement complet, et qui n'existe que par endroits dans la substance du cœur.

765. Les sujets, au contraire, qui présentent un cœur ramolli et jaunâtre dans toute son étendue, paraissent être dans cet état depuis long-temps. Ce ramollissement total du cœur est ordinairement, et peut-être toujours, accompagné d'un certain degré de cachexie, lors même qu'il existe chez des sujets d'ailleurs bien portans, robustes et en état de vaquer à des travaux pénibles, ce qui arrive quelquefois. Leur teint est pâle et jaunâtre, leur peau flétrie ; et lors même qu'ils sont attaqués de dilatation ou d'hypertrophie, comme il arrive presque toujours, ils ne présentent point le gonflement et la lividité de la face, que l'on regarde comme un des signes généraux les plus constans des maladies du cœur. Leurs lèvres même sont rarement violettes, et plus rarement encore gonflées ; presque toujours elles sont, au contraire, presque complètement décolorées.

766. Quand le cœur donne, sans impulsion notable, un son également médiocre, sourd et obtus dans ses deux contractions, on doit penser qu'il est ramolli, mais de bonne proportion.

767. Quand ce ramollissement existe avec dilatation des ventricules, le bruit produit par les contractions du cœur, quoique fort, a quelque chose de sourd, et perd le caractère éclatant qui annonce ordinairement la dilatation (§ 626).

768. Quand le ramollissement coïncide avec l'hypertrophie, le bruit de la contraction des ventricules est tellement obtus qu'on ne l'entend presque plus : c'est dans les cas extrêmes de ce genre que le cœur

II. 19

donne une impulsion tout-à-fait sans bruit. Il m'a paru aussi que le ramollissement des fibres charnues du cœur contribuait beaucoup à rendre la contraction des ventricules plus lente et comme graduée. Quelquefois cependant, dans les attaques de palpitations, un cœur ramolli, et qui habituellement ne donnait qu'une impulsion lente et qu'un bruit très-sourd, reprend tout-à-coup une énergie très-grande, et donne des contractions vives, courtes et analogues à des coups de marteau ; mais après cette espèce d'effort qui peut durer plusieurs jours, il retombe dans son état habituel de mollesse et de langueur.

769. Quant au danger qui peut résulter du ramollissement du cœur, je pense qu'il doit varier suivant la nature et l'intensité de l'affection qu'il accompagne.

Le ramollissement du cœur coïncidant avec les fièvres essentielles n'est, comme nous venons de le dire (§ 759), accompagné d'aucun changement de couleur, ou même existe avec une coloration plus intense et presque violette de la substance du cœur. Je crois qu'on peut le comparer au ramollissement gluant des muscles que l'on observe souvent dans les mêmes maladies, et qui est aussi accompagné d'une rougeur plus intense que dans l'état naturel. Le ramollissement du cœur, de même que l'état gluant ou poisseux des muscles, s'observe surtout dans les fièvres adynamiques ou putrides, et particulièrement quand ces fièvres ont présenté d'une manière très-prononcée les symptômes que les anciens pathologistes regardaient comme les indices de la putridité, c'est-à-dire, l'intumescence livide de la face, le ramollissement des lèvres, des gencives, et en général de la membrane interne de la

bouche, l'enduit fuligineux de la langue et des gencives, l'aspect terreux de la peau, le météorisme du
ventre et les déjections très-fétides.

Je n'oserais assurer que ce ramollissement du cœur
ait lieu dans toutes les fièvres essentielles; cependant je
l'ai rencontré dans ces cas toutes les fois que j'y ai fait
attention. Serait-il la cause de la fréquence extraordinaire du pouls, qui survient souvent dans la convalescence des fièvres, et qui dure quelquefois plusieurs
semaines, quoique le malade reprenne des forces et
de l'embonpoint?

CHAPITRE IX.

De l'Atrophie du cœur.

770. Le cœur est-il susceptible, comme les muscles du mouvement volontaire, de diminuer de volume et de force; et cette possibilité, si elle existe,
pourrait-elle donner l'espérance de guérir par la diète
et les moyens débilitans l'hypertrophie du cœur? Je
ne connais dans les observateurs aucun fait propre à
résoudre ces questions.

771. On peut remarquer, en général, que le cœur
des sujets morts de maladies qui produisent un amaigrissement considérable, comme les cancers et la
phthisie à marche lente, est en général petit. J'ai cru
souvent même reconnaître à une sorte de flétrissure
de cet organe qu'il avait pu perdre de son volume.
Le ramollissement du cœur, qui, comme nous l'a-
vons dit, est aussi accompagné d'une sorte de flétrissure extérieure, serait-il un premier degré d'atrophie? Je n'ai pas assez fixé mon attention sur cet

objet pour avoir une opinion bien arrêtée à cet égard ; mais je crois cependant pouvoir regarder comme certain que le cœur peut diminuer notablement de volume sous l'influence de l'amaigrissement général.

772. J'ai essayé, chez beaucoup de malades, d'appliquer au traitement de l'hypertrophie du cœur la méthode proposée par Valsalva contre l'anévrysme. Presque tous se sont lassés de l'extrême sévérité de la diète, et ont surtout été effrayés, au bout de peu de temps, de la fréquence des saignées générales et locales ; et comme, dans ces cas, un médecin a nonseulement à vaincre la répugnance du malade, mais encore l'opposition de ses parens et de ses amis, le plus souvent j'ai dû céder à des obstacles insurmontables. J'ai cependant obtenu dans ce genre trois succès faits pour engager à ne pas regarder la maladie dont il s'agit comme au-dessus des ressources de la nature et de l'art. Les sujets de deux de ces observations sont de jeunes demoiselles âgées l'une de douze et l'autre de dix-huit ans, qui présentaient l'une et l'autre les symptômes de l'hypertrophie du cœur à un haut degré. La privation de la moitié de leurs alimens ordinaires et quelques saignées générales et locales faites de temps en temps ont produit la diminution graduelle et enfin la cessation complète de tous les symptômes. La plus jeune est guérie depuis plus de quatre ans et ne présente plus aucun symptôme de maladie du cœur ; elle a repris depuis long-temps son régime ordinaire. La seconde suit le régime depuis trois ans ; elle y est habituée et n'éprouve plus le besoin d'une plus grande quantité d'alimens. Depuis un an, l'indication de la saignée ne s'est pas présentée, et les sym-

ptômes généraux de la maladie du cœur n'existent plus, quoiqu'on puisse encore reconnaître par le cylindre que cet organe a des parois épaisses. La troisième observation est plus concluante, en ce que le sujet ayant succombé après la guérison, j'ai pu vérifier l'état du cœur par l'autopsie.

Une ancienne religieuse, âgée de cinquante ans, non réglée depuis trois ou quatre ans, éprouvait depuis une douzaine d'années, et à un très-haut degré, tous les signes d'une maladie du cœur : palpitations fortes et fréquentes, oppression habituelle, essoufflement au moindre exercice, réveil en sursaut, œdème presqu'habituel des extrémités inférieures ; les pommettes, le nez et les lèvres étaient livides. Ces symptômes augmentaient surtout depuis un an, et la malade ne pouvait presque plus bouger de son fauteuil sans se sentir menacée de suffocation. Dans cet état, je lui proposai le traitement de Valsalva. La malade, douée de beaucoup de force de caractère, consentit à s'y soumettre. Je réduisis sur-le-champ ses alimens au quart de la quantité qu'elle prenait auparavant ; je lui fis tirer du sang tous les quinze jours, tantôt par la lancette, tantôt par l'application des sangsues. Dès le commencement de ce traitement, la malade se trouva notablement soulagée. Vers le sixième mois, tous les symptômes avaient disparu ; et, à la faiblesse près, qui d'ailleurs n'était pas plus grande qu'avant le traitement, la malade se trouva dans un état de santé qu'elle ne connaissait plus depuis un grand nombre d'années. La respiration était parfaitement libre ; il n'y avait plus ni palpitations, ni enflure des extrémités, ni réveils en sursaut, ni aucune trace de l'ancienne lividité de la face. J'éloignai alors les saignées ; au bout d'un an, je les fis cesser entièrement, et je conseillai à la malade de revenir peu à peu à son régime ordinaire ; mais il lui fallait, pour satisfaire son appétit, beaucoup moins d'alimens qu'avant le traitement. Elle vécut deux ans dans un état de santé parfaite. Au bout de ce temps, elle fut attaquée d'un *cholera morbus*, maladie alors régnante ; les vomissemens et la diarrhée étaient extrêmement fréquens et accompagnés de beaucoup de douleurs et d'angoisses: Les délayans ne purent apaiser ces symptômes qu'au bout d'environ quarante-huit heures. La malade parut alors entrer en convalescence ; elle reprit sa gaîté, et se plaignait seulement d'une extrême faiblesse. Quelques heures après, elle parut s'endormir, et expira tout-à-coup, sans agonie préalable, au moment où les personnes qui l'entouraient se félicitaient sur son rétablissement.

Curieux de constater l'état du cœur, je demandai et j'obtins la permission de faire faire l'ouverture du corps. Le cœur avait un volume notablement inférieur à celui du poing du sujet. Il n'était pas plus gros que ne l'est ordinairement celui d'un enfant de douze ans bien constitué, quoique la malade fût d'une haute stature (environ cinq pieds trois pouces). Son aspect extérieur rappelait tout-à-fait l'idée d'une pomme ridée. Ces rides étaient dirigées surtout dans le sens de la longueur. Les parois des ventricules étaient flasques, mais sans ramollissement notable; leur épaisseur était peu considérable et tout-à-fait proportionnée à l'ampleur des cavités.

Je sais qu'on ne peut rien conclure d'un seul fait : j'ai cru cependant devoir rapporter celui-ci,

parce qu'il pourra peut-être engager quelques médecins à essayer avec suite une méthode de traitement qui
ne demande pas moins de courage de la part du médecin qui la propose et la fait suivre avec persévérance
malgré les oppositions de tout genre, que de la part
du malade même qui s'y soumet.

773. J'ai souvent pensé que le ramollissement du
cœur était une disposition prochaine et un achemine-
ment à l'atrophie ou à l'hypertrophie. Il est au moins,
comme ces deux affections, le produit d'une altération quelconque dans la nutrition de cet organe ; et il
semble probable que, quand le cœur peut être soup-
çonné être dans l'état de ramollissement, s'il est en
même temps hypertrophié, on peut espérer plus de
succès de la méthode débilitante, vu le trouble qui
existe déjà dans la nutrition de cet organe ; et que
si, au contraire, il est dans de bonnes proportions,
on peut craindre, plus qu'en toute autre circonstance, le développement de l'hypertrophie.

Je livre ces idées à la méditation des praticiens observateurs. Je sens qu'elles ne peuvent être de quelque
utilité qu'autant que les signes que j'ai donnés du ramollissement du cœur seront bien constatés par de
nombreuses observations.

CHAPITRE X.

De la Dégénération graisseuse du cœur.

774. On trouve, dans divers recueils d'observations
médicales, des exemples assez nombreux de cœurs
surchargés de graisse d'une manière extraordinaire,

circonstance à laquelle on a cru pouvoir attribuer, dans ces cas, la cause d'accidens plus ou moins graves, et même de la mort subite. M. Corvisart pense qu'une accumulation énorme de graisse autour du cœur peut effectivement produire ces effets, quoique, chez les sujets chez lesquels il a rencontré des cœurs très-gras, il n'ait rien vu qui ait pu lui prouver « que cet état » fût pathologique, c'est-à-dire, porté au point de » déranger constamment, et à un point qui fait mala- » die, la fonction de l'organe (a). »

775. J'ai rencontré aussi un grand nombre de fois, chez des sujets morts de diverses maladies, des cœurs surchargés de graisse qui, déposée entre la sub- stance musculaire du cœur et la lame du péricarde, qui lui est ordinairement adhérente d'une manière intime, était principalement accumulée à l'endroit de la réunion des oreillettes et des ventricules, le long des troncs des vaisseaux coronaires et des deux bords du cœur, à sa pointe et à l'origine de l'aorte et de l'artère pulmonaire. Quelquefois la face postérieure ou cor- respondante au ventricule droit en est également re- couverte dans presque toute son étendue ; rarement, au contraire, la surface du ventricule gauche en pré- sente une certaine quantité.

776. Plus un cœur est surchargé de graisse, et moins, en général, ses parois ont d'épaisseur ; quelquefois même cette épaisseur est réduite à presque rien en quelques points ; cela se remarque surtout à la pointe des ventricules et à la paroi postérieure du ventri- cule droit. Si l'on examine ces parties en dedans des

_____

(a) *Op. cit.*, pag. 181.

ventricules, elles présentent l'aspect naturel ; mais si on les incise de dehors en dedans, on arrive à cette cavité sans avoir, pour ainsi dire, rencontré de substance musculaire ; et les colonnes charnues des ventricules, ainsi que leurs piliers, paraissent n'être liés ensemble, dans ces points, que par la membrane interne des ventricules.

La graisse, au reste, dans ces cas, ne paraît pas être le produit d'une dégénération de la substance musculaire du cœur, car on peut l'en séparer par la dissection : quelquefois, cependant, des lames de graisse s'insinuent assez profondément entre les faisceaux charnus ; mais, dans ce cas même, les deux substances tranchent brusquement l'une sur l'autre, et aucune nuance de couleur ni de consistance ne les confond. Il est donc plus que probable qu'à raison de la pression, ou par une aberration inconnue de la nutrition, la substance musculaire du cœur a perdu en proportion de ce que la graisse qui l'enveloppe a gagné.

Il semblerait assez naturel de penser qu'une semblable disposition dût occasioner fréquemment la rupture du cœur ; car on ne conçoit pas que des parois aussi minces puissent résister à la pression du sang : cependant je n'ai jamais vu l'accident dont il s'agit arriver par cette cause.

777. Assez ordinairement on trouve, chez les mêmes sujets, une grande quantité de graisse accumulée dans la partie inférieure du médiastin, et particulièrement entre le péricarde et les plèvres. Cette graisse, ferme et parcourue par un grand nombre de petits vaisseaux sanguins qui lui donnent une couleur rou-

geâtre, pousse alors devant elle la plèvre, et, enveloppée par cette membrane, vient faire saillie dans sa cavité sous la forme de franges irrégulières qui ont une ressemblance grossière, mais assez exacte, avec la crête d'un coq. La graisse qui enveloppe le cœur, au contraire, est presque toujours d'un jaune pâle et d'une consistance médiocre.

778. Je n'ai jamais observé, non plus que M. Corvisart, aucun symptôme qui m'ait paru dépendre directement de cette accumulation de la graisse. Je crois qu'il faudrait qu'elle fût extrême pour pouvoir produire quelque accident grave ; et ce n'est pas là l'altération dont j'entends parler sous le nom de *dégénération graisseuse du cœur.*

779. La dégénération graisseuse du cœur est la conversion de sa substance musculaire en une substance qui présente la plupart des propriétés physiques et chimiques de la graisse : c'est une altération toutà-fait semblable à la dégénération graisseuse que *Haller* (a) et *Vicq-d'Azyr* (b) ont observée dans les muscles. Je n'ai jamais rencontré cette altération que dans une très-petite partie du cœur, et seulement vers la pointe. La substance du cœur, dans le point ainsi altéré, est plus pâle que dans le reste de son étendue ; et, au lieu de la couleur rouge qui lui est naturelle, elle prend une couleur jaunâtre analogue à celle des feuilles mortes, et à-peu-près semblable, par conséquent, à celle de certains cœurs ramollis. Cette dégénération paraît procéder de dehors en dedans. Près de

(a) *Opusc. pathol.*
(b) Tom. v, édit. de M. Moreau.

la cavité des ventricules, la texture musculaire du cœur est encore très-reconnaissable; un peu plus loin elle l'est moins, et vers la surface elle se confond, par des dégradations insensibles de consistance et de couleur, avec la graisse de la pointe du cœur. Cependant les parties dont la texture naturelle est encore le plus reconnaissable, bien séparées des graisses ambiantes et pressées entre deux feuilles de papier, les graissent fortement, et c'est en quoi l'on peut distinguer cette altération du simple ramollissement.

780. Je n'ai jamais vu la rupture du cœur être déterminée par cette altération, non plus que par la disposition indiquée plus haut, et je ne connais aucun symptôme qu'on puisse lui attribuer.

CHAPITRE XI.

De l'Induration cartilagineuse ou osseuse de la substance musculaire du cœur.

781. Je n'ai jamais rencontré l'ossification de la substance musculaire du cœur, et il n'existe dans les observateurs qu'un petit nombre d'exemples de cette affection. M. Corvisart a vu, chez un homme mort d'hypertrophie du ventricule gauche du cœur, la pointe de cet organe, « jusqu'à une certaine hau» teur et dans toute l'épaisseur de sa substance, con» vertie en cartilage. » Les colonnes charnues du ventricule gauche participaient à la même affection (a). Haller (b) a trouvé, chez un enfant dont le cœur offrait

_____

(a) *Op. cit.,* pag. 171. — (b) *Opusc. pathol.*

un volume naturel, la partie inférieure du ventricule droit ossifiée ; les parties les plus charnues de l'oreillette gauche, les valvules sigmoïdes de l'artère pulmonaire et de l'aorte étaient dans le même état. M. Renauldin a publié, dans le *Journal de Médecine* par MM. Corvisart, Leroux et Boyer (a), une observation non moins intéressante et plus détaillée.

Un étudiant en droit, âgé de trente-trois ans, très-adonné à l'étude, éprouvait, au moindre mouvement, de vives et fréquentes palpitations de cœur. La région de cet organe résonnait mal ; le pouls avait de l'élévation. « La main appliquée sur la région de » cet organe ressentait une sorte d'écartement des » côtes ; et lorsqu'on pressait, même légèrement, » cette région, on occasionait une douleur très-aiguë » et qui durait long-temps après la compression. »

A l'ouverture du corps, on trouva « la masse du » cœur extrêmement dure et pesante. Quand on vou-» lut inciser le ventricule gauche, on éprouva une » grande résistance causée par le changement total » de cette partie charnue en une véritable pétrifica-» tion qui avait une apparence sablonneuse en certains » endroits, et ressemblait dans d'autres à une cristal-» lisation saline. Les grains de cette espèce de sable, » très-rapprochés les uns des autres, devenaient plus » gros à mesure qu'ils s'éloignaient de la superficie » du ventricule, en sorte qu'ils se continuaient intérieu-» rement avec les colonnes charnues ; ces dernières, » aussi pétrifiées sans avoir changé de forme, avaient » acquis un volume considérable. Plusieurs égalaient

(a) Janvier, 1816.

» la grosseur de l'extrémité du petit doigt, et avaient
» l'air de véritables stalactites placées dans différentes
» directions. L'épaisseur totale du même ventricule
» était augmentée. Le ventricule droit, ainsi que les
» gros troncs artériels qui partent du cœur, ne pré-
» sentaient aucune trace de désorganisation. Les ar-
» tères temporales, les maxillaires, et une partie de
» la radiale étaient ossifiées de chaque côté. »

782. Je suis persuadé qu'une induration osseuse
ou cartilagineuse aussi étendue que celle qui avait
lieu dans les trois cas que je viens de citer pourrait
être reconnue, par le cylindre, à une augmentation
très-notable et à quelques modifications particulières dans le bruit du cœur. Je pense que c'est
dans les cas de cette nature que le bruit du cœur a
pu être entendu à l'oreille nue, et même à une certaine distance du malade, ainsi que l'ont dit quelques
observateurs.

783. On rencontre assez fréquemment sur les parois intérieures des ventricules, et particulièrement
du ventricule gauche, des plaques cartilagineuses qui
font corps avec la membrane interne des ventricules,
et paraissent interposées entre elles et la substance
musculaire du cœur. Ces plaques, qui sont tout-à-
fait de la nature des incrustations cartilagineuses que
j'ai décrites ailleurs, ont rarement une certaine étendue. Je ne les ai jamais trouvées à l'état osseux.

CHAPITRE XII.

De la Cardite ou Inflammation du cœur.

784. L'inflammation est encore une affection aussi rare dans le cœur qu'elle est commune dans plusieurs autres organes : aussi est-elle fort peu connue , soit sous le rapport anatomique, soit sous celui de ses symptômes.

785. On peut distinguer deux espèces de cardite : la cardite générale , ou occupant la totalité du cœur ; et la cardite partielle , ou bornée à un point peu étendu de cet organe.

786. Il n'existe peut-être pas un seul exemple incontestable et bien décrit de l'inflammation générale du cœur , soit aiguë , soit chronique. La plupart des observations données sous ce nom par divers auteurs, et particulièrement celles que M. Corvisart a consignées dans son ouvrage, sont évidemment des péricardites , dans lesquelles le cœur présentait l'espèce de décoloration qui accompagne souvent cette maladie, et que nous décrirons en son lieu. Rien ne prouve que cette pâleur soit l'effet d'une inflammation, à moins que l'on ne veuille prendre le mot *inflammation* comme synonyme d'*altération* ou de *maladie*. L'inflammation augmente, en général, la rougeur et la densité de tous les tissus; et la décoloration dont il s'agit est ordinairement accompagnée d'un ramollissement notable du cœur. D'ailleurs, dans ces exemples , le péricarde était plein de pus ; mais il n'y en avait pas un atome dans la substance propre du cœur , et la pré-

sence du pus est le seul signe incontestable de l'inflammation. La rougeur et l'injection même des capillaires sont des signes équivoques, puisqu'on peut les déterminer sur le cadavre en mettant une partie dans une position déclive, et que tout annonce que ces apparences, d'une nature très-fugace, dépendent beaucoup plus souvent de la longueur ou des accidens particuliers de l'agonie que d'un état de maladie antérieur.

787. D'après ces principes même, il paraît constant que l'inflammation générale du cœur a été observée. *Meckel* (a) a vu chez un homme de cinquante ans, mort d'une péricardite compliquée d'inflammation de la substance propre du cœur, du pus infiltré entre les fibres musculaires du cœur. Mais cette observation, la seule à ma connaissance d'où l'on puisse conclure quelque chose pour le fait dont il s'agit, est décrite d'une manière si peu précise, qu'elle prouve à peine la possibilité du fait, et qu'elle ne pourrait être d'aucune utilité pour la description générale de la maladie.

788. Les exemples d'inflammations partielles et caractérisées par l'existence d'un abcès ou d'une ulcération dans l'épaisseur des parois du cœur sont beaucoup plus communs et plus exactement décrits.

Benivenius paraît être le premier qui ait rencontré un abcès dans l'épaisseur des parois du cœur. *Bonet* a réuni dans son *Sepulchretum* un assez grand nombre de cas semblables. Je n'ai observé cette affection qu'une seule fois. L'abcès, situé dans l'épais-

---

(a) Mém. de l'Acad. de Berlin.

seur des parois du ventricule gauche près de sa base, aurait pu contenir tout au plus une aveline ; il y avait en même temps péricardite chez ce sujet, qui était un enfant d'environ douze ans. J'ai trouvé aussi à l'ouverture du corps d'un homme de soixante ans, qui, né dans l'opulence et dans un rang élevé, mourut à l'hôpital de la Charité par suite des malheurs de la Révolution, du pus concret, c'est-à-dire, une exsudation albumineuse de la consistance du blanc d'œuf cuit et de couleur de pus, interposé entre les faisceaux charnus du ventricule gauche. La maladie avait présenté les symptômes d'une inflammation aiguë de quelqu'un des viscères thoraciques, sans qu'on eût pu en assigner précisément le siége. L'orthopnée et un sentiment d'angoisse inexprimable en avaient été les symptômes principaux.

789. Il est impossible, dans l'état actuel de la science, d'indiquer les signes auxquels on pourrait reconnaître un abcès du cœur. Il paraît seulement que, dans quelques cas, cette affection peut exister sans trouble notable dans la santé. Le sujet de l'observation de *Benivenius* était un pendu qui ne paraissait pas malade au moment où il subit son supplice.

790. Les ulcères du cœur ont été encore plus fréquemment observés que les abcès : on en a rencontré à sa face externe et à sa face interne (a). Toutes les observations données sous ce nom ne sont cependant pas également exactes ; et, en lisant le *Sepulchretum*, il est facile de voir qu'assez souvent une péricardite avec exsudation pseudo-membraneuse inégale et ru-

(a) Morgagni, *Epist.* XXV, nos 17 *et seq.*

gueuse a été prise, ainsi que le remarque avec raison
Morgagni (a), pour une ulcération de la face externe du cœur. Il est cependant hors de doute que
l'on a vu des ulcérations de la face extérieure du
cœur. *Olaüs-Borrichius* a décrit un cas de ce genre
de manière à ne laisser rien à desirer : « *Cordis ex-*
» *terior caro, profundè exesa, in lacinias et villos*
» *carneos putrescentes abierat* (b). » Peyer (c) et
Graetz (d) ont décrit des cas tout-à-fait semblables.

791. Les ulcères à la surface intérieure des ventricules du cœur sont peut-être plus communs que ceux
de sa surface externe, ou au moins il en existe un plus
grand nombre d'exemples incontestables, parce que
rien ne peut en imposer à cet égard. *Bonet, Morgagni*
et *Senac* en ont réuni un grand nombre dans leurs
ouvrages.

792. Les signes des ulcères du cœur sont aussi
obscurs que ceux de ses abcès. Morgagni, en comparant les histoires de ce genre publiées jusqu'à l'é-
poque à laquelle il écrivait, remarque que les symptômes variaient chez chaque malade, et en conclut
qu'aucun ne peut servir de signes. Je ne sais si le cylindre en donnera de plus sûrs, et j'avoue que je ne
le pense pas. Je n'ai eu qu'une seule occasion d'observer un ulcère du cœur : il était situé à la face
interne du ventricule gauche, et avait un pouce de
longueur sur un demi-pouce de large, et une pro-

_____

(a) *Epist.* XXI, n° 2 ; *Epist.* XXV, n° 24.
(b) *Sepulchr.,* lib. II, obs. LXXXVI.
(c) *Ibidem,* sect. II, obs. XXI.
(d) *Disp. de Hydr. pericard.,* § 2.

fondeur de plus de quatre lignes au centre. Le malade était attaqué d'une hypertrophie du ventricule
gauche qui avait été reconnue ; mais le cylindre ne
nous fit entendre aucun bruit particulier d'après lequel on pût soupçonner, non-seulement l'ulcère, mais
même la rupture du ventricule gauche qui s'ensuivit
deux jours avant la mort, à en juger d'après l'exa-
cerbation subite des symptômes qui survint vers
cette époque.

Cet accident terrible et heureusement fort rare
est presque toujours la suite d'une ulcération des
parois des ventricules. *Morand* a réuni quelques
observations de ce genre dans les Mémoires de l'Aca-
démie des Sciences pour l'année 1752. Morgagni a
décrit un cas semblable (*a*).

793. Les ruptures du cœur par suite d'un violent
effort et sans ulcération préalable sont beaucoup
plus rares, et le nombre de celles qu'on peut regarder
comme exactes et incontestables est même très-petit.
Plusieurs sont assez incomplètement décrites pour
qu'il soit permis de soupçonner, ainsi que l'insinue *Morgagni* (*b*), que ce qu'on a pris pour une
rupture du cœur n'était peut-être que le résultat
d'un coup de scalpel donné par un prosecteur mal-
adroit ou peu attentif. La méprise est cependant facile à
éviter, car une semblable maladresse ne remplira jamais
le péricarde de sang caillé ; ce qui a toujours lieu dans
les véritables ruptures du cœur.

Les exemples les mieux constatés de ruptures

_____

(*a*) *Epist.* XXVII, n° 8.
(*b*) *Epist.* LXIV, n° 14.

du cœur sans ulcération préalable sont celles que rapportent Haller (*a*) et Morgagni (*b*).

794. Il y a lieu de s'étonner que l'amincissement des parois du cœur, particulièrement vers sa pointe et à la paroi postérieure du ventricule droit, chez les sujets chez lesquels le cœur est surchargé d'une grande quantité de graisse, ne donne pas lieu à la rupture de cet organe; il est même à remarquer que les exemples de rupture du ventricule droit sont beaucoup plus rares que ceux de la même lésion du gauche, et que les ruptures de ce dernier se font très-rarement vers la pointe, qui est cependant le point où ses parois ont le moins de force et de consistance.

795. M. Corvisart a le premier donné des exemples d'une autre espèce de rupture du cœur, dont le danger ne paraît pas devoir être aussi imminent : c'est celle des tendons et des piliers des valvules (*c*). Dans les trois cas qu'il rapporte, la rupture paraît avoir été due à des efforts violens faits pour soulever des fardeaux ou pour quelque chose de semblable. Un étouffement subit et très-intense a été le premier effet de cet accident, et par la suite les symptômes généraux des maladies du cœur se sont toujours développés. On trouvera plus bas (au chapitre des *Végé- tations des valvules*) un nouvel exemple de la rup- ture des tendons des piliers, dans lequel il paraîtrait que l'accident aurait eu lieu par suite de l'ulcération de ces tendons.

(*a*) *Elem. physiol.*, *tom.* I, *lib.* IV, *sec.* IV, § 13.
(*b*) *Epist.* XXVII, n° 2.
(*c*) *Op. cit.*, obs. XXXIII, XL et XLI.

Ces diverses espèces de ruptures peuvent tout au plus être soupçonnées dans quelques cas ; mais il est impossible de les reconnaître à des signes certains. Il serait cependant possible que le flottement de la valvule mitrale, après la rupture d'un de ses piliers, donnât sous le cylindre quelques signes propres à faire reconnaître cette affection : mais je crois que la gravité des accidens doit varier beaucoup suivant l'étendue et le lieu de la lésion. On conçoit en effet que la rupture de tous les tendons d'un pilier, en maintenant dans l'état constant d'abaissement une grande partie de la valvule mitrale, doit occasioner un grand trouble dans la circulation. La rupture totale d'un pilier ou son décollement à la base doit produire des effets plus graves encore, à raison du flottement de ce corps devenu presque étranger dans le ventricule ; mais la rupture d'un ou deux tendons seulement ne paraît pas devoir produire par elle-même des accidens bien graves et permanens, si d'ailleurs il n'existe aucune autre altération organique du cœur.

CHAPITRE XIII.

De l'Endurcissement cartilagineux et osseux des valvules du cœur.

ARTICLE I.

Caractères anatomiques de l'endurcissement des valvules.

796. La valvule mitrale et les valvules sigmoïdes de l'aorte sont sujettes à devenir le siége de productions cartilagineuses ou osseuses qui augmentent irrégulière-

ment leur épaisseur, altèrent leur forme, et obstruent quelquefois presque complètement les ouvertures auxquelles elles sont placées. La valvule tricuspide et les sigmoïdes de l'artère pulmonaire présentent beaucoup plus rarement ces indurations, quoiqu'elles n'en soient pas tout-à-fait exemptes, comme le pensait Bichat. Morgagni (a) a trouvé, chez une vieille femme, la valvule tricuspide endurcie, et les valvules sigmoïdes de l'artère pulmonaire participant un peu à la même affection. Il a rencontré également, chez une jeune fille de seize ans, les sigmoïdes de l'artère pulmonaire agglutinées par suite d'une induration cartilagineuse, de manière à rétrécir considérablement le diamètre de cette artère. Cette induration commençait dans un point à passer à l'état osseux. Le trou de Botal existait encore chez ce sujet, qui présentait les symptômes de ce qu'on a appelé depuis la *maladie bleue* (b).

797. M. Corvisart (c) a rencontré deux fois l'endurcissement cartilagineux de la base de la valvule tricuspide. J'ai trouvé quelquefois de légères incrustations cartilagineuses, soit à la base, soit sur les pointes de cette valvulve ; mais je ne sache pas qu'aucun observateur ait trouvé ces endurcissemens dans un état d'ossification complète. Je ne crois pas non plus que l'endurcissement de la valvulve tricuspide ait encore été observé à un degré tel qu'il pût occasioner un état de maladie grave. Je me bornerai en conséquence à examiner les caractères anatomiques

(a) *Epist.* XXXVII, n° 16.
(b) *Epist.* XVII, n° 12.
(c) *Op. cit.*, pag. 210.

et les signes de l'endurcissement osseux ou cartilagineux des valvules du ventricule gauche.

798. L'endurcissement cartilagineux de la valvule mitrale affecte quelquefois seulement les bandes ou zones fibreuses qui se trouvent dans la duplicature de sa base. Il présente alors l'aspect d'un bourrelet assez lisse, quoiqu'inégal, qui rétrécit l'ouverture auriculo-ventriculaire. La consistance de ce bourrelet est quelquefois tout-à-fait semblable à celle d'un cartilage diarthrodial ou des cartilages des côtes; d'autres fois elle est moindre, et constitue alors une véritable incrustation cartilagineuse imparfaite, de l'espèce de celles que j'ai décrites ailleurs (a). Dans d'autres cas, des incrustations cartilagineuses semblables épaississent inégalement le bord libre, le milieu, ou même la presque totalité de la valvule. Mais, en général, elles offrent plus d'épaisseur vers les pointes ou à la base que partout ailleurs.

799. L'endurcissement osseux se présente avec les mêmes circonstances quant au siége et à l'inégalité d'épaisseur. Formé primitivement, comme les incrustations cartilagineuses, dans la duplicature de la membrane qui forme la valvule, il la perce assez souvent par ses points les plus saillans, et l'ossification baigne à nu dans le sang. Cette ossification n'est jamais parfaite; elle offre une couleur plus blanche et une plus grande opacité que le tissu osseux naturel; elle se broie plus facilement, et le phosphate calcaire y prédomine évidemment davantage : aussi ces ossifications ont-elles été souvent désignées par les auteurs sous le

---

(a) Dict. des Scienc. Méd., art. *Cartilages accidentels*.

nom de *pierres* ou de *calculs*. Elles ressemblent effectivement beaucoup à de petites pierres récemment
brisées et extrêmement inégales, surtout lorsque, présentant un grand nombre d'aspérités, elles ont percé
et détruit dans une assez grande surface la membrane
qui les recouvrait originairement.

800. Lorsque l'ossification affecte le bord de la valvule mitrale, les languettes qui la composent sont souvent réunies et comme soudées ensemble, et le rétrécissement qui en résulte, en forme de canal ou de fente,
est quelquefois assez considérable pour laisser à peine
passer une lame de couteau ou une plume d'oie. Dans
un cas de cette espèce, M. Corvisart a trouvé l'orifice
auriculo-ventriculaire réduit à un canal de trois lignes
de diamètre et coudé comme le conduit carotidien du
temporal, à raison de l'épaississement considérable
qu'avait pris la valvule mitrale ossifiée (*a*).

801. Quelquefois, quoique rarement, les cordes ten-
dineuses qui unissent la valvule mitrale au ventricule
gauche participent à l'induration cartilagineuse ou osseuse de cette valvule. M. Corvisart a même vu une
fois l'ossification s'étendre à la totalité de l'un de ses
piliers (*b*).

802. L'ossification des valvules sigmoïdes aortiques
peut, comme celle de la mitrale, commencer par
leur base ou par leur bord libre : au moins, la
fréquence et l'épaisseur plus grande dans ces deux
parties et la rareté comparative de l'ossification de la
partie moyenne semblent-elles indiquer que l'ossi-

_____

(*a*) *Op. cit.*, pag. 214.
(*b*) *Ibid.*, pag. 212.

fication commence par l'un ou l'autre de ces points. L'ossification du bord libre des sigmoïdes paraît prendre plus particulièrement son origine dans les petites tubérosités qu'on remarque dans leur partie moyenne, et qui sont connues sous le nom de *tubercules d'Arantius.*

803. Lorsque l'ossification n'occupe que le bord libre des valvules sigmoïdes, et lorsque leur base, quoiqu'également ossifiée, ne présente pas un épaississement considérable, et que la partie moyenne de la valvule est encore libre dans une certaine étendue, cette valvule peut encore s'élever et s'abaisser un peu et ne gêner la circulation que jusqu'à un certain point. Mais lorsque l'ossification est très-étendue, les valvules se soudent et se confondent en quelque sorte : elles se courbent et se roulent sur elles-mêmes, soit dans le sens de leur concavité, soit même dans celui de leur convexité, de manière à imiter grossièrement la forme de certaines coquilles. Dans cet état, elles deviennent immobiles, et, suivant le sens dans lequel elles se trouvent recourbées, ou elles restent appliquées le long des parois de l'aorte et n'opposent alors aucun autre obstacle au cours du sang que l'épaisseur de l'ossification, ou elles demeurent fixées dans l'état d'abaissement et rétrécissent considérablement l'orifice aortique. Assez ordinairement, sur les trois valvules il s'en trouve une recourbée en sens différent des deux autres. M. Corvisart a vu un cas dans lequel les trois valvules étaient ossifiées dans le sens de l'abaissement, et n'auraient laissé au sang, pour passer du ventricule dans l'aorte, qu'une fente extrêmement étroite, si

l'une des valvules, quoiqu'ossifiée et très-épaissie, n'avait encore conservé vers sa base assez de mobi-lité pour exécuter un mouvement de bascule qui aug-mentait d'une ou deux lignes la largeur de cette fente (a).

ARTICLE II.

Des Signes de l'induration cartilagineuse ou osseuse des valvules.

804. Les signes de l'ossification de la valvule mi-trale diffèrent un peu de ceux qui annoncent celle des valvules sigmoïdes. Le principal signe de l'ossifi-cation de la valvule mitrale est, suivant M. Corvisart, « un bruissement particulier difficile à décrire, sen-» sible à la main appliquée sur la région précor-» diale » (a).

J'ai eu plusieurs fois occasion d'observer ce signe pendant que je suivais les leçons cliniques de ce célèbre professeur. Il est très-facile à reconnaître quand on l'a observé une fois, quoiqu'il soit, comme le dit M. Corvisart, fort difficile à décrire. Je crois néanmoins qu'on en donnerait une idée assez exacte en le comparant au murmure de satisfaction que font en-tendre les chats quand on les flatte de la main. M. Cor-visart ajoute que ce caractère existe aussi, quoique d'une manière moins marquée, dans le pouls, qui d'ail-leurs est, dit-il, sans force, sans dureté ni plénitude, et moins irrégulier que dans l'ossification des sigmoïdes

(a) *Op. cit.*, pag. 220.
(b) *Ibid.*, pag. 240.

aortiques, mais plus que dans le rétrécissement des orifices des cavités droites (*a*) ».

A ces signes se joignent souvent ceux qui annoncent l'hypertrophie et la dilatation de l'oreillette gauche et des cavités droites, l'obstacle que le sang éprouve à passer de l'oreillette dans le ventricule gauche devant nécessairement produire au bout d'un certain temps ces altérations (*b*).

Je n'ai jamais pu sentir ce caractère particulier du pouls, même chez des sujets qui présentaient de la manière la plus évidente, à la région précordiale, le frémissement décrit ci-dessus. Je puis en outre assurer que ce dernier n'est sensible à la main que dans les cas où le rétrécissement de l'orifice affecté est très-considérable : car j'ai souvent rencontré des ossifications assez étendues des valvules aortiques et mitrales chez des sujets qui n'avaient présenté aucune trace de ce frémissement.

805. Dans l'ossification des valvules sigmoïdes, le pouls, dit M. Corvisart (*c*), « peut conserver un certain » degré de dureté et de roideur, mais jamais beaucoup » de plénitude ni de régularité.» Il y a des palpitations fortes et fréquentes, et en outre « cette espèce » d'ondulation, ce bruissement, ce frémissement » sourd » que nous venons d'indiquer en parlant de l'ossification de la valvule mitrale.

On voit que ces signes se réduisent au fond à la sensation particulière qu'éprouve la main appliquée

(*a*) *Op. cit.*, pag. 240.
(*b*) *Ibid.*
(*c*) *Ibid.*, pag. 241.

sur la région du cœur, et que je désignerais volontiers sous le nom de *frémissement cataire;* car le plus ou moins d'irrégularité du pouls ne peut être regardé comme un signe pathognomonique. On retrouve cette irrégularité, à tous les degrés possibles, dans la péricardite, dans les redoublemens de toutes les maladies du cœur, lors même qu'il n'existe aucune ossification, et même dans des maladies du poumon sans aucune lésion organique du cœur.

806. Depuis que j'ai commencé mes recherches sur l'auscultation médiate, je n'ai eu que trois fois occasion d'observer l'ossification de la valvule mitrale à un degré tel qu'elle pût rétrécir notablement l'orifice du ventricule gauche et produire le frémissement cataire; et ces sujets n'ayant pas succombé, je n'ai pu vérifier le diagnostic par l'autopsie. Je n'ai même rencontré cette affection, à un léger ou médiocre degré, que trois ou quatre fois pour les sigmoïdes aortiques. Le frémissement cataire n'existait pas dans ces derniers cas, qui ont été cependant reconnus pour la plupart sur le vivant, et tous vérifiés par l'ouverture des cadavres.

En comparant le petit nombre d'observations dont je viens de parler à celles que j'avais eu occasion de faire antérieurement et sans le secours du cylindre, je crois pouvoir donner les résultats suivans comme exacts ou fort approchans de l'exactitude.

807. L'ossification des valvules mitrale et sigmoïdes ne produit d'irrégularité dans la circulation et ne peut être soupçonnée par l'exploration du pouls et l'application de la main sur la région du cœur, que lorsqu'elle est portée à un degré tel qu'elle rétrécit considérablement les orifices du ventricule gauche.

L'ossification de la valvule mitrale ne produit le frémissement cataire que quand elle est très-considérable. Je n'ai pas eu occasion de l'observer dans l'ossification des sigmoïdes, quoique j'aie plusieurs fois trouvé cette ossification à un degré tel qu'elle rétrécissait de plus de moitié ou des trois quarts l'orifice de l'aorte.

L'ossification de la valvule mitrale à un médiocre degré peut être reconnue par le cylindre aux signes suivans : le bruit qui accompagne la contraction de l'oreillette devient beaucoup plus prolongé, plus sourd, et a quelque chose d'âpre et d'étouffé qui rappelle celui d'un coup de lime donné sur du bois; quelquefois ce bruit se rapproche de celui d'un soufflet que l'on presse brusquement. Je pense que cela a surtout lieu quand l'induration est plutôt cartilagineuse qu'osseuse. De toutes les causes qui peuvent donner au bruit du cœur ce caractère de bruit de soufflet ou de lime (§ 633), c'est celle qui le produit de la manière la plus sensible. Ce bruit est très-marqué, même dans les cas où le frémissement cataire n'est nullement sensible à la main; mais il l'est beaucoup plus lorsque ce dernier existe, et d'autant plus qu'il est plus marqué.

L'ossification des valvules sigmoïdes aortiques se reconnaît au même bruit existant pendant la contraction du ventricule.

L'ossification des valvules sigmoïdes et mitrale à un très-léger degré ne produit ni le bruit de soufflet ni celui de râpe; mais on peut le reconnaître encore à une sensation de dureté, à quelque chose d'âpre dans la contraction du ventricule ou de l'oreillette. Cette sensation est évidemment indépendante de la force d'impulsion de ces organes.

Je pense que les mêmes signes doivent avoir lieu dans les cas d'ossification un peu notable de la valvule tricuspide et des sigmoïdes pulmonaires. Ici, comme dans la dilatation et l'hypertrophie du cœur, l'exploration faite alternativement sous la partie inférieure du sternum et entre les cartilages des cinquième et septième côtes, ainsi que l'état des veines jugulaires externes, suffiront toujours pour faire distinguer dans quel côté du cœur est le siége de l'affection.

808. Ce que j'ai dit du petit nombre d'observations que j'ai pu faire avec le cylindre sur les ossifications des valvules peut paraître contradictoire à l'assertion de M. Corvisart, qui regarde l'endurcissement cartilagineux ou osseux des valvules sigmoïdes aortiques surtout comme la plus fréquente des altérations organiques du cœur. Cette contradiction n'est cependant qu'apparente. Je ne regarde point l'ossification des valvules comme une chose rare. Je puis même rendre témoignage à l'exactitude de l'assertion de M. Corvisart pour le temps dans lequel il observait. La plupart des observations consignées dans son ouvrage ont été recueillies à l'époque où je suivais ses leçons ; et dans l'espace d'environ trois ans, j'ai vu à la clinique interne au moins dix fois plus d'ossifications de l'aorte que je n'en ai rencontré dans le même espace de temps à l'hôpital Necker sur un nombre de malades plus que double.

Cette lésion organique n'est pas la seule des maladies chroniques qui présente des inégalités de fréquence en différens temps. Beaucoup d'autres affections que l'on ne regarde pas communément comme soumises à l'influence de la constitution médicale sont réellement beaucoup plus fréquentes dans certains temps que dans d'autres. Parmi les maladies organiques chroniques, le cancer de l'estomac me paraît aussi beaucoup plus rare depuis trois ans que dans les dix ou douze années précédentes. J'en dirais autant de plusieurs espèces de productions accidentelles du nombre de celles que l'on confond communément sous le nom de *cancer*, et que je n'ai pas revues une seule fois depuis trois ans, quoique j'eusse vu chacune d'elles plusieurs fois dans le cours de chaque année antérieure.

Je n'ai rencontré que chez un seul sujet, dans le même espace de temps, la variété des tubercules commençans que M. Bayle a décrite sous le nom de *granulation miliaire*, et dont il a parlé comme d'une chose assez commune.

On peut faire la même remarque relativement à plusieurs espèces de maladies nerveuses. J'ai traité, dans le cours de l'hiver de 1816 à 1817, dix-huit malades attaqués de l'*angine de poitrine*, avec ou sans maladie du cœur. Chez la plupart d'entre eux ce symptôme a disparu au printemps, et depuis j'ai eu à peine occasion de rencontrer la même affection trois ou quatre fois dans ma pratique. En 1812, j'avais également observé l'angine de poitrine chez un assez grand nombre de malades; et pendant les cinq années suivantes, au contraire, j'en avais rencontré trop peu pour pouvoir continuer un travail dont je m'étais occupé sur cet objet. Je sais que cette variété peut quelquefois tenir à des circonstances indépendantes de la fréquence relative réelle des maladies ; que le hasard ou la confiance du public peuvent quelquefois présenter à un médecin un plus grand nombre de maladies semblables que celui qui sera observé dans le même temps par ses confrères ; mais cependant cette inégalité de fréquence me paraît trop constante et trop marquée dans les hôpitaux pour qu'elle ne tienne pas à des causes plus générales. M. Bayle avait observé quelque chose de semblable, et je ne doute pas que tous les médecins d'hôpitaux qui, comme lui, feront faire exactement l'ouverture de tous les malades qui succombent dans leurs salles ne fassent la même observation. On ne peut, au reste, contester l'influence de la température et des autres qualités apparentes ou occultes de l'air sur les maladies chroniques. On voit souvent l'expectoration augmenter ou diminuer subitement dans l'espace d'une nuit chez tous les phthisiques qui se trouvent dans un hôpital. J'ai quelquefois vu la pectoriloquie devenir obscure ou tout-à-fait nulle chez une douzaine de malades à-la-fois, qui tous la présentaient d'une manière très-manifeste quelques heures auparavant. Le temps humide me paraît surtout produire cet effet, qui, comme je l'ai dit ailleurs, est dû à l'obstruction momentanée, par des crachats, des tuyaux bronchiques qui se rendent à l'excavation ulcéreuse. Certains états cadavériques même, qu'on ne peut considérer, à proprement parler, comme des maladies, semblent aussi soumis à l'influence de la constitution régnante : ainsi l'engorgement sanguin cadavérique de la partie postérieure des poumons, l'épanchement séreux qui se fait dans les plèvres, dans le péricarde et dans l'arachnoïde au moment de la mort, les concrétions polypeuses du cœur formées à la même époque, sont beaucoup plus communs dans certains temps que dans d'autres.

On peut en dire autant de la couleur noire que prend, en tout ou en partie, la surface du foie par l'effet de la transsudation des gaz contenus dans l'estomac, dans les intestins, ou dans le péritoine, et même de l'injection des vaisseaux sanguins sous-séreux, de la lividité de la peau du dos et de la face et de l'injection des capillaires sous-cutanés, chez les sujets morts de maladies qui ne produisent pas constamment cet effet; de la rougeur des membranes muqueuses pulmonaire, gastrique, intestinale et vésicale, en faisant exception toutefois des cas d'inflammation manifeste, qui me paraissent beaucoup plus rares que ne le pensent quelques médecins.

Dans les temps où règnent des fièvres essentielles, maladies dont l'effet le plus constant est, comme l'on sait, de produire un grand développement de la rate, les sujets morts de toute autre maladie présentent aussi des rates plus volumineuses que celles des hommes qui succombent dans des temps où il ne règne point de fièvre. Depuis quatre ans, on voit peu de fièvres essentielles, et celles qui existent sont presque toutes accompagnées d'inflammations locales assez intenses. Un anatomiste qui aurait cherché, dans ces dernières années, à déterminer, par des comparaisons prises sur beaucoup de cadavres, le volume moyen de la rate, le trouverait de moitié moindre que celui qui aurait fait le même travail de 1800 à 1804. Ce dernier trouverait que l'état *poisseux* des muscles est

l'effet le plus constant des fièvres adynamiques de
M. Pinel. Le premier, au contraire, trouverait que
c'est la teinte livide, le boursoufflement ou l'ulcération
de la membrane muqueuse gastro-intestinale, ou l'engorgement des glandes mésentériques : peut-être serait-
il tenté, comme certains auteurs anciens et modernes,
de chercher dans ces effets la cause de la maladie.

809. Depuis que cet article est terminé, j'ai eu occasion d'observer deux malades qui présentent tous
les signes de l'ossification de la valvule mitrale exposés ci-dessus. Quoiqu'il manque à ces faits la preuve
principale, c'est-à-dire l'autopsie, je crois devoir
consigner ici l'un d'eux, parce qu'il prouve évidemment que les contractions des cavités droites sont en-
tendues et senties par le cylindre sous la partie inférieure du sternum, et celles des cavités gauches entre
les cartilages des cinquième et septième côtes.

OBS. XLV. Louis Ponsard, âgé de seize ans,
jardinier, d'une taille un peu au-dessous de la
moyenne, d'une forte constitution, d'un embonpoint musculaire et graisseux remarquable, et ayant
toutes les apparences de la santé la plus florissante,
entra à l'hôpital Necker le 11 février 1819, se
plaignant d'oppression et de palpitations de cœur.
Ces accidens duraient depuis deux ans ; ils avaient
commencé tout-à-coup un jour que le malade était
occupé à voiturer de la terre dans une brouette. Des
battemens violens du cœur, accompagnés d'oppression,
de crachement de sang et d'hémorrhagie nasale, et
survenus sans aucune incommodité préalable, le forcèrent de s'arrêter au milieu de son travail. Ces acci-

dens se calmèrent par le repos ; mais ils reparurent depuis toutes les fois que le malade essaya de se livrer de nouveau à des exercices un peu pénibles. Il changea alors de métier, et entra dans une manufacture de papier. L'occupation qu'on lui donna étant encore trop fatigante, les accidens étaient devenus plus fréquens. Le lendemain de son entrée à l'hôpital, il présenta les symptômes suivans :

La respiration s'entendait très-bien dans toutes les parties de la poitrine, qui d'ailleurs résonnait bien par-tout ; la main, appliquée sur la région du cœur, en sentait les battemens avec assez de force, et percevait en outre la sensation que nous avons exprimée sous le nom de *frémissement cataire*. Ce frémissement n'était pas tout-à-fait continu, mais avait lieu par saccades régulières, également longues, sans intermittences. Elles n'étaient pas isochrones au pouls, et paraissaient plutôt alterner avec lui.

Cette sensation ne consistait pas seulement dans la perception du tact ; il semblait aussi que l'ouïe y fût pour quelque chose, quoiqu'on n'entendît rien en retirant la main. Le cylindre, appliqué entre les cartilages des cinquième et septième côtes gauches, faisait entendre les contractions du cœur de la manière suivante : la contraction de l'oreillette, extrêmement prolongée, se faisait avec un bruit sourd, mais fort et tout-à-fait semblable à celui d'un coup de lime donné sur du bois. Ce bruit était accompagné d'un frémissement sensible à l'oreille, et qui était évidemment le même que celui que l'on sentait à la main. A la fin de la contraction, on distinguait, à un bruit plus éclatant, accompagné d'impulsion, et tout-à-fait isochrone au pouls, la contraction du ventricule, qui était des trois quarts plus courte. Ce bruit avait aussi quelque chose de dur et d'âpre.

Sous la partie inférieure du sternum, les contractions du cœur se présentaient d'une manière tout-à-fait différente. L'impulsion du ventricule droit était très-forte ; sa contraction, accompagnée en outre d'un son assez marqué, était de durée ordinaire, c'est-à-dire, deux fois plus longue que celle de l'oreillette. Le bruit de cette dernière était un peu obtus, mais sans rien d'analogue au frémissement observé à gauche.

Le cœur s'entendait au-dessous des deux clavicules et dans les deux côtés de la poitrine, mais faiblement, surtout à droite, dans toute l'étendue du sternum ; et du côté droit, ainsi que sous la clavicule gauche, les contractions du cœur présentaient le même rhythme que sous la partie inférieure du sternum. Dans le côté gauche, au contraire, on entendait le bruissement de l'oreillette gauche décrit ci-dessus beaucoup plus faiblement qu'à la région précordiale gauche (a).

D'après ces signes, je portai le diagnostic suivant : *Ossification de la valvule mitrale ; légère hypertro-*

(a) D'après cet exemple, ainsi que d'après quelques autres observations analogues, je pense que, lorsqu'on entend les battemens du cœur dans les deux côtés, on n'entend dans chacun d'eux que ceux de l'oreillette et du ventricule correspondant ; que sous le haut du sternum et les deux parties antérieures-supérieures de la poitrine, au contraire, on entend les battemens des deux côtés du cœur à-la-fois. Ici on ne pouvait, par cette raison, distinguer dans ces derniers points le bruissement de l'oreillette gauche couvert par le son plus éclatant des cavités droites.

phie du ventricule gauche ; peut-être légère ossifica-
tion des valvules sigmoïdes de l'aorte? hypertrophie
forte du ventricule droit.

Le pouls était assez fort et très-régulier ; la face
n'avait d'autre coloration que celle que donne la jeunesse et la santé ; la langue était belle , l'appétit assez
bon , les selles et les urines dans l'état naturel. Il n'y
avait jamais eu d'infiltration des extrémités ; mais le
sommeil était habituellement troublé par des rêves
effrayans, et le malade ne pouvait se livrer à aucun
exercice pénible, ni même marcher un peu vite, sans
éprouver des palpitations fortes et se sentir menacé de
suffocation.

Quatre saignées pratiquées à quelques jours d'intervalle soulagèrent considérablement le malade. Dès la
première , le pouls devint plutôt faible que fort , et ce
caractère n'a pas changé depuis. Immédiatement après
chaque saignée, le frémissement cataire cessait d'être
sensible à la main , et le bruissement de l'oreillette, au
lieu d'être analogue à un coup de lime , devenait semblable au bruit d'un soufflet dont on maintient la soupape ouverte avec le doigt. Même après la saignée, l'impulsion du ventricule droit était toujours très-forte.

Après un mois de séjour à l'hôpital , le malade
étant fort bien, à son avis, demanda sa sortie.

Il est revenu depuis plusieurs fois me consulter, et
je l'ai fait saigner de temps en temps.

Pendant son séjour à l'hôpital , les phénomènes décrits ci-dessus ont été constatés par plusieurs médecins , et particulièrement par MM. Leroux , doyen
de la Faculté , Cayol , Fizeau , Guéneau de Mussy,
Guilbert , Mac-Mahon , Pignier , Récamier et Ribes.

CHAPITRE XIV.

Des Productions accidentelles développées dans le cœur.

810. Le cœur est peut-être de tous les organes celui qui devient le plus rarement le siége des productions accidentelles de toutes les espèces, si l'on en excepte l'ossification.

J'ai rencontré deux fois seulement des tubercules dans la substance musculaire du cœur. Je n'y ai jamais trouvé ni les mélanoses, ni les encéphaloïdes, ni aucune autre espèce de cancer ; mais M. Récamier m'a dit avoir trouvé le cœur en partie converti en matière squirrheuse semblable à la couenne de lard, chez un sujet qui avait en outre des tumeurs cancéreuses dans le poumon. On lit également dans le *Sepulchretum* plusieurs exemples de tumeurs développées dans le cœur, et qui, pour la plupart, paraissent avoir été des cancers (*a*). Columbus rencontra, à l'ouverture du corps du cardinal Gambara, deux tumeurs dures de la grosseur d'un œuf dans l'épaisseur du ventricule gauche (*b*). Laurent Marianus trouva, chez un jeune homme dont il communiqua l'histoire à Morgagni, des tubercules petits et nombreux implantés à la surface externe de l'oreillette droite (*c*). Ce sujet portait des tumeurs semblables et beaucoup plus

(*a*) *Lib.* II, *sect.* VII, *obs.* CXII; *lib.* II, *sect.* I, *obs.* IX; *lib.* III, *sect.* XXI, *obs.* XXXIII.

(*b*) *De re Anatomic., lib.* XV.

(*c*) *Epist.* LXXVIII, *art.* 12.

volumineuses dans le médiastin, à la racine des poumons, dans les glandes lymphatiques et dans le tissu
cellulaire des parois abdominales et thoraciques.

811. Les kystes séreux se développent aussi très-
rarement dans le cœur. Le plus souvent ils sont placés
entre sa substance musculaire et le feuillet de la membrane interne du péricarde qui l'enveloppe. Baillou (a),
Houlier (b), Cordæus (c), Rolfinckius (d), Thébé-
sius (e), Fanton (f), Valsalva (g) et Morgagni (h),
en ont donné des exemples.

M. Dupuytren (i) a trouvé des kystes développés
dans l'épaisseur de l'oreillette droite et faisant saillie
dans sa cavité, qu'ils distendaient de manière à lui
donner un volume égal à celui du reste du cœur.

812. Morgagni rapporte une observation d'après
laquelle il est évident que des vers vésiculaires peuvent
se développer dans le cœur. Il trouva, chez un vieillard
mort d'une maladie aiguë, et qui n'avait jamais éprouvé
ni palpitations, ni lipothymies, ni inégalités du pouls,
un kyste de la grosseur d'une petite cerise implanté à
moitié dans les parois du ventricule gauche, et faisant
saillie à sa surface. Ce kyste, incisé, laissa échapper
« une petite membrane contenant de la mucosité

(a) Sepulchret., lib. III, sect. XXXVII, obs. III, § 12.
(b) De Morbis intern., lib. II, cap. XXIX.
(c) Ibid., sect. XXI, obs. XXI, § 14.
(d) Ibid., lib. II, sect. VIII, obs. VI.
(e) Ephem. nat. cur., cent. IV, obs. CXV.
(f) Obs. anat. med. XI et XV.
(g) Morgagni, de Sed. et Caus. morb., Epist. XXV, art. 15.
(h) Epist. III, art. 26.
(i) Journ. de Méd. par M. Corvisart, etc., t. v, p. 139.

» blanche , et dans laquelle on distinguait une *parti-*
» *cule* dure comme un tendon (*a*). » Il est impossible
de méconnaître dans cette description les caractères
du genre *cysticerque*. La petite *membrane* pleine de
mucosité était la vessie caudale , et le *point* dur le
corps replié sur lui-même. D'après le volume du ver,
on peut présumer que c'était le *cysticercus finnus* (Ru-
dolph.) ; d'autant plus que c'est presque le seul que
l'on ait trouvé jusqu'ici chez l'homme.

CHAPITRE XV.

Des Concrétions du sang dites vulgairement Polypes du cœur.

813. Une opinion répandue parmi les médecins
du dernier siècle et actuellement encore dans le public, attribue aux concrétions dites *polypeuses* du
cœur et des gros vaisseaux les maladies qui dépendent réellement de l'hypertrophie ou de la dilatation
de cet organe. Cette opinion est erronée , car les
concrétions dont il s'agit se rencontrent très - communément chez des sujets qui n'ont jamais éprouvé
aucun symptôme des maladies du cœur. Les trois
quarts des cadavres en présentent, quelle que soit la
maladie qui ait causé la mort. Peut-être même l'influence de la constitution régnante contribue-t-elle
à leur formation autant que l'état particulier du sujet. J'ai remarqué au moins que , dans certains temps,
on en rencontrait beaucoup plus fréquemment de

_____

(*a*) *Epist.* **XXI**, n° 4.

très-volumineuses. Cependant on tomberait dans une
autre erreur si l'on pensait, comme quelques médecins et physiologistes de nos jours, que ces concrétions ne commencent à se former qu'au moment de
la mort, ou même, comme Pasta et Morgagni, qu'elles
peuvent quelquefois commencer seulement dans l'a-
gonie (a). Beaucoup d'autres faits prouvent que le sang
peut se concréter quoiqu'encore renfermé dans ses
vaisseaux et soumis à la circulation. Sans parler des
anévrysmes, dans lesquels on trouve des couches
nombreuses de fibrine coagulée, stratifiées en quelque
sorte l'une sur l'autre, et dont le degré de consistance
ou même de décomposition prouve évidemment l'ancienneté, on rencontre quelquefois des veines et
même des artères d'un assez gros volume totalement
obstruées par de la fibrine concrétée, très-dure et
adhérente aux parois des vaisseaux, dont le calibre
paraît ordinairement rétréci dans ces endroits.

814. Haller a vu l'artère carotide gauche et la veine
jugulaire interne du même côté ainsi obstruées. On
pouvait, il est vrai, attribuer l'obstruction de l'artère à
un anévrysme considérable de l'aorte qui existait chez
le même sujet; mais celle de la veine reste toujours
inexplicable (b). Le même observateur a rencontré,
chez une femme d'environ quarante ans, la veine cave
inférieure obstruée de la même manière dans l'espace
compris entre les veines rénales et iliaques. La circulation se faisait chez cette femme par la veine sper-
matique droite, qui était extrêmement dilatée (c).

(a) *Epist.* XXIV, n° 30.
(b) *Opusc. pathol.,* obs. XXIII.
(c) *Ibid.,* obs. XXIV.

Vinckler, prosecteur à l'université de Gottingue, a décrit un cas analogue (*a*). Stancari et Bonaroli ont trouvé une obstruction semblable des veines caves, émulgente, épigastrique, iliaque primitive et iliaque antérieure (*b*). Morgagni, à qui ce fait avait été communiqué par Stancari, pense que, dans ce cas comme dans ceux observés par Haller, il y avait eu obstruction préalable de la veine, puis concrétion du sang après la mort (*c*). Cette opinion me paraît inadmissible, d'après l'examen attentif de ces faits et d'après les cas semblables que j'ai observés.

815. J'ai rencontré, chez une phthisique, la veine cave inférieure oblitérée dans une longueur de plus de quatre travers de doigt, et rétrécie dans le même endroit de près de moitié. L'obstruction avait lieu au moyen d'une concrétion fibrineuse blanchâtre qui remplissait la totalité de la veine. Ses couches extérieures, fortement adhérentes à la membrane interne de la veine, étaient tout-à-fait semblables à la couenne inflammatoire qui se forme sur le sang tiré par la saignée ; mais elles avaient une consistance beaucoup plus forte. Les couches extérieures, au contraire, avaient une couleur jaunâtre, une opacité plus complète, et une consistance friable, analogue à celle de certains fromages. J'ai trouvé, chez un autre sujet, l'artère carotide droite obstruée de la même manière. J'ai rencontré, chez un troisième, tous les vaisseaux de la pie-mère, dans un espace exactement

---

(*a*) *Dissert. de Vasorum lithiasi.*, sect. I, § 6.
(*b*) *Epist.* LXIV, n°.9.
(*c*) *Epist.* XXIV, n° 30.

circonscrit et de la grandeur de la paume de la main,
farcis, en quelque sorte, d'une concrétion semblable. Aucun de ces sujets n'avait présenté de signes
d'après lesquels on pût soupçonner ces oblitérations,
et chez aucun il n'existait d'obstacles au cours du
sang qui pût servir à les expliquer : on ne peut donc
les attribuer qu'à une concrétion spontanée du sang,
et par conséquent rien n'est plus probable, même à
priori, que la possibilité de la coagulation du sang
dans le cœur lui-même, surtout dans les derniers
momens de la vie, et lorsque, dans une longue agonie,
la circulation ne se fait plus que d'une manière irrégulière et imparfaite.

M. Corvisart a donc eu raison de distinguer les
« polypes dont la formation est récente et posté-
» rieure à la mort, d'avec ceux dont la naissance date
» d'un temps plus ou moins éloigné où l'individu
» jouissait encore de la vie. » Cette distinction est
facile à faire. Les concrétions les plus récentes forment seulement autour des caillots que renferme le
cœur et les gros vaisseaux une légère couche blanche, opaque, et analogue à la couenne inflammatoire
du sang. Elle n'est jamais complète, et elle n'enveloppe qu'une partie des caillots; elle n'adhère point
aux parois du cœur ou du vaisseau qui la renferme.
Quelquefois cette couche est plus épaisse, et alors,
surtout si le sujet est hydropique, la concrétion est
tremblotante et demi-transparente comme de la gelée.
Elle est beaucoup moins ferme, sa texture fibrineuse
est moins apparente, et elle paraît toute pénétrée et
comme infiltrée de sérosité.

816. Les concrétions polypiformes plus anciennes se

reconnaissent à une consistance beaucoup plus ferme
et à une adhérence plus ou moins forte avec les parois du cœur. Dans les ventricules et dans les sinus
des oreillettes, cette adhérence paraît d'abord tenir
à ce que la concrétion pénétrant dans les intervalles
des colonnes charnues se trouve, en quelque sorte,
intriquée avec elles ; mais cependant cette disposition
est pour peu de chose dans l'adhésion dont il s'agit ;
car, lorsqu'une concrétion ainsi entrelacée est encore
molle et assez récente, on la détache sans peine et
d'un seul morceau ; quand, au contraire, elle est
ferme, ancienne, et réellement agglutinée, on ne
peut l'arracher que par parties, et les extrémités ca-
chées sous les colonnes y restent.

817. Les concrétions anciennes ont encore d'autres
caractères auxquels il est assez facile de les reconnaître.
Leur texture fibrineuse est plus marquée que celle des
concrétions récentes et de la couenne inflammatoire.
Au lieu de la couleur blanche ou jaunâtre de ces dernières, elles présentent une couleur de chair pâle ou
légèrement violette. Ces nuances existent souvent à-
la-fois dans diverses portions de la même concrétion.
Quelquefois, au milieu d'une masse de fibrine épaisse,
on trouve un petit caillot de sang tout-à-fait isolé.

818. Le sinus de l'oreillette droite et le ventricule
droit sont les parties du cœur où l'on rencontre le
plus ordinairement ces concrétions adhérentes et déjà
anciennes ; elles obstruent complètement le sinus ;
mais, dans le ventricule, elles doublent seulement l'é-
paisseur de ses parois, rétrécissent sa cavité et s'insinuent sous la valvule tricuspide dont elles gênent l'a-
baissement. On peut dans ces cas, après avoir ouvert

le ventricule, le vider du sang liquide, et caillé qu'il contient, sans altérer aucunement la concrétion ; peut-être même un observateur peu attentif pourrait-il, dans quelques cas de cette nature, ne pas l'apercevoir et trouver seulement le ventricule fort étroit.

819. Les colonnes charnues auxquelles adhèrent ces concrétions sont ordinairement notablement aplaties, ce qui suffirait pour prouver que leur existence est antérieure à la mort ; car il a fallu nécessairement un temps assez long pour produire un pareil effet. M. Corvisart a, je crois, remarqué le premier cet aplatissement des colonnes charnues (a). Il était porté à un point tel chez le sujet de son observation, que les colonnes étaient *effacées*. Je n'ai jamais rencontré cet aplatissement à un pareil degré ; mais les occasions de l'observer à un degré très-notable, quoique moindre, ne sont pas rares.

820. Les deux espèces de concrétions que je viens de décrire sont évidemment antérieures à la mort : le fait me paraît suffisamment démontré par ce qui précède pour la seconde espèce. On peut en dire autant de la première, car les concrétions les plus molles et les plus récentes ne sont jamais tout-à-fait semblables à la couenne du sang tiré de ses vaisseaux, et par conséquent il est probable qu'elles se sont formées sous l'influence de la vie. Il est encore une troisième espèce de concrétion, plus ancienne évidemment que celles que je viens de décrire, et dont la formation est peut-être antérieure de plusieurs mois à la mort des sujets chez lesquels on la rencontre. Ces concrétions sont

(a) *Op. cit.*, obs. LVI, pag. 476.

adhérentes aux parois du cœur, et ne peuvent même en être détachées quelquefois qu'en raclant avec le scalpel. Leur consistance est moindre que celle des concrétions de la seconde espèce; elle n'est plus du tout fibrineuse; elle ressemble plutôt à celle d'une pâte sèche et friable ou d'un fromage gras et un peu mou. Elles ont perdu la légère demi-transparence de la fibrine récemment concrétée, et ressemblent, en un mot, parfaitement aux couches de fibrine décomposée que l'on trouve dans les anévrysmes faux. Je n'ai trouvé de ces concrétions que sur les parois des oreillettes ou dans leurs sinus.

821. Je pense que le cylindre fera reconnaître les concrétions polypiformes antérieures à la mort quand elles auront un certain volume. J'ai annoncé plusieurs fois leur existence, d'après les signes suivans, que je n'ose cependant donner comme certains, parce que je n'ai pu encore recueillir beaucoup de faits à cet égard.

Lorsque, chez un malade qui jusque là avait présenté des battemens du cœur réguliers, ces battemens deviennent tout-à-coup tellement anomaux, tellement obscurs et confus, qu'on ne peut plus les analyser, on peut soupçonner la formation d'une concrétion polypiforme. Si ce trouble n'a lieu que d'un seul côté du cœur, la chose est à-peu-près certaine. Ainsi, lorsqu'en explorant le cœur sous la partie inférieure du sternum, on trouve ses battemens confus et tumultueux, tandis qu'ils étaient réguliers la veille, on peut regarder comme très-probable qu'il s'est formé une concrétion polypiforme dans les cavités droites, sur-tout si en même temps les contractions du ventricule gauche, explorées entre les cartilages des cinquième et sixième côtes, se font entendre avec régularité.

CHAPITRE XVI.

Des Végétations qui se développent sur les valvules et les parois des cavités du cœur.

822. Deux espèces très-distinctes de végétations peuvent se développer dans les cavités du cœur. La première, observée d'abord par Rivière (*a*), a été décrite par M. Corvisart sous le nom de *végétations des valvules*: il en existe quelques exemples remarquables, outre ceux qu'il a consignés dans son ouvrage (*b*). La seconde ne paraît pas avoir été décrite : je la désignerai sous le nom de *végétations globuleuses*.

823. La dénomination de *végétations verruqueuses* conviendrait assez à la première espèce, car ces sortes de végétations présentent un aspect fort analogue à celui des verrues, et surtout à celui des poireaux vénériens qui se développent sur le gland, la vulve ou les nymphes. Comme ces derniers, tantôt elles ressemblent, par leur forme et les petites tubérosités qui recouvrent leur surface, à une petite fraise ; tantôt, plus allongées qu'étendues en largeur, elles présentent la forme d'un petit cylindre irrégulier, ou celle d'un fuseau ; quelquefois, très-peu élevées et très-rapprochées les unes des autres, elles couvrent un espace plus ou

(*a*) *Sepulchret.*, *lib. II*, *sect. VIII*, obs. 24.
(*b*) *Op. cit.*, pag. 226 et suiv. — SANDIFORT, *exercit. anat.*

moins étendu à la surface des valvules ou des oreillettes qu'elles rendent raboteuse et inégale ; plus souvent elles sont isolées ou rapprochées sur une seule ligne le long du bord libre ou du bord adhérent des valvules. Les plus longues que j'aie vues n'avaient pas plus de trois lignes de longueur.

824. La couleur de ces végétations, quelquefois blanchâtre comme celle des valvules, avec un peu moins d'opacité, est plus souvent relevée, en totalité ou par endroits, d'une teinte rosée, rouge ou légèrement violette ; leur texture est charnue, assez analogue à celle des végétations vénériennes ; mais elles m'ont toujours paru un peu moins consistantes. Leur consistance d'ailleurs est variable, comme je le dirai tout-à-l'heure ; leur adhérence aux parties subjacentes paraît intime et sans intermédiaire. Elle est quelquefois si forte qu'on ne peut la détruire qu'en coupant ; mais, dans la plupart des cas, on les enlève en raclant avec le scalpel, et quelquefois même avec le manche de cet instrument. La ressemblance qui existe entre ces végétations et les excroissances vénériennes des parties génitales a fait penser à M. Corvisart qu'elles pouvaient avoir la même origine. Je ne sais jusqu'à quel point cette opinion est fondée : elle me semble peu probable, si l'on compare la fréquence des affections syphilitiques avec la rareté des végétations dont il s'agit. J'ai d'ailleurs rencontré de ces excroissances chez des sujets qui, selon toute probabilité, n'avaient jamais eu aucune affection vénérienne.

825. Au reste, si la cause première du développement de ces végétations est inconnue, la manière dont

elles se forment me paraît plus claire et plus facile à saisir. En disséquant celles de ces végétations qui présentent le plus de volume, leur texture m'a toujours paru se rapprocher beaucoup, à un peu plus de fermeté près, de celle des concrétions polypiformes les plus compactes. Assez souvent on remarque vers leur centre une teinte violette et comme souillée de sang; et quelquefois même j'y ai trouvé un petit grumeau de sang caillé et très-reconnaissable. Il me paraît en conséquence indubitable que ces végétations ne sont autre chose que de petites concrétions polypiformes ou fibrineuses qui, formées sur les parois des valvules et des oreillettes, à l'occasion de quelque trouble dans la circulation, s'organisent par un travail d'absorption et de nutrition analogue à celui qui convertit les fausses membranes albumineuses en membranes accidentelles ou en tissu cellulaire. Je n'ai, non plus que M. Corvisart, jamais rencontré ces végétations que sur la valvule mitrale, sur les tricuspides, sur les sigmoïdes de l'aorte et de l'artère pulmonaire, et quelquefois, mais beaucoup plus rarement, à la face interne des oreillettes, et particulièrement de l'oreillette gauche; elles sont en général plus communes dans les cavités gauches que dans les droites.

826. M. Corvisart n'a observé aucun signe particulier auquel on puisse reconnaître les végétations des valvules, ou du moins il n'en a pas indiqué d'autres que ceux auxquels on peut reconnaître le rétrécissement des orifices par une induration osseuse ou cartilagineuse. Cependant, dans aucune des observations qu'il rapporte il n'est fait mention du bruissement qui a été décrit plus haut (§ 805) sous le nom de *frémisse-*

ment cataire, et qui est cependant le seul signe pathognomonique de ces affections. On peut en outre remarquer que, chez aucun des sujets dont M. Corvisart rapporte l'ouverture, il ne paraît y avoir eu de rétrécissement notable des orifices du cœur.

827. Je pense qu'à moins que les végétations ne soient extrêmement nombreuses, elles doivent gêner fort peu le mouvement des valvules, et par conséquent, elles ne doivent donner aucun signe de leur présence. On a vu cependant dans l'une des observations précédentes (OBS. xxxv) que trois végétations d'une ligne de longueur seulement ont pu être soupçonnées. Ces végétations, d'ailleurs, d'après le mode de leur formation exposé ci-dessus, ne peuvent guère se développer que chez des sujets déjà atteints d'une maladie plus grave du cœur ou des poumons, qui doit nécessairement masquer quelquefois leurs signes ou détourner l'attention de l'observateur. Mais, lorsqu'elles sont assez nombreuses pour rétrécir notablement les orifices du cœur ou entraver beaucoup le jeu des valvules, elles donnent des indices évidens de leur existence, et leurs signes sont tout-à-fait analogues à ceux des ossifications des mêmes organes : seulement le frémissement cataire est beaucoup moins sensible à la main, et, sous le cylindre, le bruit des contractions du cœur est plus analogue à celui d'un soufflet qu'à celui d'une lime. L'observation suivante offre un exemple propre à confirmer la plupart de ces assertions.

828. OBS. XLVI. *Végétations verruqueuses sur la valvule mitrale et l'oreillette gauche ; rupture d'un des tendons de cette valvule, et hypertrophie*

II.   22

avec dilatation des deux ventricules du cœur. — Un
ouvrier âgé d'environ trente-cinq ans, d'une taille élevée, ayant les cheveux et la barbe noirs, la peau légèrement jaunâtre, les muscles très-développés, entra
à l'hôpital Necker le 10 avril 1819. Depuis environ
cinq mois il était sujet à éprouver des étourdissemens,
des étouffemens et de violentes palpitations dès qu'il
se livrait à un travail un peu fort. Il se réveillait souvent en sursaut, et crachait quelquefois le sang. Depuis quelques jours, il lui était survenu une diarrhée
très-forte, et qui le fatiguait beaucoup. Examiné le
jour même de son entrée, il présenta les symptômes
suivans :

La face était assez calme, les pommettes légèrement colorées, le pouls petit, dur et assez régulier ;
la respiration gênée. Les battemens du cœur, examinés à l'aide du cylindre, donnaient un son fort
obtus et une impulsion forte des deux côtés. On les
entendait un peu dans le dos. En les analysant avec
soin, on entendait pendant la contraction de l'oreillette gauche un bruit analogue à celui d'un soufflet :
la contraction de cette oreillette était presque aussi
longue que celle du ventricule. En appliquant la main
sur la région correspondante aux cartilages des cinquième, sixième et septième côtes, on sentait, d'une
manière très-distincte, le frémissement cataire. Le
bruit de soufflet s'entendait aussi un peu pendant la
contraction de l'oreillette droite ; mais il était beaucoup moins sensible qu'à gauche, et il paraissait même
évident que ce bruit entendu sous le sternum provenait de l'oreillette gauche, dont la contraction, plus
longue et plus sonore, masquait même en ce lieu le

bruit de l'oreillette droite (a). Les battemens du cœur étaient d'ailleurs un peu irréguliers ; les veines jugulaires n'étaient pas gonflées ; la respiration s'entendait par-tout, mais avec un léger râle muqueux par endroits. D'après ces signes, on porta le diagnostic suivant : *Hypertrophie des deux ventricules ; végétations ou rétrécissement cartilagineux de la valvule mitrale.*

Le 11 avril, le malade était dans une agitation extrême. La respiration était extrêmement gênée ; la face peignait l'anxiété et la douleur ; les joues étaient colorées, le pouls très-fréquent, petit et irrégulier. Le malade ne pouvait rester un instant dans la même position. La voix, naturellement très-grave, était devenue rauque et comme étouffée ; le malade ne prononçait que des mots entrecoupés, et comme si cela l'accablait.

Le 12, agitation plus grande encore ; pouls petit, dur et irrégulier ; mains froides, râle fort dans la trachée ; respiration avec râle muqueux, orthopnée. Les facultés intellectuelles étaient intactes, et le malade parlait de sa mort prochaine avec autant de sang-froid que pouvait le lui permettre l'agitation continuelle que lui

(a) L'ouverture du corps prouve, comme on le verra, que cette conjecture était bien fondée : néanmoins cet effet est rare, et dans des cas où le bruit d'une oreillette était beaucoup plus fort que dans celui-ci, j'ai entendu très-distinctement l'oreillette saine en son lieu, sans aucun mélange du bruit de l'oreillette affectée. On en a vu un exemple remarquable ci-dessus. Je crois que, dans le cas présent, le bruit de l'oreillette gauche n'était entendu sous le sternum que parce que la droite était proportionnellement plus petite et plus faible que les autres parties du cœur.

causaient la gêne de la respiration et la violence des palpitations.

Il mourut vers quatre heures après midi.

Ouverture du cadavre faite trente-deux heures après la mort. — Le cadavre ne présentait d'infiltration qu'aux avant-bras et aux jambes. La face était un peu violette.

Le péricarde contenait au moins une demi-pinte d'une sérosité assez limpide, de couleur fauve foncée, et dans laquelle nageaient un grand nombre de petits flocons blancs, opaques, minces et aplatis, et dont les plus grands égalaient à peine la moitié de l'ongle du petit doigt.

Le cœur avait un volume presque double de celui du poing du sujet. Le ventricule droit était fort vaste; ses parois offraient au moins quatre lignes d'épaisseur, et ses colonnes charnues étaient très-volumineuses. Les valvules tricuspides et les sigmoïdes de l'artère pulmonaire offraient une couleur rouge violette assez intense, et qui tranchait sur celle de la membrane interne du ventricule, qui était d'un jaune rougeâtre. L'oreillette droite n'offrait aucune trace de lésion, et paraissait proportionnellement plus petite que son ventricule.

Le ventricule gauche était d'un tiers plus vaste qu'il n'aurait dû l'être. Ses parois avaient cependant une bonne épaisseur (environ six lignes), et ses colonnes charnues étaient très-grosses. Un des tendons qui, de l'extrémité des piliers, se portent au bord libre de la valvule mitrale, était rompu à-peu-près vers son milieu. Cette rupture était fort inégale; il semblait que la partie divisée eût été amincie dans l'étendue d'un demi-pouce avant de se rompre; la surface de cette portion amincie était cependant lisse, quoiqu'un peu inégale; à l'endroit où elle commençait, c'est-à-dire, à environ trois lignes du pilier, le tendon était entouré de petites concrétions fibrineuses très-fermes, jaunâtres, opaques, souillées de sang, qui adhéraient fortement au tendon et rendaient sa surface rugueuse. La partie supérieure du tendon rompu était lisse et repliée sous la valvule mitrale, mais sans adhérence. Un autre tendon du même pilier était aminci inégalement dans une étendue de trois à quatre lignes vers l'extrémité qui tenait à la valvule, mais d'ailleurs parfaitement lisse (a).

Tout le bord libre de la valvule mitrale était couvert de petits corps, les uns opaques et d'un blanc jaunâtre, les autres demi-transparens par endroits, quelques-uns roses ou légèrement violets et comme injectés de petits vaisseaux. Leur forme était irrégulière et très-variable. Plusieurs cependant présentaient une surface irrégulièrement mamelonnée, comme celle d'un choufleur ou d'un poireau vénérien, avec lequel elles avaient beaucoup de ressemblance. Leur consistance était très-inégale, et présentait tous les degrés intermédiaires entre celle de la chair et celle des concrétions polypiformes. Quelques-uns avaient la grosseur et l'aspect d'une petite fraise; mais le plus grand nombre étaient allongés, fusiformes, longs d'environ deux lignes, et un peu plus gros que les tendons de la valvule mitrale. Ils adhéraient par une de leurs extrémités à l'une des faces de la valvule, et présentaient presque tous sur

_____

(a) Cet amincissement serait-il le résultat d'un ulcère cicatrisé à la surface des tendons?

l'autre de très-petits caillots d'un sang noir et fortement coagulé, qui faisaient corps avec les végétations
mêmes et semblaient se confondre avec elles. On ne les
détachait de la valvule qu'avec peine et par une véritable déchirure. Une de ces excroissances, trois ou quatre
fois plus grosse que les autres et à-peu-près fusiforme,
représentait un tube à parois minces formées par une
matière jaunâtre, de consistance d'albumine cuite, un
peu rougie à l'intérieur. Cette sorte de tube était rempli d'une matière pultacée à demi friable, d'un rose
pâle, et assez semblable, à la couleur près, au lait
cuit. La réunion de ces petits corps donnait au bord
libre de la valvule mitrale une épaisseur plus grande
et un aspect frangé.

Les valvules sigmoïdes de l'aorte et la membrane
interne de cette artère offraient une couleur rouge
extrêmement prononcée, et qui contrastait avec celle
de la membrane interne du ventricule, qui était d'un
rouge pâle et presque jaune. Cette couleur rouge ne
s'étendait pas au-delà de la tunique interne de l'artère;
elle occupait toute l'étendue de l'aorte; car cette artère, ouverte dans toute sa portion thoracique, la
présenta par-tout.

L'oreillette gauche offrait, dans toute l'étendue de sa
face interne, cette même couleur rouge foncée, qui
s'étendait ici à toute l'épaisseur des parois de l'oreillette. Au-dessous de l'ouverture des veines pulmonaires gauches, et à deux lignes à-peu-près de
l'ouverture auriculo-ventriculaire, la face interne de
l'oreillette gauche présentait, dans une surface d'environ un pouce carré, une partie extrêmement inégale et recouverte de petites végétations jaunâtres ou

vermeilles , exactement semblables à celles qui existaient sur la valvule mitrale , excepté qu'elles étaient
de forme lenticulaire ; mais, comme celles de la valvule mitrale , elles adhéraient par une de leurs extrémités à la membrane interne de l'oreillette, et plusieurs
présentaient à l'autre extrémité de petits caillots de sang
coagulé et noir fortement adhérens à leur bord libre.
On ne pouvait enlever ces végétations que par une
véritable déchirure.

La chair du cœur était , en général, jaunâtre (excepté l'oreillette gauche) et médiocrement ferme. Le
sang qui s'échappa des deux veines caves et des veines
pulmonaires quand on détacha le cœur était très-liquide et moins noir qu'il ne l'est ordinairement.

Les plèvres contenaient chacune près d'une pinte
d'une sérosité limpide et d'une couleur fauve foncée.

Les poumons, volumineux et très-crépitans , étaient
libres presque par-tout ; le gauche adhérait cependant par la partie antérieure de sa base à la plèvre
diaphragmatique , au moyen d'une lame membraneuse transparente et très-ferme , longue d'un pouce
et large de deux travers de doigt. Le droit adhérait
également dans quelques points de sa face interne.
Toutes ces adhérences étaient celluleuses et évidemment d'ancienne date. Incisé en différens sens, le tissu
pulmonaire parut parfaitement sain ; il était seulement
assez fortement infiltré , surtout vers les racines,
d'une sérosité spumeuse et d'une couleur d'un gris
brun : on n'y apercevait aucun tubercule.

La cavité abdominale contenait au moins une pinte
d'une sérosité limpide , de couleur jaune orangée,
accumulée dans l'excavation du petit bassin.

L'estomac et les intestins étaient distendus par des gaz. Leur face externe était, en général, pâle ; celle de l'intestin grêle présentait en quelques points une légère couleur rose due à l'injection des petits vaisseaux sous-séreux, qui formaient un réseau de stries rougeâtres entrelacées en tous sens. La membrane muqueuse de l'estomac offrait une rougeur assez prononcée autour de l'orifice pylorique et le long de la grande courbure ; ailleurs elle était pâle. Celle de l'intestin grêle, examinée en plusieurs endroits, était d'un rose pâle, et offrait des traînées de petits points blancs et opaques qui ne soulevaient pas sensiblement la muqueuse, hors dans quelques endroits où ils étaient plus clair-semés.

Le foie était parfaitement sain ; le sang qui s'en écoulait quand on l'incisait était, comme celui des veines caves, moins noir et plus liquide qu'il ne l'est ordinairement.

Les autres organes étaient sains.

829. Les *végétations globuleuses* ont un aspect totalement différent de celui des productions que nous venons de décrire. Elles se présentent sous la forme de petites boules ou kystes sphéroïdes ou ovoïdes, dont la grosseur varie depuis celle d'un pois jusqu'à celle d'un œuf de pigeon. La surface extérieure de ces kystes est égale, assez lisse, d'un blanc jaunâtre ; l'épaisseur de leurs parois est assez uniforme, et ne passe guère une demi-ligne, même dans les plus grands. La substance qui forme ces parois est opaque et évidemment semblable à celle des concrétions polypiformes les plus anciennes ; sa consistance est un peu plus ferme que celle du blanc d'œuf cuit ; la surface

interne du kyste est moins lisse que son extérieur ; elle paraît aussi formée par une substance plus molle, et qui semble même quelquefois dégénérer graduellement, de dehors en dedans, en une matière semblable à celle que contient le kyste : cette dernière matière peut exister en trois états différens, qui quelquefois se rencontrent tous les trois dans le même cœur, mais dans des kystes séparés. Tantôt cette matière est semblable à du sang à demi liquide, mais de couleur trouble, et dans lequel il semblerait que l'on eût délayé une poudre insoluble : on y trouve quelquefois alors, en outre, quelques caillots de sang pur et bien caillé ; elle est plus opaque, d'une couleur violette pâle, d'une consistance pultacée, et tout-à-fait semblable à de la lie de vin ; enfin elle est quelquefois jaunâtre, opaque, et semblable à un pus épais ou à une bouillie claire.

830. Je n'ai jamais rencontré de ces kystes que dans les ventricules et dans les sinus des oreillettes ; ils sont toujours adhérens à leurs parois ; on les trouve aussi communément dans les droites que dans les gauches ; ils sont ordinairement placés à la partie inférieure des ventricules et tout près de leur pointe.

831. Leur adhérence a lieu au moyen d'un pédicule de forme très-irrégulière, qui s'entrelace avec les colonnes charnues des parois des ventricules, et qui leur est assez peu lié pour que l'on puisse souvent le détacher sans le rompre. Ce pédicule, quoique continu aux parois du kyste, présente d'une manière beaucoup plus parfaite la texture des concrétions polypiformes ; il a leur légère demi-transpa-

rence, et souvent même il contient dans sa substance de petits caillots d'un sang qui ne paraît nullement altéré ; il semble, en un mot, moins ancien
et d'une organisation moins avancée que le kyste
dont il fait partie.

832. Je n'ai jamais trouvé ces kystes dans un état
d'organisation plus parfait que celui que je viens de
décrire ; il m'a toujours paru que ceux qui contiennent du sang caillé ou encore reconnaissable étaient
les moins anciens ; que ceux qui contiennent de la
matière semblable à de la lie de vin l'étaient davantage ; et qu'enfin ceux qui contiennent une matière
puriforme étaient ceux dont la formation remontait
à l'époque la plus éloignée.

833. J'ai trouvé de ces kystes chez des sujets morts
de maladies diverses, mais qui tous avaient eu une
agonie de plusieurs jours ou quelquefois de plusieurs
semaines. L'exploration du cœur par le cylindre ne
m'a présenté chez eux aucun trouble constant et
remarquable de la circulation : chez quelques-uns
même les contractions du cœur ont eu lieu avec une
régularité parfaite jusqu'à la mort.

On trouve dans les *Miscel. natur. Curios.* une observation de tumeur au cœur qui me paraît être un
exemple des végétations que je viens de décrire : c'est
le seul que je connaisse dans les auteurs. Cette affection n'est cependant pas très-rare ; on en a vu dans
les chapitres précédens deux exemples ; en voici un
troisième plus remarquable encore par le nombre des
végétations.

Obs. XLVII. *Végétations globuleuses dans le ven-*

tricule droit du cœur chez une phthisique. — Marie Potel, lingère, âgée de quarante ans, d'une faible constitution, d'un tempérament nerveux, s'était toujours bien portée pendant sa jeunesse. Réglée pour la première fois à quinze ans, elle l'avait toujours été exactement jusqu'à sa trentième année, époque à laquelle étaient survenues beaucoup d'irrégularités dans la périodicité et la quantité des menstrues. A trente-sept ans elles avaient cessé de paraître, et la malade attribuait cette suppression à la terreur dont elle avait été frappée lors de la bataille de Brienne (ville qu'elle habitait alors). Elle avait eu deux enfans; sa première grossesse avait été heureuse; à la suite de la seconde s'était manifestée une enflure générale qui avait été combattue avec succès par des bains tièdes.

A trente-neuf ans, Marie Potel devint sujette à une toux habituelle; bientôt elle sentit ses forces diminuer de jour en jour; elle éprouva des coliques assez vives et des lipothymies assez fréquentes, déterminées souvent par des causes très-légères.

Le 30 octobre 1817, jour de son entrée à l'hôpital, la maigreur était assez marquée, la face colorée vers les pommettes, la toux fréquente et suivie de l'expectoration de crachats jaunâtres, opaques, assez abondans.

La malade resta à-peu-près dans le même état jusqu'au 18 novembre, époque à laquelle elle présenta les symptômes suivans : face assez colorée, exprimant l'abattement et la douleur; teinte violette de la lèvre inférieure, respiration courte, accélérée, souvent interrompue par la toux; douleur dans le côté gauche de la poitrine. Cette cavité, percutée, donnait un son assez clair dans tous ses points, excepté vers la région du cœur, où le son était un peu obscur. Le cylindre, appliqué sur cette région, faisait entendre des battemens inégaux, parfois très-fréquens, et toujours beaucoup plus que dans l'état naturel. On distinguait deux ou trois pulsations régulières suivies de plusieurs autres très-fréquentes produisant une sorte de soubresaut. La contraction des ventricules donnait un son obscur et semblait profonde; elle ne donnait pas d'impulsion notable, ou du moins celle-ci se confondait tellement avec les mouvemens de la poitrine qu'il était très-difficile de la distinguer. On entendait, en outre, au moyen du cylindre, un bruit semblable à celui que produit une bulle d'air qui se dégage d'un liquide, ou au *cliquetis* de l'eau agitée dans une caraffe de verre à parois minces (*a*).

La respiration s'entendait faiblement par-tout et moins distinctement à gauche qu'à droite; la pectoriloquie n'existait nulle part; les extrémités supérieures étaient froides; le pouls était très-petit, fréquent et irrégulier; le ventre était soup'e, douloureux à l'épigastre. La malade éprouvait un sentiment de constriction vers la région précordiale, et une légère douleur qui se faisait sentir dans un point du dos diamétralement opposé. On porta sur la feuille

(*a*) On peut attribuer ce phénomène à l'existence des végétations globuleuses dans le cœur; mais je ne ferais pas beaucoup de fonds sur ce signe. Je l'ai entendu dans d'autres cas, et particulièrement dans un hydro-péricarde avec pneumo-péricarde.

du diagnostic : *Tubercules du poumon, maladie du cœur qu'on ne peut encore déterminer.*

(Quatre sangsues et un vésicatoire à l'épigastre.)

Le 29 novembre, la respiration était moins gênée, mais toujours courte et accélérée. On ne distinguait plus au moyen du cylindre le bruit particulier que nous avons indiqué plus haut. Les battemens du cœur, toujours très-fréquens, étaient plus réguliers et moins profonds ; les contractions des oreillettes et des ventricules étaient assez égales et donnaient un son plus obtus que dans l'état naturel. Le cœur se faisait entendre sous les clavicules ; le pouls était toujours dans le même état. On ajouta à la feuille du diagnostic : *Hypertrophie avec dilatation du cœur.*

Le 30, la face était plus altérée ; la malade ne pouvait garder une position horizontale : du reste, son état était le même.

Le 3 décembre, lèvre inférieure violette, face pâle et abattue, respiration très-courte, assoupissement passager, parole lente et difficile, pouls insensible, extrémités froides, pulsations du cœur fréquentes, donnant quelqu'impulsion et produisant de temps en temps une sorte de soubresaut.

Le 4, délire continuel, parole difficile ; même état d'ailleurs. — Le 5, mort.

Ouverture du corps faite vingt - quatre heures après la mort. Cadavre bien conformé, œdème de la face et des mains, couleur un peu violette de la face.

Les poumons adhéraient aux plèvres par un tissu cellulaire court, très-ferme et bien organisé. Leur tissu était rempli de tubercules de grosseur et de forme variables ; les uns étaient durs, les autres ramollis à consistance de fromage mou. L'intervalle de ces tubercules était crépitant, surtout vers le bord antérieur du poumon; il y en avait plus dans le poumon gauche que dans le droit; aucun n'était excavé.

Le cœur surpassait en volume le poing du sujet; l'oreillette droite, d'une ampleur naturelle, contenait du sang noir en partie coagulé; la cavité du ventricule droit présentait, dans différens points de son étendue, de petites vésicules un peu plus grosses qu'un pois. Leur surface extérieure était unie et blanchâtre avec une teinte rosée ou rouge par endroits; elles étaient en quelque sorte pédiculées, et tenaient aux parois des ventricules par des prolongemens en forme de racine intriqués dans les colonnes charnues, et dont les extrémités, entortillées avec des caillots de sang très-fermes et filamenteux, présentaient tous les caractères des concrétions polypiformes. L'une de ces vésicules, de la grosseur d'une petite cerise, occupait la pointe de ce ventricule, qui se prolongeait plus loin que celle du ventricule gauche, sur laquelle elle se contournait pour ainsi dire.

Les parois des vésicules, opaques, jaunâtres, d'une consistance un peu supérieure à celle du blanc d'œuf cuit, et cependant un peu friables, étaient d'une épaisseur assez égale et à-peu-près double de celle de l'ongle. Leur surface interne n'était pas tout-à-fait aussi lisse que l'externe, et elle était fortement teinte par la matière contenue dans la vésicule. Les caractères de cette matière variaient : dans quelques vésicules, elle était demi-liquide et présentait l'aspect et la couleur de la lie de vin ; dans d'autres, cette matière était d'un blanc jaunâtre et de consistance de bouillie ; dans quelques autres, au contraire, on ne trouvait qu'un caillot de sang mêlé d'une petite quantité de fibrine.

La cavité du ventricule droit était un peu plus ample que dans l'état naturel : ses parois étaient d'une bonne épaisseur. La cavité du ventricule gauche était proportionnée à l'épaisseur de ses parois, qui avaient au moins huit lignes dans leurs points les plus épais. Le tissu du cœur était pâle, flasque et facile à déchirer, d'une couleur jaunâtre-fauve, analogue à celle des feuilles mortes.

Le foie était volumineux et graissait légèrement le scalpel.

La surface interne de l'estomac était, par endroits, d'un rouge vif vers le cardia ; mais cette rougeur n'existait que sur les replis de la membrane muqueuse.

Les intestins grêles offraient dans quelques endroits une rougeur assez marquée, et quelques ulcérations qui n'intéressaient que la membrane muqueuse.

Les autres organes étaient sains (a).

834. Les végétations globuleuses sont évidemment une nouvelle preuve de la possibilité de la concrétion du sang sous l'influence de la vie. Il me semble impossible de penser, d'après la description que nous en

_____

(a) Il est évident que, chez cette femme, la mort a été due aux végétations globuleuses développées dans le ventricule droit ; car la phthisie était encore trop peu avancée pour qu'on pût lui attribuer non-seulement les accidens qui ont précédé la mort, mais même le degré de dyspnée qui existait depuis long-temps.

avons donnée, qu'elles soient autre chose que de véritables concrétions polypiformes qui ont déjà subi un commencement d'organisation ; et, dans l'exemple que l'on vient de lire, tout annonce que l'existence des végétations datait de l'époque à laquelle se sont manifestées les palpitations et les lipothymies, c'est-à-dire depuis environ un an.

835. Plusieurs faits que j'ai rencontrés dans la pratique de la médecine, sans pouvoir les vérifier sur le cadavre, me font penser qu'on trouvera dans les artères des altérations analogues, et qu'il s'y forme quelquefois des concrétions sanguines qui, venant à s'organiser, s'attachent à leurs parois, et constituent des végétations semblables à celles que j'ai décrites sous le nom de *végétations verruqueuses.*

Le 19 novembre 1817, j'examinais, avec mon confrère M. Récamier, une malade attaquée d'une fièvre rémittente compliquée de péripneumonie. L'oppression était plus grande qu'elle n'eût dû l'être à raison du peu d'étendue de cette dernière affection, qui n'occupait que la partie inférieure du poumon gauche. Nous trouvâmes que le pouls, régulier et assez développé au bras droit, présentait fréquemment au bras gauche des pulsations plus faibles et des intermittences équivalentes à une, à deux, et quelquefois même à trois ou quatre pulsations. Le lendemain, je revis la malade seul, et je trouvai la même différence dans les deux bras. J'examinai en même temps les battemens du cœur à l'aide du cylindre, et je les trouvai parfaitement réguliers. Cette différence persista jusqu'à la mort : elle n'existait pas avant la maladie. Il me semble qu'on ne peut l'expliquer qu'en admettant l'existence d'un obstacle mobile à l'entrée de l'artère sous-clavière ou de l'artère brachiale. M. Récamier me dit, à cette occasion, qu'il avait trouvé, dans un cas tout-à-fait semblable quant à l'état du pouls, une petite concrétion polypiforme allongée, adhérente par une de ses extrémités à l'origine de l'artère sous-clavière.

CHAPITRE XIV.

De la Couleur rouge de la membrane interne du cœur et des gros vaisseaux.

836. On trouve assez souvent sur les cadavres l'intérieur de l'aorte ou de l'artère pulmonaire rougi uniformément, et comme si les parois de ces vaisseaux eussent été teintes par le sang qu'elles contiennent. Cette rougeur peut être de deux sortes : tantôt elle tire sur la couleur écarlate, et tantôt elle est violette. Ces deux couleurs paraissent indiquer des affections différentes; ou au moins, l'état des parties dans chacun de ces cas est-il assez différent pour qu'on doive les décrire séparément.

837. La couleur écarlate de l'intérieur des artères a son siége exclusivement dans la membrane interne artérielle; car, lorsqu'on enlève cette membrane en raclant avec le scalpel, on trouve au-dessous la membrane fibrineuse aussi pâle qu'elle l'est naturellement.

Cette rougeur de la tunique interne est une teinte tout-à-fait uniforme et semblable à celle que présenterait un morceau de parchemin peint en rouge. On n'y distingue aucune trace de capillaires injectés : seulement cette teinte est quelquefois plus foncée en

certains endroits que dans d'autres. Quelquefois elle
diminue insensiblement depuis l'origine de l'aorte
jusqu'à l'endroit où cesse la rougeur ; mais assez souvent elle se termine brusquement et en formant des
bords découpés d'une manière irrégulière. Quelquefois, au milieu d'une portion très-fortement rougie,
on trouve un espace exactement circonscrit qui est
resté blanc, et qui produit absolument l'effet que détermine l'impression du doigt sur un phlegmon ou
sur un érysipèle. L'origine de l'aorte et sa crosse sont
les parties de cette artère que l'on trouve le plus souvent ainsi rougies. Les valvules sigmoïdes et la mitrale présentent ordinairement alors le même aspect, et
semblent avoir été plongées dans une teinture rouge.
J'ai comparé cette couleur à celle de l'écarlate, et cette
comparaison est assez exacte pour l'intérieur de l'aorte
et de l'artère pulmonaire; mais la rougeur des valvules
est plus vermeille et plus foncée, et tire un peu sur le
pourpre.

838. Lorsque l'artère pulmonaire est affectée, ses
valvules et la valvule tricuspide sont aussi assez ordinairement dans le même état. La membrane interne
des ventricules et celle des oreillettes ne présentent
souvent aucun changement sensible de couleur, lors
même que les valvules sont le plus fortement rougies.
Il n'est pas rare cependant que la membrane interne
des oreillettes participe à la rougeur, qui se rapproche
alors de celle des valvules; mais presque jamais la surface
interne des ventricules ne présente rien de semblable.

839. La rougeur de la membrane interne artérielle
et des valvules n'est, dans ces cas, accompagnée
d'aucune augmentation sensible d'épaisseur. Quelques

heures de macération dans l'eau suffisent pour la faire disparaître totalement. M. Corvisart a dit quelques mots de cette rougeur, et avoue que jamais il n'a pu se rendre un compte satisfaisant de sa nature et de sa cause (a). Dans une conversation qu'il eut à Vienne, en 1809, avec le célèbre médecin autrichien *Franck*, il apprit de lui qu'il avait étudié cette affection d'une manière particulière ; qu'il l'avait trouvée dans toute l'étendue des artères à-la-fois, et qu'il la regardait comme la cause d'une fièvre particulière et toujours mortelle que l'on pouvait reconnaître à des signes non équivoques. Je ne sais si les observations de M. Franck à ce sujet ont été publiées depuis. Celles que j'ai eu occasion de faire seraient loin de me donner le même résultat, et j'avoue que j'ignore et ce que c'est que cette rougeur, et d'après quels signes on pourrait en soupçonner l'existence.

840. L'idée la plus naturelle qui se présente d'abord, c'est que cette rougeur dépend d'une inflammation ; mais plusieurs des faits et des observations consignés dans cet ouvrage établissent, ce me semble, que la rougeur ne suffit pas pour caractériser l'inflammation, surtout lorsqu'elle n'est pas accompagnée d'épaississement de la partie rougie. La circonscription tout-à-fait exacte de ces rougeurs dans certains cas, et sa terminaison brusque par des lignes géométriques, quoiqu'irrégulières, éloignent d'ailleurs cette idée, et donneraient plutôt celle d'une teinture par un liquide coloré qui aurait coulé irrégulièrement sur la membrane ainsi rougie. D'un autre côté, l'on peut dire

---

(a) *Op. cit.*, pag. 36.

que, dans les membranes séreuses et muqueuses ;
cette rougeur comme par teintes est un signe d'inflammation beaucoup plus certain que l'injection des capillaires sous-séreux et sous-muqueux , qui peut n'être
qu'un effet cadavérique survenu pendant une longue
agonie ou même après la mort. La présence du pus
concret ou liquide sur une portion de la membrane
artérielle ainsi rougie trancherait la question ; mais on
conçoit à peine la possibilité d'une semblable observation : car le pus exhalé doit toujours être liquide,
au moins dans les premiers momens, et par conséquent il doit être dissout et emporté par le sang à
mesure qu'il se forme.

841. Je doute fort que la rougeur dont il s'agit
produise des symptômes généraux assez graves ou assez
constans pour la faire reconnaître. Je l'ai trouvée chez
des sujets qui avaient succombé à des affections fort
différentes les unes des autres. Mon ami M. Récamier
m'a dit qu'il regardait cette affection comme une inflammation , et qu'il avait cru la reconnaître, dans
plusieurs cas, aux deux signes suivans : la face devient tout-à-coup violette chez un sujet qui n'avait pas
précédemment de disposition à cette coloration ; les
battemens du cœur, examinés à la main, deviennent
étendus et tumultueux. Il m'a même rendu témoin
d'un cas dans lequel il avait annoncé , d'après ces
signes, la rougeur dont il s'agit, et l'autopsie vé-
rifia son diagnostic. Je doute cependant que ces signes
aient une liaison bien constante avec la rougeur artérielle. Peu de jours après l'observation que je viens de
citer, j'eus occasion d'en faire une autre beaucoup
moins concluante. Une jeune femme ayant de la

fraîcheur et de l'embonpoint, et malade, disait-
elle, depuis trois ou quatre jours, entra à l'hôpital
Necker, se plaignant seulement d'une douleur de tête
très-intense. Au bout de deux jours, la maladie présenta les symptômes d'une hydrocéphale aiguë; les
battemens du cœur et le pouls étaient très-rares, d'une
force médiocre et très-réguliers; la face était d'une
coloration naturelle, et plutôt pâle qu'animée. Les
symptômes de congestion cérébrale s'aggravant rapidement, la malade succomba au bout de dix jours de
maladie, après l'emploi inutile de tous les moyens indiqués en pareil cas, et particulièrement d'un grand
nombre de saignées générales et locales nécessitées par
la violence de la céphalalgie. Quatre ou cinq heures
seulement avant la mort, les joues devinrent un peu
violettes. Depuis deux jours les battemens du cœur
étaient devenus plus fréquens, mais sans perdre de leur
régularité et sans augmenter de force ni d'étendue. A
l'ouverture du cadavre, on trouva, outre l'hydrocéphale, des tubercules dans les poumons, de larges
ulcérations tuberculeuses dans les intestins, un emphysème très-étendu dans plusieurs parties de la muqueuse intestinale, des signes non équivoques de sy-
philis confirmée, et enfin une rougeur très-intense de
toutes les valvules du cœur, de l'aorte, et surtout de
l'artère pulmonaire.

842. L'un des élèves qui m'ont secondé dans mes
recherches (M. Dalbant) m'a dit avoir trouvé, dans
une aorte qui présentait d'une manière intense et étendue la rougeur que nous venons de décrire, quelques
petits foyers purulens semblables à des pustules miliaires, et situés entre les tuniques interne et fibri-

neuse. Ce fait semblerait indiquer qu'il y avait en même temps maladie de la tunique fibrineuse : car il est peu probable que la suppuration d'une membrane interne puisse se faire à sa face adhérente.

843. Je suis loin, au reste, de nier la possibilité de l'inflammation des vaisseaux. Je pense même que toutes les probabilités annoncent que la rougeur dont je viens de parler est une affection inflammatoire, et je serais assez porté à croire que diverses espèces de concrétions du sang, et particulièrement celles qui produisent l'obstruction des veines (§ 813), ainsi que les végétations verruqueuses, ont lieu à l'occasion d'une inflammation de la membrane interne des veines et des valvules, et par l'effet du mélange du pus concret et de la fibrine du sang.

844. La seconde espèce de rougeur intérieure des gros vaisseaux présente un aspect tout-à-fait différent; elle est violette et non pas d'un rouge vif, et elle se remarque également dans l'aorte, l'artère pulmonaire, les valvules, les oreillettes et les ventricules. Le plus souvent même on la trouve dans tous ces organes à-la-fois. Elle n'est pas aussi exactement bornée à la membrane interne du système circulatoire que la rougeur décrite précédemment. La substance musculaire des oreillettes et des ventricules et même la tunique fibrineuse de l'aorte et de l'artère pulmonaire participent à cette teinte, au moins dans quelques points et jusqu'à une certaine profondeur. J'ai trouvé cette couleur violette chez des sujets qui avaient succombé à des fièvres adynamiques, à des emphysèmes du poumon ou à des maladies du cœur. Tous avaient éprouvé une agonie longue et accompagnée de suffocation ; et il m'a paru,

en général, que la teinte violette était d'autant plus foncée que ce dernier symptôme avait été plus intense et de plus longue durée.

845. D'après cette observation, il me paraît évident que cette espèce de rougeur doit être regardée comme un effet du trouble de la circulation et de la stase du sang dans les vaisseaux capillaires. Je pense qu'elle doit être comparée à la couleur violette des joues, à la rougeur plus ou moins foncée de la membrane muqueuse gastrique et intestinale chez les personnes mortes de maladies du cœur, à l'engorgement sanguin du foie dans les mêmes cas, et, jusqu'à un certain point, à la lividité du dos chez tous les cadavres, et à celle de la peau du crâne et de la face chez ceux que l'on a laissés quelque temps la tête pendante. C'est donc encore ici une de ces altérations cadavériques ou semi-cadavériques sur lesquelles nous avons eu plusieurs fois occasion, dans le cours de cet ouvrage, d'appeler l'attention des médecins observateurs, afin qu'on ne les confonde pas avec celles qui sont *causes* et non *effets* des maladies. Je ne crains pas de revenir trop souvent sur ce sujet. La distinction de l'engorgement des capillaires et de l'inflammation est souvent difficile à faire, et peut donner lieu à des erreurs graves en anatomie pathologique, et par conséquent en médecine pratique, d'autant que ces deux affections peuvent quelquefois exister simultanément dans le même organe. Pour n'en citer qu'un seul exemple, la controverse qui a lieu depuis quelque temps dans l'école de Paris relativement aux irritations et ulcérations de la membrane interne des intestins dans les fièvres, prouve suffisamment combien il est difficile de s'en-

tendre quand on veut ranger dans la même catégorie toutes les lésions qui ont quelques apparences
semblables.

Je suis loin de nier l'influence fâcheuse des irritations intestinales, des ulcères, des aphthes et des
inflammations réelles qui en sont la suite ; les bons
praticiens de tous les temps ont regardé cet effet des
fièvres essentielles comme l'un des symptômes les plus
communset les plus graves qu'elles présentent ; et de
nos jours, M. Broussais a rendu un véritable service à
l'art, au moins pour la constitution présente, en prou-
vant, par une pratique hardie, que la plupart des
médecins élevés à l'école de Stoll et pendant la longue
constitution bilieuse qui a régné à la fin du dernier
siècle, étaient trop réservés sur l'emploi de la saignée générale et locale dans les fièvres essentielles.
Mais on tomberait dans un excès contraire, et plus
nuisible peut-être, si l'on concluait de là que les
fièvres dites *essentielles* dépendent toutes de l'irritation intestinale qui les accompagne, et que toute espèce de rougeur trouvée dans les intestins après la
mort indique une lésion qu'il eût fallu combattre
par la saignée. La membrane muqueuse gastro-intestinale n'est naturellement pâle que chez les individus dont la peau est décolorée : on en peut juger
par la couleur des lèvres, de l'intérieur de la bouche,
de l'anus et de la vulve, comparée à celle de la peau
chez divers individus. Personne ne s'avisera jamais de
penser que les gencives livides d'un hydropique ou
d'un scorbutique, ou ses mains et ses pieds enflés et
violets sont dans un état d'inflammation, et qu'il faut
combattre cet état par la saignée. Or, dans beaucoup

de cas , la rougeur de la muqueuse intestinale a beaucoup plus de rapports avec cet engorgement sanguin
passif qu'avec l'inflammation ; et si , comme tout porte
à le croire , ces apparences cadavériques n'ont commencé qu'au moment où a paru chez les mêmes sujets la lividité de la face et des parties les plus déclives
du tronc et des membres , c'est-à-dire , quelques jours
ou quelques heures avant la mort , il serait absurde
d'aller chercher dans de semblables apparences la
cause d'une affection aussi grave et aussi étendue qu'une
fièvre essentielle , puisque , d'ailleurs , cette affection
laisse souvent dans presque tous les tissus de l'économie animale des traces d'altérations aussi profondes
ou plus fortes encore. La peau est aride et terreuse ;
les lèvres, les gencives et la membrane interne de la
bouche sont gonflées, ramollies et gercées ; les méninges et le cerveau sont injectés de sang et baignés
de sérosité ; les poumons sont engoués d'un liquide
séro-sanguinolent; la membrane muqueuse des bronches est gonflée et violette ; le cœur est flasque, livide
et ramolli , le sang liquide et peu concrescible , la
membrane interne des artères et des veines livide et
comme teinte de sang ; les muscles sont poisseux ; la
rate est volumineuse ; les capillaires de presque tous
les organes et de la périphérie sont gorgés de sang; les
intestins sont injectés , et leur membrane interne est
rougie , livide , ulcérée ou boursoufflée en divers
points. A laquelle de ces affections attribuera-t-on la
maladie ? Toutes sont postérieures , et souvent d'un
grand nombre de jours, à la fièvre elle-même. Peut-on
croire que l'une d'elle en soit la *cause ?* et n'est-il
pas beaucoup plus raisonnable de penser que , dans

ce cas, comme dans la petite-vérole et la rougeole, une cause inconnue agissant à-la-fois sur tout le système, produit et la fièvre et les affections locales actives ou passives qui viennent à sa suite?

Dans les cas mêmes où il existe simultanément des ulcères, des aphthes dans les intestins et de la rougeur, de la lividité ou de l'injection capillaire dans les membranes intestinales, rien n'empêche de penser, et l'analogie même doit porter à croire que les deux premières affections sont des inflammations actives ou passives; que les trois autres sont des signes d'engorgement par débilité de la circulation capillaire : que les premières peuvent demander la saignée; mais que la saignée portée trop loin peut augmenter les dernières, en augmentant la débilité générale.

Les hématémèses et les flux de sang qu'éprouvent quelquefois les malades attaqués de fièvres essentielles me paraissent devoir être rapportés plutôt à l'ordre des engorgemens capillaires et purement passifs qu'à celui des inflammations. On trouve, dans ces cas, la totalité des parois intestinales teinte de sang dans le lieu affecté; ces parois sont ramollies sans augmentation notable d'épaisseur; tandis que l'effet constant d'une inflammation non équivoque de quelque muqueuse que ce soit est d'augmenter l'épaisseur et la densité de la membrane affectée. On peut ajouter encore que l'inflammation est, de tous les modes d'altération organique, celui qui, suivant la belle observation de Bichat, a le moins de tendance à se propager par la contiguïté, surtout dans les organes membraneux. La péritonite et la dysenterie laissent également intacte la tunique musculaire de l'intestin, tandis que la lividité cadavérique des fièvres graves occupe souvent les trois membranes.

CHAPITRE XV.

Des Communications contre nature entre les cavités du cœur.

846. La communication contre nature des cavités du cœur peut avoir lieu de deux manières, ou par la perforation de la cloison des ventricules, ou par la persistance du trou de Botal après la naissance. Le premier accident est assez rare : il n'en existe que cinq ou six observations (a).

Dans toutes, l'ouverture de communication était lisse et évidemment très-ancienne, et elle paraissait même être congénitale. On conçoit cependant la possibilité de la formation d'une semblable perforation par un ulcère placé sur les parois de la cloison des ventricules ; mais je ne sache pas qu'il en existe d'exemples.

847. La persistance du trou de Botal est beaucoup plus commune ; quelquefois elle a lieu seulement par le défaut de recollement complet des deux lames de la valvule qui existe chez le fœtus, et l'on peut faire pénétrer obliquement un stylet ou même une sonde à femme d'une oreillette dans l'autre. Cette disposition n'est nullement rare, et ne paraît donner lieu à aucune espèce d'accident : peut-être même

_____

(a) CORVISART, op. cit., pag. 286.

contribue-t-elle, ainsi que l'ont pensé quelques auteurs, à donner à certains plongeurs la faculté de rester sous l'eau beaucoup plus long-temps que la plupart des hommes.

848. Dans d'autres cas, on trouve le trou de Botal dilaté de manière à rester continuellement béant ; on l'a trouvé plusieurs fois assez grand pour pouvoir admettre le doigt. Je l'ai vu, chez un homme de quarante ans, capable de recevoir le pouce : c'est ce cas qui constitue, à proprement parler, une conformation contre nature.

On pense communément que cette conformation est toujours congénitale ; mais quelques observations qui se sont présentées à moi me feraient pencher à croire qu'il est possible qu'une semblable perforation se forme quelquefois accidentellement, ou au moins que, lorsque le trou de Botal persiste dans l'état décrit ci-dessus, il peut se faire qu'un coup, une chute, un exercice violent, déterminent la dilatation de cette ouverture et son accroissement progressif. L'historique de quelques-uns des cas consignés dans divers auteurs, et particulièrement dans l'ouvrage de M. Corvisart, serait assez propre à confirmer cette opinion ; car on voit dans plusieurs que les sujets des observations dont il s'agit n'avaient éprouvé, jusqu'à un certain âge, aucun signe de maladies du cœur, et qu'ils rapportaient l'origine de leur maladie à quelqu'accident de la nature de ceux que nous venons d'indiquer.

849. Je ne sache pas qu'on ait jamais observé l'ouverture du trou de Botal ou la perforation de la cloison des ventricules, sans qu'il en fût résulté une hy-

pertrophie avec dilatation de la totalité ou de quelqu'une des parties du cœur, et particulièrement de
ses cavités droites. Les accidens de ces affections se
joignent donc toujours nécessairement à ceux que la
communication contre nature des cavités du cœur
peut produire par elle-même. Ces derniers se réduisent à quatre principaux : une grande sensibilité
à l'impression du froid, des syncopes très-fréquentes,
une gêne de la respiration plus continuelle que dans
la plupart des autres maladies du cœur, et une coloration violette ou bleuâtre de la peau beaucoup
plus étendue que dans aucune maladie, et quelquefois
même générale. Ce dernier symptôme a été désigné
par divers auteurs sous le nom d'*ictère bleu* ou de
maladie bleue. Au reste, on a vu tous les symptômes
mentionnés ci-dessus exister chez des sujets qui n'a-
vaient d'autres vices de conformation que la persistance du trou de Botal, et particulièrement dans les
cas monstrueux où l'on a trouvé l'artère pulmonaire
naissant du ventricule gauche et l'aorte du droit, et
dans ceux où l'on a vu l'aorte s'ouvrant à-la-fois dans
les deux ventricules. Dans quelques maladies du poumon, et particulièrement dans l'emphysème, la coloration bleue de la peau est quelquefois tout aussi
marquée et tout aussi étendue que dans le cas dont
il s'agit. D'un autre côté, on a trouvé quelquefois le
trou de Botal dilaté à un degré notable chez des sujets qui ne présentaient de lividité qu'à la face et aux
extrémités. Le sujet chez lequel j'ai trouvé le trou de
Botal assez dilaté pour admettre le pouce était dans
ce cas.

850. Je n'ai point eu occasion d'étudier, à l'aide du

cylindre, les particularités que la circulation peut présenter dans les cas de communication contre nature des cavités du cœur. Je pense, au reste, que cette exploration ne fournirait aucun signe utile pour le diagnostic ; car les deux côtés du cœur se contractant à-la-fois et étant pleins l'un et l'autre, les deux masses de sang qui se heurtent ne doivent pas produire de bruit bien distinct. M. Corvisart dit cependant que, dans ce cas, on sent, en appliquant la main à la région du cœur, une espèce de *bruissement* et un *trouble indéfinissable* (a). Je n'ai point observé ce symptôme chez le sujet dont j'ai déjà parlé.

CHAPITRE XVI.

Des Déplacemens du cœur.

851. Le cœur, quoique maintenu dans sa position par le diaphragme, par les gros vaisseaux, par la construction du médiastin, et surtout par l'état de plénitude habituelle de la poitrine, peut cependant, dans certains cas, être rejeté à droite ou à gauche par un épanchement solide, liquide ou même aériforme dans l'une ou l'autre plèvre, par des tumeurs volumineuses développées dans les poumons, et, comme nous l'avons vu (§ 254), par l'emphysème de cet organe. Une tumeur développée dans le médiastin supérieur ou un anévrysme volumineux de la crosse de l'aorte peuvent aussi le pousser en bas ; et dans ce cas, la portion du diaphragme sur laquelle il repose se trouve déprimée,

---

(a) *Op. cit.*, pag. 237 et 300.

et fait saillie dans l'abdomen. Quelquefois même on a observé cette espèce de descente du cœur dans des cas où il n'existait aucune cause visible de compression : cette disposition a été indiquée par quelques auteurs sous le nom de *prolapsus* du cœur.

852. Ces diverses sortes de déplacemens n'ont aucun inconvénient notable lorsqu'ils n'existent qu'à un léger degré. S'ils sont très-marqués, ils peuvent donner lieu à des accidens ; mais alors ils sont la suite de lésions beaucoup plus graves par elles-mêmes. M. Corvisart pense que le *prolapsus* du cœur est toujours la suite d'une dilatation considérable de cet organe, et que son effet est de produire des douleurs vives et continues dans les différentes portions de l'œsophage et surtout vers le cardia, avec plus ou moins de difficulté dans la déglutition, des douleurs d'estomac, un trouble constant dans les fonctions digestives, des nausées et des vomissemens. Il pense, en outre, que le cœur ainsi descendu fait sentir ses battemens bien au-dessous du lieu où il les imprime ordinairement, et que c'est un des signes principaux auxquels on peut reconnaître ce déplacement.

Je crois que ce signe serait au moins fort équivoque. On sent les battemens du cœur à l'épigastre, même à la main, chez un grand nombre d'hommes, et surtout chez ceux qui ont le sternum court, quoique le cœur soit dans sa place ordinaire : on ne pourrait par conséquent rien conclure de ce signe que chez les sujets dont le sternum est long.

Quant aux déplacemens latéraux, pour peu qu'ils fussent considérables, il serait fort aisé de les reconnaître à l'aide du cylindre. Il en serait de même du renversement de position des viscères que l'on trouve chez quelques sujets, et par suite duquel le cœur se trouve placé à droite et le foie à gauche.

CHAPITRE XVII.

De la Péricardite.

ARTICLE Ier.

Caractères anatomiques de la Péricardite.

853. La péricardite est l'inflammation de la membrane séreuse qui, après avoir tapissé la face interne du sac fibreux du péricarde, se réfléchit sur les gros vaisseaux et le cœur, qu'elle revêt en entier. Cette inflammation peut être aiguë ou chronique.

854. Les caractères anatomiques de la péricardite aiguë, comme ceux de l'inflammation de toutes les membranes de même nature, sont une rougeur plus ou moins marquée, une exhalation albumineuse concrète et un épanchement séro-purulent.

855. La rougeur est presque toujours peu marquée dans la péricardite aiguë. Lorsqu'elle existe, ce n'est ordinairement que par endroits; elle est le plus souvent ponctuée, et il semble que la surface interne de la membrane séreuse du péricarde soit couverte çà et là de petites taches de sang très-rapprochées les unes des autres. Je ne me suis jamais aperçu que cette rougeur fût accompagnée d'aucun épaississement de la membrane affectée. Dans quelques cas où cependant l'inflammation paraît avoir été très-forte, à en juger par

l'épaisseur des fausses membranes, après les avoir enlevées, on n'observe absolument aucune rougeur à la surface interne de la membrane séreuse.

856. L'exsudation albumineuse concrète qui accompagne l'inflammation du péricarde revêt ordinairement toute la surface de cette membrane, tant sur le cœur et les gros vaisseaux que sur la face opposée à ces organes. Elle forme rarement une couche égale et membraniforme, comme les fausses membranes pleurétiques; et même le plus souvent sa surface interne est remarquable par le grand nombre de parties saillantes, rugueuses et informes qu'elle présente. Quelquefois ces proéminences, nombreuses et assez égales entr'elles, donnent à la surface de l'exsudation un aspect mamelonné et tout-à-fait semblable à celui que présenteraient deux plaques de marbre unies par une couche un peu épaisse de beurre, et séparées brusquement par le procédé que l'on suit dans l'expérience des hémisphères de Magdebourg. D'autres fois ces inégalités représentent assez bien la surface interne du *bonnet* ou second estomac du veau, comme l'a remarqué M. Corvisart dans un cas particulier (a).

Cette fausse membrane mamelonnée a donné lieu à une assez singulière méprise : quelques praticiens, ayant trouvé une péricardite semblable à l'ouverture de sujets morts de la petite-vérole, ont pris la fausse membrane bosselée qui revêtait le cœur pour une éruption varioleuse de cet organe.

857. La consistance de l'exsudation est ordinairement plus forte que celle des fausses membranes pleu-

(a) *Op. cit.*; obs. IV, pag. 17.

II.   24

rétiques ; son épaisseur est plus grande , et elle adhère plus fortement à la membrane à laquelle elle est appliquée ; sa couleur est d'ailleurs la même : elle est d'un jaune pâle et analogue à celui du pus.

858. La sérosité épanchée par suite de l'inflammation du péricarde est limpide , citrine ou légèrement fauve. Elle contient peu de fragmens d'albumine demi-concrète , et surtout elle en contient très-rarement assez pour devenir lactescente et trouble. Sa quantité est ordinairement considérable au début de la maladie ; et il n'est pas rare qu'elle s'élève à plus d'une livre : M. Corvisart en a trouvé dans un cas près de quatre. Mais il paraît que cette quantité diminue promptement dès que la violence de l'inflammation commence à tomber ; car le plus souvent la quantité de la sérosité dans la péricardite aiguë , comparée au volume de l'exsudation albumineuse, est moindre ou à peine égale ; tandis que , dans la pleurésie et la péritonite, cette quantité est ordinairement de vingt à cinquante fois plus considérable que celle des fausses membranes. Assez souvent même, dans des péricardites très-intenses, on ne trouve point de sérosité , mais seulement une exsudation albumineuse, épaisse et fortement concrète , qui remplit toute la cavité du péricarde et unit le cœur et les gros vaisseaux au feuillet extérieur de cette membrane. On doit penser que, dans ce cas, la sérosité exhalée a été promptement absorbée , et que les deux feuillets de la fausse membrane se sont collés l'un à l'autre , quoiqu'à la rigueur il ne soit peut-être pas impossible que l'inflammation du péricarde ne produise quelquefois qu'un pus concret et sans aucun mélange d'exhalation séreuse. Nous

avons déjà vu que pareille chose paraît avoir lieu quelquefois par l'effet d'une inflammation sub-aiguë et partielle de la plèvre; et plusieurs observations me portent à croire que les calottes cartilagineuses qui se forment quelquefois sur le sommet du poumon (§ 115 et 395) se développent de cette manière.

859. Lorsque la guérison a lieu, l'exsudation pseudo-membraneuse finit, au bout d'un temps plus ou moins long, par se transformer en tissu cellulaire ou plutôt en lames de la nature des membranes séreuses; car, en les examinant avec attention, on voit qu'il y en a toujours deux adossées l'une à l'autre, ou, si l'on veut, que chacune d'elles forme une espèce de tuyau aplati, dans le milieu duquel se trouvent de petits vaisseaux sanguins. Elles ont, par conséquent, comme les membranes séreuses naturelles, une surface adhérente et une surface exhalante. Quelquefois ces lames sont assez longues; d'autres fois, au contraire, elles sont tellement courtes, que le feuillet fibreux du péricarde semble adhérer intimement au cœur.

860. Avant que la conversion des fausses membranes en tissu cellulaire fût bien connue, l'adhérence du péricarde au cœur a été regardée par divers auteurs comme la cause de plusieurs accidens graves. Lancisi et Vieussens pensent qu'elle produit constamment des palpitations; Meckel, qu'elle rend le pouls habituellement petit; Senac, qu'elle détermine des syncopes fréquentes. M. Corvisart lui-même est tombé à cet égard dans plusieurs erreurs. Il admet trois espèces d'adhérences: dans la première, l'adhésion du péricarde au cœur a lieu au moyen d'une matière albumineuse demi-concrète: c'est celle que nous avons

décrite ci-dessus (§ 857), et c'est la seule qu'il recon-
naisse comme une suite de la péricardite (a). La seconde est l'adhérence intime ou par un tissu cellulaire
très-court (§ 859) : il pense qu'elle est l'effet d'une
affection rhumatisante ou goutteuse (b). La troisième est celle qui a lieu au moyen d'un tissu cellulaire plus ou moins long (§ 859) : la cause de
celle-ci lui est inconnue (c). Il ne pense pas, au reste,
qu'on puisse *vivre* et *vivre sain* avec une *adhérence
complète et immédiate* du cœur au péricarde ou des
poumons à la plèvre (d).

Je puis assurer que j'ai ouvert un grand nombre
de sujets qui ne s'étaient jamais plaint d'aucun trouble
dans la respiration ou la circulation, et qui n'en avaient
présenté aucun signe dans leur maladie mortelle,
quoiqu'il y eût adhérence intime et totale des poumons ou du cœur ; et, pour ce qui regarde ce dernier
organe en particulier, je suis très-porté à croire, d'après
le nombre de cas de ce genre que j'ai rencontrés, que
l'adhérence du cœur au péricarde ne trouble souvent
en rien l'exercice de ses fonctions. Il m'a paru seulement que la contraction des oreillettes devenait beaucoup plus obscure quand elles sont adhérentes au
feuillet fibreux du péricarde.

M. Corvisart rapporte, comme un exemple des
accidens que peut produire l'adhérence intime du
cœur au péricarde, une observation qui ne me paraît
rien moins que concluante. Le malade présentait les

(a) *Op. cit.*, pag. 33.
(b) *Ibid.*
(c) *Ibid.*, 54.
(d) *Ibid.*, pag. 34.

symptômes suivans : fréquens accès de fièvre, pouls, très-petit et irrégulier, palpitations faibles et fréquentes, battemens du cœur irréguliers, dyspnée, absence du son du côté gauche de la poitrine, douleur à l'épigastre, ascite, douleur continuelle dans divers points de l'abdomen. Il succomba au bout de huit mois. A l'ouverture du corps, on trouva le péricarde adhérent intimement au cœur ; *le poumon gauche était refoulé vers la partie supérieure de la poitrine* (sans doute par un épanchement) *et endurci ;* il existait en outre une péritonite tuberculeuse générale très-intense, avec épanchement séro - sanguinolent abondant (*a*). N'est-il pas beaucoup plus probable que les symptômes de la maladie appartenaient, pour ce qui regarde la gêne de la respiration et de la circulation, à l'épanchement pleurétique, et pour les autres symptômes à la péritonite chronique? J'ai trouvé plusieurs fois des adhérences complètes du péricarde au cœur chez des sujets qui m'avaient raconté avec beaucoup de détails l'histoire de leur santé depuis l'enfance, sans que j'y eusse trouvé, non plus que dans les symptômes actuels de leur maladie du cœur, aucun indice d'une affection des organes de la circulation.

861. Quelquefois, quoique rarement, la péricardite se borne à une partie, souvent même très-peu étendue, de la membrane séreuse du péricarde. La proportion de ces péricardites partielles aux péricardites générales est à peine comme un à dix. Elle serait beaucoup plus forte si les taches blanches du péricarde, dont nous parlerons tout-à-l'heure, doivent lui être attri-

---

(*a*) *Op. cit.*, pag. 34.

buées. Les caractères anatomiques des péricardites partielles aiguës sont, d'ailleurs, les mêmes que ceux de la péricardite générale : seulement l'exsudation albumineuse concrète ne recouvre que le point affecté. L'épanchement séreux est quelquefois aussi considérable que dans la péricardite générale ; mais le plus souvent il est moins abondant. L'inflammation se termine presque toujours par la guérison et par la transformation de l'exsudation pseudo-membraneuse en longues lames séreuses. Presque jamais ces sortes d'adhérences partielles ne sont intimes.

862. On rencontre fréquemment, à la surface du cœur, des plaques blanches, opaques, quelquefois de la largeur de la paume de la main, plus communément moins grandes de moitié ou des deux tiers, et souvent très-petites. Leur épaisseur est à peu-près égale à celle de l'ongle ; leur consistance semblable à celle des membranes formées de tissu cellulaire condensé, comme la membrane extérieure des glandes lymphatiques. Appliquées à la surface du feuillet du péricarde qui recouvre le cœur et les gros vaisseaux, elles y adhèrent si intimement, qu'à raison de la ténuité de cette membrane, il est difficile de s'assurer, par la dissection, si elles sont situées sur elle ou derrière elle. M. Corvisart a adopté cette dernière opinion. J'ai cependant réussi plusieurs fois à enlever ces plaques en laissant intacte la membrane séreuse du péricarde : elles sont, par conséquent, réellement placées à sa surface.

Ces plaques sont-elles l'effet d'une péricardite partielle et de la conversion d'une fausse membrane albumineuse en tissu cellulaire condensé et membraniforme ? L'analogie doit porter à le croire, et suffit pres-

que seule pour le démontrer, car aucune production
de ce genre ne se forme dans l'économie animale sans
le développement préalable d'une exsudation albumineuse. M. Corvisart pense que ces taches sont le
produit d'une exsudation déposée au-dessous de la
membrane séreuse du péricarde, au lieu de l'être à
la surface exhalante (a), et que cette production ne
doit pas son origine à l'inflammation. Ces deux opinions sont aujourd'hui inadmissibles ; car il n'existe
point d'exemple d'une exhalation albumineuse à la
surface adhérente d'une membrane séreuse, et des
faits sans nombre auxquels on ne peut opposer aucune observation contradictoire et bien faite, démon-
trent que les exsudations pseudo-membraneuses sont
toujours un effet de l'inflammation.

J'ai eu occasion dernièrement d'observer un cas
qui me paraît propre à éclaircir la question de l'o-
rigine de ces taches blanches. J'ai trouvé, à l'ouverture du corps d'un homme mort de péripneumonie, une fausse membrane mince, assez ferme,
d'un jaune citrin, recouvrant l'oreillette droite et une
partie du ventricule du même côté. Aucune autre
fausse membrane n'existait sur le reste de la surface
du péricarde. Sa cavité contenait deux ou trois onces
d'une sérosité transparente et légèrement fauve. Quelques points de la fausse membrane, particulièrement
sur l'oreillette, offraient une couleur plus blanche
et une fermeté plus grande que le reste, et présentaient déjà un aspect presque semblable à celui des
plaques blanches du cœur.

863. La péricardite chronique est toujours géné-

(a) *Op. cit.*, pag. 45.

rale, et l'inflammation occupe toute la surface interne
de la membrane séreuse du péricarde. Cette membrane
est ordinairement beaucoup plus fortement rougie que
dans la péricardite aiguë. La rougeur est formée de
petites taches très-rapprochées et qui sembleraient
avoir été appliquées avec un pinceau. Rarement la
péricardite chronique est accompagnée d'une exsudation pseudo-membraneuse; et lorsqu'elle existe, la
fausse membrane est mince, molle, friable, et ressemble tout-à-fait à une couche de pus très-épais.
Dans tous les cas, il existe un épanchement liquide
plus ou moins abondant, trouble, lactescent, et
quelquefois tout-à-fait puriforme. Il me paraît que
l'adhérence intime du péricarde au cœur est ordinairement la suite de l'absorption de ce liquide, et
que l'adhérence par de longues lames, au contraire,
est le produit d'une inflammation aiguë. J'ai trouvé
une seule fois une adhérence intime et générale du péricarde au cœur et aux gros vaisseaux : elle avait lieu
au moyen d'une membrane fibro-cartilagineuse accidentelle tout-à-fait semblable à celle de la plèvre.

864. Une observation citée par M. Corvisart me
porte à croire que, dans quelques cas, il peut se
développer, à la suite d'une inflammation chronique du péricarde, une éruption tuberculeuse analogue à celle qui se forme fréquemment dans les
fausses membranes pleurétiques et péritonéales, et
dont nous avons donné des exemples. Cela me paraît au moins résulter de la description suivante,
quelque peu de détails qu'elle renferme. « La por-
» tion (du péricarde) qui recouvre le cœur était de
» couleur grisâtre, épaissie, inégale, ridée, racor-

» nie, et présentait des granulations dont le sommet » paraissait ulcéré. » Ces granulations me semblent d'autant plus avoir été des tubercules que, chez le même sujet, « les poumons des deux côtés, quoi- » que crépitans, étaient *granuleux* dans toute leur » étendue (*a*). »

865. Dans beaucoup de cas de péricardite, et par- ticulièrement dans les péricardites chroniques, on trouve la substance musculaire du cœur décolorée et blanchâtre. Cette décoloration est quelquefois accom- pagnée d'un ramollissement notable ; d'autres fois, au contraire, la substance du cœur conserve sa fer- meté naturelle. Cet état doit-il faire croire que le cœur participait à l'inflammation ? Je ne le pense pas, ou au moins cela n'est pas démontré. L'inflammation n'est évidente dans un organe musculaire que lorsqu'on trouve du pus épanché entre ses faisceaux. La plu- part des auteurs ont cependant regardé cette déco- loration du cœur comme un signe de son inflamma- tion ; et presque toutes les observations données comme des exemples de cardite ne sont que des péricardites accompagnées de la décoloration dont il s'agit. Un grand nombre de celles que M. Corvisart a réunies dans son ouvrage rentrent dans cette catégorie (*b*).

(*a*) *Op. cit.*, obs. VII, pag. 28.
(*b*) *Op. cit.*, pag. 244 et suiv.

ARTICLE II.

Des Signes de la Péricardite aiguë.

866. Il est peu de maladies plus difficiles à reconnaître que la péricardite, et dont les symptômes
soient plus variables. Quelquefois elle s'annonce avec
tous les caractères d'une maladie de poitrine très-
aiguë, et évidemment capable d'emporter le malade
en quelques jours ; d'autres fois, au contraire, elle
est tellement latente qu'après avoir vu succomber le
malade, dont les organes circulatoires paraissaient dans
le meilleur état, on est surpris de trouver, à l'ouverture du corps, une péricardite grave dont rien n'avait
pu faire soupçonner l'existence. Dans d'autres cas, on
observe tous les signes attribués par les nosographes à
la péricardite, et l'on ne trouve à l'ouverture aucune
trace de cette maladie, et quelquefois même rien
qui justifie le trouble de la circulation. Je suis tombé
souvent dans l'une et l'autre erreur ; je les ai vu
commettre par les plus habiles praticiens ; j'ai vu quelquefois aussi deviner des péricardites, et j'en ai de-
viné moi-même ; car je ne crois pas qu'on puisse employer le mot *reconnaître* quand on n'a pas de signes
certains, et qu'on se trompe plus souvent qu'on ne
rencontre juste. Ce dernier résultat est, en somme,
celui que me donnent toutes les péricardites que j'ai
observées jusqu'à ce jour. Plusieurs de mes confrères,
et entre autres M. Récamier, m'ont dit qu'il ne différait pas de celui qu'ils avaient obtenu eux-mêmes.

867. M. Corvisart (*a*) attribue la difficulté de recon-

_____

(*a*) *Op. cit.,* pag. 6.

naître la péricardite à ce qu'elle est presque toujours jointe à la pleurésie, à la péripneumonie ou à d'autres maladies de poitrine qui masquent ses symptômes. Ces complications, qui sont extrêmement fréquentes, paraissent effectivement très-propres à obscurcir les symptômes de la péricardite, si l'on consulte seulement le raisonnement et le calcul des probabilités ; mais je puis assurer que les péricardites les plus complètement latentes que j'aie vues ont eu lieu chez des sujets dont les organes thoraciques étaient d'ailleurs tout-à-fait sains, et qui ont succombé à des maladies aiguës ou chroniques de l'abdomen.

868. Ces faits et plusieurs autres me paraissent prouver que, dans quelques cas, la péricardite même aiguë est une affection locale très-peu grave, et dont l'influence, non-seulement sur le système général, mais même sur celui de la circulation, est presque nule ; tandis que, dans d'autres cas, la même affection, au même degré ou à un degré inférieur, est accompagnée de fièvre aiguë, et d'un trouble de presque toutes les fonctions assez grave pour compromettre la vie du malade.

869. M. Corvisart pense aussi que c'est surtout lorsque la péricardite est très-aiguë que les symptômes sont très-obscurs (a). « Son invasion, dit-il, est alors » brusque, sa marche rapide, sa terminaison pres- » que subite. » Quand la maladie, sans cesser d'être aiguë, est moins violente, il pense qu'on peut la reconnaître aux symptômes suivans : le malade éprouve dans le côté gauche une chaleur qui se concentre à

_____

(a) Op. cit., pag. 6.

la région du cœur ; il a une grande gêne de la respiration ; la pommette gauche est plus colorée que la droite ; le pouls, dans les premiers jours, est fréquent, dur, rarement irrégulier ; mais vers le troisième ou quatrième jour, il devient petit, dur, serré, concentré et souvent irrégulier ; en même temps le malade éprouve une grande anxiété, de légères palpitations, des syncopes incomplètes ; les traits s'altèrent *d'une manière particulière* ; aux approches de la terminaison fâcheuse de la maladie, le pouls devient intermittent, très-irrégulier, presqu'insensible, et la face hippocratique ; la douleur locale cesse en tout ou en partie ; il survient des suffocations, une anxiété insupportable et une infiltration générale (*a*).

Ces symptômes s'observent effectivement quelquefois dans la péricardite ; mais chacun d'eux peut manquer, tous peuvent manquer à-la-fois, et quelques-uns d'entre eux sont très-rares. Je n'ai jamais observé, dans la péricardite, la coloration plus intense de la pommette gauche ; j'ai vu rarement les malades se plaindre de chaleur ou de douleur à la région du cœur ; et, quant à l'état du pouls, loin d'observer les irrégularités graduellement croissantes décrites par M. Corvisart, je l'ai toujours trouvé, dès le commencement de la maladie, irrégulièrement intermittant, filiforme et presqu'insensible.

870. Je dois avouer que l'auscultation médiate ne donne pas de signes beaucoup plus sûrs de la péricardite que l'étude des symptômes généraux et locaux. En comparant à mes précédentes observations

---

(*a*) *Op. cit.,* pag. 15.

les résultats que j'ai obtenus depuis que je me sers du cylindre, je crois pouvoir donner les symptômes suivans comme ceux que présente ordinairement la péricardite lorsqu'elle n'est pas latente :

Les contractions des ventricules du cœur donnent une impulsion forte et quelquefois un bruit plus marqué que dans l'état naturel ; à des intervalles plus ou moins longs surviennent des pulsations plus faibles et plus courtes, qui correspondent à des intermittences du pouls, dont la petitesse contraste extraordinairement avec la force des battemens du cœur ; quelquefois il peut à peine être senti.

871. Lorsque ces signes surviennent tout-à-coup chez un homme qui n'avait jamais éprouvé de symptômes de maladie du cœur, il y a une grande probabilité qu'il est attaqué de péricardite. Assez ordinairement le malade éprouve une dyspnée plus ou moins grande, des angoisses, une anxiété inexprimable ; il ne peut faire quelques pas ou se remuer un peu brusquement dans son lit sans éprouver des syncopes. Le sentiment de douleur, de chaleur ou de poids à la région du cœur est un symptôme beaucoup plus rare, mais qui se rencontre cependant quelquefois. Dans quelques cas, la région du cœur rend un son mat ; mais le plus souvent ce signe n'est pas bien évident.

872. Il ne faut, je le répète encore, accorder qu'un certain degré de confiance à ces signes, lors même qu'ils sont tous réunis ; car non-seulement la péricardite peut exister sans eux, comme nous l'avons dit, mais ils peuvent aussi exister dans tout leur ensemble sans qu'il y ait de péricardite. L'observation suivante en offrira la preuve. J'aurais pu en rapporter

quelques-unes dans lesquelles le diagnostic a été vérifié sur le cadavre ; j'aurais pu en offrir un beaucoup
plus grand nombre trouvées , sans avoir été soupçonnées , à l'ouverture de sujets qui n'avaient présenté aucun ou presqu'aucun des signes exposés ci-
dessus , et morts de maladies étrangères aux organes
de la poitrine ; j'ai cru plus instructif de présenter
l'histoire d'un cas dans lequel existaient tous les symptômes attribués par les auteurs à la péricardite, tous
ceux que j'ai trouvés moi-même les plus constans ; et
dans lequel cependant la péricardite n'existait pas.

Obs. XLVIII. *Double péripneumonie chez un sujet
qui présentait les symptômes de la péricardite.* —
Jacques Villeneuve , âgé de trente ans ; serrurier,
d'une taille moyenne , d'une forte constitution , entra
à l'hôpital Necker le 30 janvier 1819.

Depuis plusieurs années , il était sujet à une toux
habituelle qui l'incommodait fort peu. Jamais il n'a-
vait éprouvé de battemens de cœur, même au plus
fort de ses travaux. Il avait eu une fluxion de poitrine
dans l'hiver de 1816. Depuis deux mois sa toux était
devenue plus fréquente et sa respiration gênée : cependant il n'avait pas cessé de travailler. Vers le 20
janvier 1819, la dyspnée le força de garder le lit.

Le jour de son entrée à l'hôpital Necker, il ne présentait que les symptômes d'un catarrhe pulmonaire
aigu. Cependant la gêne de la respiration et la vigueur
du sujet déterminèrent à faire faire, le soir même, une
saignée de deux palettes.

Le 31 janvier, la gêne de la respiration augmenta
tout-à-coup ; le pouls et les battemens du cœur de-

vinrent très-irréguliers ; les crachats étaient visqueux avec une légère teinte d'un jaune verdâtre. Le malade, pour pouvoir respirer, se plaçait sur son séant, les jambes pendantes hors du lit.

(Saignée du bras de deux palettes ; huit sangsues sur le côté gauche.)

L'accès orthopnéique se calma pendant la nuit.

Le 1ᵉʳ février (troisième jour de l'entrée du malade), les pulsations du cœur étaient très-inégales sous le rapport de la force et de la durée ; les contractions des ventricules et des oreillettes étaient sonores, l'impulsion était notable ; le pouls, au contraire, était extrêmement petit et faible, très-irrégulier, intermittent, et à peine sensible. La poitrine résonnait médiocrement dans toute son étendue, et peut-être plus mal encore dans le dos et à la région du cœur. La respiration ne s'entendait presque pas dans le dos, où elle était accompagnée d'un léger râle crépitant. Je portai le diagnostic suivant : *Péricardite, avec péripneumonie de la partie postérieure des deux poumons* (a).

Le 2 février, même état. (Huit sangsues à l'épigastre.)

Le 3, les intermittences du pouls occasionées par les pulsations plus faibles du cœur n'avaient plus lieu qu'après quatre ou cinq contractions régulières.

(Huit sangsues sur le côté gauche.)

Le 4, la dyspnée força de nouveau le malade à se

(a) Je fondais le diagnostic de la péricardite sur la force du cœur coïncidant avec l'extrême faiblesse du pouls, et sur l'irrégularité des battemens de l'un et de l'autre chez un homme qui auparavant ne présentait aucun de ces symptômes.

tenir tout-à-fait assis sur son lit. Les contractions du cœur étaient très-fréquentes et très-inégales en force : les plus faibles étaient plus courtes. On n'entendait plus le son des oreillettes, et les ventricules donnaient une impulsion assez forte sans bruit ; le cœur semblait frapper dans une petite surface les parois de la poitrine ; le pouls était tellement petit et irrégulier qu'on ne le sentait presque plus.

(Huit sangsues sur le côté gauche.)

Le 5 février, même état. (Vésicatoire à la région du cœur.)

Le 6, le cœur et le pouls étaient dans le même état ; la respiration s'entendait bien dans les parties antérieure et latérales de la poitrine ; postérieurement elle était presque nulle et accompagnée d'un râle crépitant plus marqué que les premiers jours.

Les jours suivans le malade resta continuellement assis sur son lit, la tête un peu penchée en avant. Il n'osait faire le plus léger mouvement, dans la crainte d'augmenter la gêne de la respiration, qui était fréquente et accompagnée d'un râle trachéal très-bruyant. Elle s'entendait assez bien en avant et sur les côtés, quoiqu'il s'y joignît de temps en temps un râle plutôt muqueux que crépitant, et beaucoup plus marqué dans l'expiration que dans l'inspiration (a): postérieurement on n'entendait plus la respiration. La toux était assez fréquente, et le malade éprouvait en toussant un sentiment de titillation derrière la partie supérieure du sternum. L'expectoration était peu abondante ; les crachats étaient

---

(a) Ce signe annonce que le râle existe dans les petits rameaux bronchiques.

légèrement fauves, tous transparens, un peu spu‑
meux, et tellement visqueux qu'on pouvait renver‑
ser le crachoir sans qu'ils se détachassent. Les batte‑
mens du cœur étaient difficiles à analyser à cause de
leur fréquence. Une pulsation forte était suivie de
trois ou quatre autres graduellement décroissantes ; le
pouls, presque filiforme, faible et irrégulier, avait de
longues intermittences. On entendait par momens, à la
région du cœur, un bruit analogue à la fluctuation
d'un liquide. Les inspirations fortes paraissaient déter‑
miner ce bruit plutôt que les mouvemens mêmes du
cœur (a).

Depuis quelques jours, les extrémités inférieures,
les mains et la partie inférieure des avant‑bras étaient
œdémateuses ; le nez et les mains offraient une cou‑
leur livide ; les urines étaient abondantes, les selles
rares et naturelles, l'appétit nul, les facultés intellec‑
tuelles libres. Le malade ne dormait presque pas.

(Trois pilules de savon ; cautère sur le côté gauche.)
Le 13, les symptômes d'orthopnée étaient plus in‑
tenses. Le malade semblait n'être attentif qu'à respi‑
rer. Les crachats étaient presque entièrement sangui‑
nolens. La face exprimait l'angoisse et l'anxiété la plus
grande. La respiration s'entendait moins dans les côtés,
et on y entendait un râle plutôt muqueux que crépi‑

(a) Ce bruit annonçait‑il l'hydro‑péricarde que l'on a trouvé
à l'ouverture du corps ? Je ne le pense pas, ou il faudrait sup‑
poser qu'il y avait en même temps dans le péricarde un peu
d'air qu'on n'y a pas aperçu à l'ouverture. Il est très‑possible
d'ailleurs que l'eau trouvée dans le péricarde ne s'y soit épan‑
chée que quelques heures avant la mort, et sa petite quantité
ne permet pas de lui attribuer les symptômes de la maladie.

tant, très-marqué surtout à droite. Il y avait un râle
trachéal fort. L'impulsion du cœur était toujours
forte. Le bruit des contractions avait pour la première
fois le caractère de celui d'un soufflet (*a*).

A midi, on fit une saignée de deux palettes. L'é-
touffement cessa un peu. Le malade fut plus tranquille
le reste de la journée. Il eut un moment de sommeil
pendant lequel ses yeux restèrent entr'ouverts.

Le 14, les crachats étaient moins sanguinolens. Cependant l'étouffement semblait augmenter, et on fit
une nouvelle saignée de deux palettes. Le pouls était
tout-à-fait insensible à cause de l'œdème.

Le 15, des taches livides très-foncées et distinctes
de la lividité générale de la face parurent à l'extrémité
du nez. La respiration était devenue *puérile* aux
parties antérieure et latérale gauches de la poitrine ;
mais elle était moins forte que les jours précédens à la
partie antérieure droite ; on entendait un râle crépitant bien marqué dans le côté droit. La poitrine résonnait cependant à-peu-près également en avant et sur
les parties latérales des deux côtés. Le cœur était dans
le même état. On ajouta à la feuille du diagnostic : *La*
péripneumonie du poumon droit gagne les parties an-
térieure et latérales ; celle du gauche reste bornée à
la partie postérieure.

Le 16, le malade ne parlait plus qu'à voix basse et
fort peu. Les taches du nez augmentaient ; les crachats
étaient plus épais, gris et opaques, les battemens du
cœur plus obscurs. La conjonctive offrait une teinte
jaunâtre.

_____

(*a*) Dans ce cas, ce signe indiquait évidemment la congestion
du sang dans le cœur (§ 633).

Dans la soirée, le malade fut dans une agitation extrême : le sentiment d'étouffement avait augmenté ; la respiration était plaintive ; le malade éprouvait un sentiment de gêne ou plutôt une douleur obtuse à la région du cœur et y portait souvent la main ; ses yeux peignaient à-la-fois l'angoisse et l'extrême faiblesse ; les crachats étaient grisâtres, moins visqueux et mêlés de salive. La face offrait une couleur d'un jaune terne.

Le 17, somnolence le matin. Dans la journée, l'étouffement augmente, et la suffocation devient imminente. Le malade se débat et pousse des cris plaintifs. La peau avait pris par endroits une teinte bleuâtre ; dans d'autres elle était jaune. Les crachats étaient moins abondans.

Le 18 février, mort.

Ouverture du cadavre faite vingt-quatre heures après la mort. La peau offrait par-tout une légère teinte jaunâtre, excepté à la face, à la poitrine et à la partie supérieure des bras ; le tissu cellulaire sous-cutané était infiltré d'une grande quantité de sérosité jaunâtre. Le tissu cellulaire intermusculaire n'offrait pas d'altération ; les muscles n'étaient pas amaigris ; la lividité du bout du nez ne s'étendait pas au-delà de la peau ; quelques points du derme étaient durs, noirs et comme racornis. Au dessous des grandes plaques livides observées sur les avant-bras et les cuisses, le tissu cellulaire offrait une couleur rouge livide, sans altération de texture.

La surface externe de la dure-mère présentait une teinte légèrement jaune. Le cerveau n'offrait rien de remarquable.

Le péricarde contenait à-peu-près quatre onces d'une sérosité limpide et un peu fauve.

Les ventricules du cœur avaient l'un et l'autre des parois assez épaisses, mais sans qu'on pût assurer qu'il y eût hypertrophie, vu la taille et la force du sujet.

Une plaque blanche peu étendue, irrégulière, et d'une texture analogue à celle des membranes formées par du tissu cellulaire condensé, adhérait intimement au péricarde sur chacun des ventricules. La portion d'aorte renfermée dans le péricarde présentait de petites tumeurs d'un gris mat, fermes, continues en grande partie les unes aux autres, s'élevant perpendiculairement à la hauteur d'une ligne au-dessus des parois du vaisseau, et paraissant simplement appliquées sur le feuillet séreux du péricarde, quoiqu'il fût difficile de les isoler sans détacher ce dernier (a). L'oreillette droite et le ventricule du même côté étaient distendus par du sang noir et coagulé. Un sang de même nature remplissait les intervalles que laissent entr'elles les colonnes charnues du ventricule gauche. La valvule mitrale était inégale et offrait trois ou quatre petites tumeurs développées dans son épaisseur, arrondies, et dont la plus grosse avait environ trois lignes de diamètre. Ces tumeurs étaient formées par un tissu dense et demi-cartilagineux. La membrane interne des artères était de couleur naturelle.

La cavité des plèvres n'existait pas ; les deux poumons adhéraient de toutes parts aux portions costale,

---

(a) Il m'a paru que ces petites tumeurs étaient des tubercules au premier degré.

médiastine et diaphragmatique de ces membranes. Cette adhérence avait lieu entre le médiastin et la face interne des poumons, au moyen d'une multitude de petits filamens cellulaires qui, lorsqu'on les détruisait, laissaient aux surfaces correspondantes de la plèvre leur poli naturel. Dans les trois quarts supérieurs de leur face externe, les poumons étaient unis à la plèvre costale par un tissu cellulaire parfaitement organisé, et condensé de manière à former sur les poumons une véritable couche membraneuse ; enfin, dans leur partie inférieure externe et dans toute leur base, ils adhéraient aux parties correspondantes au moyen d'une membrane d'un blanc grisâtre, demi-transparente, ayant à-peu-près deux lignes d'épaisseur, dense et de texture comme fibreuse.

Les poumons, détachés et mis dans l'eau, surnageaient quoique très-pesans et assez volumineux ; leur surface externe offrait une couleur livide, plus marquée postérieurement qu'antérieurement. Le tissu pulmonaire, mou et crépitant en avant dans l'étendue de deux travers de doigt pour le poumon droit et de quatre pour le gauche, devenait peu à peu beaucoup plus dur et moins crépitant à mesure qu'on l'examinait plus en arrière, de sorte que la crépitation n'existait plus dans toute l'étendue du bord postérieur des poumons, point où leur tissu avait la densité du foie et une couleur d'un rouge violet ; il se déchirait, comme ce dernier organe, en présentant une surface grenue. Des portions détachées des poumons en cet endroit ne surnageaient pas quand on les mettait dans l'eau. L'hépatisation était à-peu-près d'un tiers plus étendue dans le poumon droit que dans le gauche. Le tissu

pulmonaire, en général, laissait suinter peu de sérosité à l'incision ; il s'en écoulait plus au milieu des
poumons que vers leur bord antérieur, et surtout que
postérieurement. Sa couleur était à-peu-près la même
que celle de la face externe de ces organes, sauf des
taches noires peu étendues qu'il offrait çà et là.

La membrane interne des bronches offrait une couleur d'un brun rougeâtre ; les glandes bronchiques
étaient d'un noir d'ébène, mais molles et très-saines.
Dans une de celles du poumon droit se trouvait une
concrétion calcaire jaunâtre, enveloppée dans un
kyste mince et presque transparent.

La cavité du péritoine contenait à-peu-près une
demi-pinte de sérosité jaunâtre.

L'estomac était resserré sur lui-même ; sa membrane muqueuse, plissée et ridée, offrait une couleur
grisâtre parsemée de loin en loin de quelques points
rouges. La muqueuse de tout l'intestin grêle était,
en général, d'un gris livide ; celle des gros intestins
n'offrait rien de remarquable.

La vésicule biliaire contenait une bile noire, épaisse
et semblable à de la poix.

La rate était peu volumineuse ; son tissu, presque
semblable à celui du foie, laissait suinter peu de sang
quand on l'incisait ; en le pressant long-temps, on
finissait par le réduire en une bouillie d'un roux
foncé.

L'observation que l'on vient de lire est intéressante
non-seulement comme preuve de l'incertitude des signes de la péricardite, mais même sous le rapport
de l'étiologie et de la thérapeutique. On voit, en effet, chez ce malade, une péripneumonie médiocre

quant à l'étendue, qui, dans dix-huit jours, a fait fort peu de progrès sous ce rapport et sous celui même de l'intensité de l'inflammation, puisqu'à l'ouverture du corps la péripneumonie était par-tout au second degré, et que dans aucun point elle ne montrait encore de tendance à passer au troisième. Cependant cette affection n'a pu être dissipée par quatre saignées assez copieuses et quatre applications de sangsues ; tandis que l'on voit tous les jours des péripneumonies plus fortes et plus étendues *jugulées*, pour me servir de l'expression de Galien, par une bien moindre effusion de sang. Ce fait pourrait, s'il en était besoin, servir à prouver que la nature intime et cachée des causes morbifiques contribue souvent, comme nous l'avons dit, autant ou plus que l'espèce et l'étendue des lésions qu'elle détermine, à la gravité des maladies.

ARTICLE III.

Des Signes de la péricardite chronique.

872. Les signes de la péricardite chronique sont encore plus incertains que ceux de la péricardite aiguë. Cette incertitude tient non-seulement à la variabilité de ces signes, mais encore à la rareté plus grande de la péricardite chronique. J'ai suivi plusieurs maladies que j'ai regardées dès leur début et pendant tout leur cours comme des péricardites chroniques et qui se sont presque toutes terminées par la guérison. Deux ou trois cas, tout au plus, dans lesquels les malades ont succombé, m'ont permis de vérifier que le diagnostic était exact ; mais assez souvent j'ai trouvé le péri-

carde plein de pus et dans un véritable état d'inflammation chronique sans que rien eût pu me faire soupçonner chez ces sujets une semblable affection. Dans les cas que j'ai observés depuis trois ans, j'ai trouvé les symptômes locaux et généraux de la maladie tout-à-fait semblables à ceux de la péricardite aiguë, à un peu moins de violence près. La guérison s'est fait attendre chez plusieurs malades un an, dix-huit mois, et même deux ans. Ses progrès ont été presqu'insensibles, et du moment où elle a été parfaite, les mouvemens du cœur et les battemens du pouls sont redevenus naturels et réguliers.

CHAPITRE XVIII.

Des Epanchemens séreux dans le péricarde.

ARTICLE I er.

Caractères anatomiques de l'hydro-péricarde.

873. L'hydro-péricarde ou l'accumulation d'une quantité plus ou moins grande de sérosité dans le péricarde est un cas extrêmement commun ; mais il est très-rare que l'épanchement soit idiopathique : le plus souvent il se réduit à quelques onces ; et, d'après les circonstances qu'a présentées la maladie, on ne peut le regarder que comme un effet de l'agonie. Quelquefois même il paraît évident que l'épanchement ne s'est fait qu'au moment de la mort, ou dans les premiers instans qui l'ont suivie. Lorsqu'il existe une diathese hydropique générale, on trouve aussi quelque-

fois une certaine quantité de sérosité dans le péricarde ; et, dans ce cas, cette membrane est une de celles qui en contiennent le moins. Dans l'hydro-péricarde essentiel, au contraire, le péricarde est ordinairement la seule membrane qui contienne de la sérosité.

Cette sérosité est quelquefois incolore ; mais le plus souvent, quoique parfaitement limpide et sans aucun mélange de flocons albumineux, elle présente une teinte citrine, fauve ou même rousse ; rarement elle est sanguinolente. Sa quantité est très-variable : le plus souvent elle ne s'élève pas au-dessus d'une à deux livres ; mais on en a trouvé quelquefois une beaucoup plus grande quantité. M. Corvisart rapporte un cas dans lequel il en a trouvé huit livres (*a*).

874. Aucune altération du cœur ni de ses enveloppes n'accompagne cet épanchement. Quelques auteurs cependant rapportent avoir trouvé dans ces cas le cœur comme macéré ; mais ces observations, énoncées plutôt que décrites, peuvent être rangées au nombre des faits mal vus et plus mal exprimés encore.

875. Assez souvent, avant d'ouvrir des péricardes en partie remplis de sérosité, il m'est arrivé d'apercevoir très-distinctement une large bulle d'air partageant avec elle la cavité de cette membrane. J'ai vu de ces bulles occuper un espace égal au volume du poing. Quand elles sont très-larges, si l'on perce le péricarde avec la pointe d'un scalpel, on entend sortir l'air avec un sifflement manifeste. On trouve encore plus souvent un grand nombre de petites bulles d'air à la surface du liquide, et particulièrement sur ses bords.

(*a*) *Op. cit.*, obs. x, pag. 53.

Je crois aussi avoir rencontré quelquefois de l'air dans
le péricarde sans qu'il y eût de sérosité ; mais je n'oserais l'assurer , et, dans tous les cas, ce *pneumo-péricarde* simple est extrêmement rare, tandis que ceux
que je viens de décrire ne le sont nullement.

ARTICLE II.

Des Signes de l'hydro-péricarde.

876. Si on consulte les auteurs qui ont traité de
l'hydropisie du péricarde, on les trouve de sentimens
différens sur les signes pathognomoniques de cette
affection. Suivant Lancisi , le principal est la sensation d'un poids énorme dans la région précordiale.
Reimann et Saxonia assurent que les malades sentent
leur cœur nager dans une grande quantité d'eau. Senac a *vu* , dans les intervalles des troisième, quatrième
et cinquième côtes, *les flots du liquide épanché*.
M. Corvisart ne les a pas *vus* ; mais il a quelquefois , dit-il , distingué la fluctuation par le toucher.
A ces signes il ajoute les suivans : le malade éprouve
un sentiment de poids à la région du cœur , qui résonne moins par la percussion que dans l'état naturel.
On sent les battemens du cœur dans un cercle très-
étendu ; dans certains momens , on les sent mieux
dans un point de ce cercle que dans d'autres , et ce
point varie à chaque instant : tantôt il est à droite ,
tantôt à gauche. Ces battemens sont tumultueux et
obscurs , et semblent arriver à la main à travers un
corps mou. Le pouls est petit , fréquent et irrégulier ;
les extrémités, le tronc même , et les tégumens de la

région précordiale sont œdématiés ; le malade ne peut
se tenir un instant dans la position horizontale sans
se sentir menacé de suffocation ; il éprouve assez
fréquemment des syncopes , rarement des palpitations (a).

877. Je crois pouvoir appliquer à ces signes tout
ce que j'ai dit de ceux de la péricardite. On peut les
rencontrer réunis en plus ou moins grand nombre avec ou sans hydro-péricarde. Le cylindre aidera
sans doute , dans ces cas , à établir le diagnostic ;
mais je ne puis dire quels signes il pourra fournir ,
parce que je n'ai pas eu assez d'occasions d'observer
l'hydro-péricarde depuis que j'emploie ce moyen d'exploration. Je crois pouvoir assurer que les épanchemens peu abondans dans le péricarde (au-dessous
d'une livre, par exemple) ne donneront jamais aucun
signe ; et que probablement on ne pourra jamais reconnaître que ceux qui sont beaucoup plus considérables ; mais je pense que ceux qui passent deux ou
trois livres pourront être reconnus assez facilement.

Ces cas, au reste , et en général les hydro-péricardes essentiels , sont tellement rares , que l'on doit
peu regretter de n'avoir pas de signes plus sûrs de cette
affection. On pourrait ajouter que ce regret doit être
moindre encore d'après le peu de ressources que la
médecine offre contre cette maladie. Cependant il
ne serait peut-être pas impossible d'y remédier effica-
cement au moyen de l'opération chirurgicale ; mais
je ne pense pas qu'il fallût employer la ponction entre
les cartilages des côtes , comme l'a conseillé Senac ,

(a) Op. cit., pag. 15.

ni l'incision pratiquée deux fois par Desault entre les cartilages de la sixième et septième côte, dans des cas que l'on avait pris pour des hydro-péricardes, et qui n'étaient réellement que des hydropisies partielles de la plèvre dues à l'adhérence de la plus grande partie du poumon à cette membrane, et par là même en quelque sorte enkystées vers la partie inférieure et interne de la poitrine, seule partie où l'adhérence n'existait pas (a). Je pense que l'opération la plus utile et la moins dangereuse que l'on pût faire serait la trépanation du sternum au-dessus de l'appendice xiphoïde. Cette opération, par elle-même, ne présente presqu'aucun danger ; elle est d'une exécution facile ; et, permettant de voir et de toucher à nu le péricarde, elle offrirait l'avantage de vérifier le diagnostic avant d'ouvrir ce sac membraneux, seule partie de l'opération qui pourrait être accompagnée de quelques dangers, à raison de l'inflammation du péricarde qui pourrait s'ensuivre par l'introduction de l'air, et que peut-être même il faudrait exciter par des injections légèrement stimulantes pour obtenir la guérison de l'hydro-péricarde.

878. Je ne sais trop à quels signes on pourrait reconnaître le pneumo-péricarde si cette maladie existe quelquefois seule et sans épanchement liquide ; mais j'ai entendu d'une manière très-distincte un bruit de fluctuation déterminé par les battemens du cœur et par les inspirations fortes chez un sujet qui succombait à une péripneumonie avec hypertrophie du cœur,

(a) *Voy*. Essai sur les maladies du cœur, par J.-N. Corvisart, pag. 59 et suiv.

et à l'ouverture duquel je trouvai dans le péricarde une bulle d'air du volume d'un œuf, et environ une livre de sérosité limpide et incolore.

CHAPITRE XIX.

Des Productions accidentelles développées dans l'épaisseur des parois du péricarde.

879. Des productions accidentelles de diverse nature se développent quelquefois entre le feuillet fibreux du péricarde et la plèvre, entre le même feuillet et la membrane séreuse du péricarde, ou entre cette dernière et le cœur. On trouve, dans le *Sepulchretum* de Bonet et dans les autres recueils d'observations anatomiques, des cas qui paraissent être des exemples de tubercules, de tumeurs cancéreuses ou de kystes développés dans les lieux dont je viens de parler. Mais le peu d'attention que l'on avait donnée avant Bichat aux caractères distinctifs des diverses espèces de membranes, et la confusion que l'on faisait de presque toutes les productions accidentelles sous les noms vagues et mal définis de *squirrhes*, de *carcinômes*, d'*athérômes*, etc., font qu'il est impossible, dans la plupart de ces observations, de reconnaître exactement et la nature des tumeurs et le lieu même qu'elles occupaient.

880. J'ai parlé précédemment des productions graisseuses en forme de crêtes de coq qui se développent quelquefois entre la plèvre et le feuillet fibreux du péricarde.

881. J'ai trouvé deux ou trois fois des tubercules

dans le même lieu chez des sujets qui en avaient d'ailleurs une grande quantité dans les poumons et dans divers autres organes. J'ai vu aussi un tubercule développé entre l'origine de l'artère pulmonaire et le feuillet de la membrane séreuse du péricarde qui la recouvre.

882. Je n'ai rencontré qu'une seule fois une ossification accidentelle développée entre les feuillets du péricarde; mais elle était très-remarquable sous le rapport de son étendue et des effets qui en étaient résultés. Je l'avais communiquée à M. Corvisart peu de temps après la publication de la première édition de son *Essai sur les maladies du cœur*. Comme il n'en a point fait usage dans les suivantes, je crois pouvoir la rapporter ici.

OBS. XLIX. *Incrustation osseuse développée entre les feuillets fibreux et séreux du péricarde.* — Philibert Lefebvre, âgé de soixante-cinq ans, autrefois domestique dans une maison opulente, était depuis la révolution réduit à travailler à la terre comme journalier. Cet homme, doué d'une assez forte constitution, d'un tempérament sanguin lymphatique, avait eu beaucoup d'embonpoint; il en avait peu lors de son entrée à l'hôpital.

Il avait fait dans sa jeunesse beaucoup d'excès vénériens, et il avait eu deux gonorrhées. Il avait été également adonné aux liqueurs spiritueuses, et très-souvent il buvait chaque jour deux bouteilles de vin : quelquefois même il prenait en outre de l'eau-de-vie. Il avait éprouvé à diverses reprises de vifs chagrins et la privation des choses de première nécessité.

Cependant il avait toujours joui d'une bonne santé jusqu'à l'âge de cinquante ans. A cette époque, il éprouva *une fluxion de poitrine avec point de côté.* Ces accidens ne durèrent guère que dix ou douze jours ; mais ils laissèrent après eux du malaise et de la faiblesse. Les jambes et surtout les cuisses enflèrent beaucoup. Au bout de deux mois l'œdème disparut totalement ; mais depuis cette époque, le malade eut à peine quelques intervalles de santé. Il ne pouvait plus faire le moindre exercice sans être essoufflé. Il éprouvait une grande oppression toutes les fois qu'il montait un escalier. Souvent ses jambes se gonflaient pendant le jour et désenflaient la nuit. Son ventre était de temps à autre tendu et volumineux. La nuit il éprouvait des réveils en sursaut et des étouffemens, surtout lorsque la tête était très-basse. Ces derniers accidens étaient moins marqués depuis deux mois lors de l'entrée du malade à l'hôpital. Du reste, il dormait bien et avait bon appétit. Vers la fin du printemps de l'année 1803, le ventre devint très-tendu et ne désenfla plus.

Le malade se détermina alors à entrer à l'hôpital de la Charité. Observé le 20 juillet, il présenta les symptômes suivans : face bouffie, colorée, vergetée, un peu livide ; lèvres gonflées, violettes ; langue un peu blanche, respiration oppressée, peau un peu chaude et même d'une chaleur un peu mordicante ; ventre tendu, fluctuation manifeste, cuisses et jambes enflées, conservant l'empreinte du doigt ; il y avait quelques varices aux jambes et aux cuisses, mais en petit nombre. La peau des jambes était rude, raboteuse, couverte d'écailles formées par l'épiderme et aussi larges que les éminences raboteuses qu'elles re-couvraient. Cet état était moins marqué postérieure-ment qu'antérieurement : il n'existait que depuis l'in-vasion de l'œdème. Les extrémités supérieures et le thorax ne participaient point à l'infiltration.

Les battemens du cœur étaient inégaux, irréguliers, très-marqués, quoiqu'ils ne se fissent sentir que dans une assez petite étendue. Le pouls était faible, petit, mou, inégal, intermittent et irrégulier. Le malade ne toussait pas, mais il crachait abondamment. Le tho-rax résonnait assez bien en haut et très-mal en bas.

Le malade pouvait se coucher de toutes les ma-nières. Il dormait bien, même en ayant la tête peu élevée. Il n'avait point de réveils en sursaut. La dyspnée était moins intense depuis que l'ascite et l'anasarque étaient devenues très-marquées ; l'appétit était bon ; il n'y avait ni soif ni céphalalgie ; les selles étaient na-turelles ; les urines, peu abondantes, rougeâtres, dé-posaient un sédiment blanchâtre et floconneux.

Pendant le séjour du malade à l'hôpital, l'hydropi-sie et les étouffemens prirent de l'intensité. En exami-nant attentivement les battemens du cœur, on remar-quait qu'après deux ou trois battemens très-rappro-chés, il y avait un intervalle de quelques secondes avant les battemens suivans. Le pouls offrait le même caractère ; le sommeil disparut ; les selles devinrent rares et furent alternativement très-dures ou li-quides.

La respiration était par intervalles sifflante ou plain-tive. Dans ce dernier cas, l'inspiration était partagée en deux temps, comme dans les soupirs, et accom-pagnée d'une légère secousse dans tout le tronc. Le

bas-ventre était douloureux vers les flancs et les hy-
pochondres, et quelquefois dans l'hypogastre.

Le malade conservait toujours l'espoir de guérir. Il
mourut le 27 août.

*Ouverture du corps faite vingt-quatre heures après
la mort.* — Le cadavre offrait encore des muscles volumineux ; le thorax était large ; les veines des membres
supérieurs étaient gorgées de sang ; la main droite
offrait dans presque toute son étendue une teinte
d'un violet noirâtre ; il y avait au bras quelques taches d'un violet moins foncé. La peau, incisée sur la
main, laissa couler une grande quantité de sang ;
tout son tissu en paraissait imbibé.

Le cerveau était sain, un peu mou et humide ; il
y avait une demi-once de sérosité dans chacun des
ventricules latéraux ; les autres ventricules et l'arachnoïde extérieure en contenaient également. La glande
pinéale offrait à sa partie inférieure, un peu au-dessus
de la commissure postérieure, une rangée de petites
granulations jaunâtres, dont les unes avaient la dureté
d'un os, tandis que les autres étaient plus molles qu'un
cartilage : toutes étaient transparentes et jaunâtres.
Les sinus de la dure-mère et les veines de la pie-
mère étaient gorgés de sang.

La membrane interne des voies aériennes offrait
dans le larynx et dans les bronches une teinte rouge
marquée, mais peu intense ; les poumons, assez gorgés de sang vers leurs parties postérieures, étaient
d'ailleurs amples, crépitans et sains ; le poumon droit
adhérait, dans presque toute son étendue, aux parties voisines par de larges et fortes lames cellulaires ;
le gauche présentait seulement quelques adhérences

II.   26

cellulaires assez lâches ; les artères et les veines pulmonaires étaient gorgées d'un sang noir et liquide.

Le cœur, d'un volume plus considérable que dans l'état naturel, adhérait de toutes parts au péricarde par un tissu cellulaire très-serré. En portant la main sur cet organe, il semblait au premier abord qu'il était enfermé dans une boîte osseuse située au-dessous du feuillet fibreux du péricarde ; mais, en disséquant avec soin, je trouvai que cette sorte de boîte n'était pas complète ; il y avait seulement tout autour de la base des ventricules une bande en partie osseuse et en partie cartilagineuse, inégalement épaisse, aplatie et un peu raboteuse à sa surface. Cette bande, large d'un à deux travers de doigt, pénétrait par une espèce de saillie dans la scissure qui sépare les ventricules des oreillettes, et jetait le long de chacun des deux bords de la cloison des ventricules un prolongement triangulaire presqu'entièrement cartilagineux, large de deux travers de doigt à la partie supérieure, et finissant en angle à quelque distance de la pointe du cœur. Cette plaque osséo-cartilagineuse était développée entre le feuillet fibreux du péricarde et la membrane séreuse qui le tapisse intérieurement ; car on pouvait assez facilement séparer par la dissection cette incrustation du cœur, qui restait recouvert par le feuillet séreux du péricarde qui le revêt, et d'un autre côté le cœur et la surface interne de l'incrustation restaient également recouverts par les débris du tissu cellulaire accidentel qui formait l'adhérence dont nous avons parlé plus haut.

Les oreillettes étaient plus volumineuses que les ventricules ; chacune d'elles eût pu contenir un gros œuf. Les cavités droites étaient remplies d'un sang très-liquide et d'un rouge brunâtre foncé. Les cavités gauches me parurent avoir été dans le même état, quoiqu'elles fussent vides lorsque je les examinai, le sang s'étant probablement écoulé au moment de l'enlèvement des poumons.

Les orifices de communication des oreillettes avec les ventricules étaient un peu grands; mais ils ne l'étaient cependant pas autant qu'on eût pu s'y attendre d'après l'ampleur des oreillettes. Les valvules étaient saines et pouvaient fermer exactement ces orifices. Un des feuillets de la valvule mitrale présentait dans son épaisseur une ossification du volume et à-peu-près de la forme d'une fève de haricot. Les ventricules, à-peu-près d'égale capacité entre eux, ne s'écartaient pas d'une proportion médiocre, sous le rapport de leur ampleur et sous celui de l'épaisseur de leurs parois.

Les organes abdominaux étaient sains.

Je pense que, dans un cas de cette nature, si l'ossification se fût étendue jusqu'à la pointe du ventricule gauche, le bruit du cœur eût pu être entendu à l'oreille nue.

CHAPITRE XX.

Des Anévrysmes de l'aorte.

ARTICLE I.

Caractères anatomiques des Anévrysmes de l'aorte.

883. On entend par *anévrysme* la dilatation d'une artère, ou sa communication, au moyen d'une ouverture plus ou moins large, avec une sorte de sac formé ordinairement aux dépens de sa tunique externe, et quelquefois en partie aux dépens des organes environnans. Le premier cas constitue ce que les chirurgiens appellent *anévrysme vrai;* le second est désigné par eux sous le nom d'*anévrysme faux consécutif.* Cette ancienne distinction me paraît bonne parce qu'elle est fondée sur des circonstances anatomiques réellement différentes; et je crois, en conséquence, devoir la conserver malgré les objections qu'ont faites à cet égard quelques auteurs de notre temps.

884. L'anévrysme vrai de l'aorte est assez commun, surtout dans la portion ascendante et la crosse de cette artère; il est rare que la dilatation soit portée au point d'occasioner des accidens d'une nature grave; le plus souvent elle s'étend depuis l'origine de l'aorte jusqu'au commencement de l'aorte descendante; et le point le plus dilaté, qui est ordinairement le milieu de cet espace, présente seulement un diamètre de deux à trois travers de doigt. La convexité de la courbure et la partie antérieure de l'artère paraissent,

dans ces cas , avoir prêté à la dilatation beaucoup
plus que ses parois postérieure et interne. Lorsque
la dilatation a lieu dans un point quelconque de l'aorte
descendante , elle se présente sous l'aspect d'une tumeur ovoïde ou fusiforme , ses parties supérieure et
inférieure offrant une dilatation progressivement
moindre à mesure qu'elles se rapprochent des portions saines de l'artère. Il n'est pas rare de trouver
plusieurs dilatations semblables sur la même aorte.
Dans ce cas encore, la paroi postérieure interne correspondant à la colonne vertébrale paraît avoir moins
prêté que les autres. Quand la dilatation a lieu à la
hauteur du tronc de la cœliaque ou à celle de l'artère innominée , l'origine ou la totalité de ces vaisseaux participe évidemment à la dilatation. L'artère sous-clavière gauche, au contraire, conserve presque toujours
son calibre naturel , même dans les anévrysmes les
plus considérables de la crosse aortique , sans doute
à raison de l'angle aigu sous lequel elle s'y unit.

Quelquefois la dilatation paraît s'étendre à toute
la longueur de l'aorte : il n'est pas rare de trouver, surtout parmi les vieillards , des sujets d'une
taille ordinaire chez lesquels l'aorte présente , depuis la crosse jusqu'à la division des artères iliaques
primitives , un diamètre de deux travers de doigt ,
ce qui est le double de l'état naturel. L'aorte ascendante et la crosse sont encore un peu plus dilatées
dans ces cas. L'aorte n'est pas la seule artère qui
puisse présenter cette espèce de dilatation générale du
tube artériel. On la remarque assez souvent dans
l'artère carotide , à l'endroit où elle sort de l'os temporal pour se porter sur la selle turcique du sphé-

noïde. M.' Dourlen a inséré dans le Journal de Médecine (*a*) l'observation d'une dilatation énorme de l'artère émulgente et de ses principales divisions.

MM. Pelletan et Dupuytren ont trouvé l'artère temporale prodigieusement dilatée jusque dans ses plus petites ramifications, et offrant d'espace en espace des renflemens plus considérables (*b*).

885. La dilatation de l'aorte, telle que je viens de la décrire, est un état pathologique assez commun, et il est même remarquable qu'elle ne prenne pas plus souvent un accroissement tel qu'il vienne à occasioner des accidens graves et à constituer ce que l'on appelle communément un *anévrysme vrai de l'aorte;* car on ne donne guère ce nom qu'aux dilatations un peu volumineuses, à celles qui approchent du volume du poing, par exemple. Les dilatations moindres, et surtout la dilatation générale de l'aorte, n'ont guère fixé jusqu'ici l'attention des anatomistes. Les anévrysmes vrais les plus volumineux de l'aorte sont ceux de sa crosse et de sa portion ascendante. M. Corvisart en a vu un qui offrait le double du volume du cœur (*c*); j'en ai vu d'aussi gros que la tête d'un fœtus à terme. Quand l'anévrysme vrai acquiert un certain volume, il arrive souvent que quelque point de la surface interne de la partie dilatée se rompt, et qu'il se forme en ce point un anévrysme faux con-

(*a*) Journal de Médecine, par MM. Corvisart, Leroux et Boyer, tom. VII, pag. 255.

(*b*) CRUVEILHIER, Essai sur l'Anat. patholog. *Paris*, 1816, tom. II, pag. 60.

(*c*) *Op. cit.*, pag. 356.

sécutif, qui surmonte en quelque sorte l'anévrysme vrai et augmente son volume.

886. L'anévrysme vrai de l'aorte borné à sa partie ascendante ou existant dans toute l'étendue de cette artère, est ordinairement accompagné d'une altération particulière de sa membrane interne : on y remarque de petits points d'un rouge vif, de légères gerçures et un grand nombre de petites incrustations osseuses que l'on regarde communément comme situées dans son épaisseur, mais qui sont réellement placées entre elles et la tunique fibrineuse de l'artère. Quelquefois la membrane interne se rompt le long d'un des bords de ces incrustations, qui alors se détachent un peu des parois de l'artère et y forment des rugosités notables.

887. L'anévrysme faux consécutif est une tumeur appliquée le long d'une artère et communiquant avec elle par une ouverture plus ou moins étroite. L'anévrysme faux consécutif de l'aorte est plus rare que la simple dilatation de cette artère ; mais il est beaucoup plus commun que cette dilatation portée au point de constituer ce qu'on appelle communément un *anévrysme*.

888. Le sac anévrysmal, dans l'anévrysme faux, présente une épaisseur beaucoup plus inégale que dans l'anévrysme vrai : formé principalement par la tunique celluleuse de l'artère, il est renforcé dans divers points par un tissu cellulaire abondant, par divers organes plus ou moins solides, par la plèvre ou le péritoine, tandis que dans d'autres il est tellement mince qu'il présente à peine l'épaisseur d'une feuille de papier. On n'y distingue aucune trace de la tu-

nique fibrineuse de l'artère : sa surface interne est extrêmement rugueuse et inégale.

889. L'anévrysme faux consécutif se développe le plus souvent dans la portion descendante de l'aorte, comme l'anévrysme vrai dans sa portion ascendante. Je n'ai même guère vu d'autres anévrysmes faux de l'aorte ascendante ou de la crosse que ceux dont j'ai parlé plus haut, et qui sont, pour ainsi dire, surajoutés à un anévrysme vrai. Dans l'aorte descendante, au contraire, le calibre de l'artère n'est souvent nullement augmenté dans le point où existe la tumeur anévrysmale.

890. On conçoit assez facilement le développement de l'anévrysme vrai ou la dilatation simple d'une artère. L'impulsion trop forte du sang sur un tube qu'on peut supposer avoir été affaibli antérieurement dans le point affecté en fournit une explication assez plausible et qui est généralement adoptée. On explique de la même manière cette sorte de disposition anévrysmatique générale que présentent quelques sujets chez lesquels on a trouvé jusqu'à huit ou dix anévrysmes de différentes artères : mais la formation des anévrysmes faux consécutifs est moins facile à comprendre et a donné lieu à beaucoup de controverse.

Quelques chirurgiens, frappés sans doute par l'aspect lisse de l'ouverture par laquelle la tumeur anévrysmale communique avec l'artère, ont pensé que, dans ces cas, la membrane interne faisait hernie à travers une rupture de la tunique fibrineuse, et tapissait, en prenant une extension graduelle, toute la surface interne du sac anévrysmal, dont la partie externe est formée par la tunique celluleuse de l'artère. MM. les professeurs Dubois et Dupuytren paraissent avoir adopté cette opinion, et ont présenté à la Société de la Faculté de Médecine des pièces anatomiques qui prouvent au moins que, dans certains cas, la membrane interne se réfléchit sur l'ouverture de communication, pénètre dans l'intérieur du sac anévrysmal et en tapisse la surface interne jusqu'à une certaine distance de l'ouverture de communication.

On ne peut nier que, dans un très-petit anévrysme, les choses ne puissent arriver ainsi. Haller avait déjà remarqué que quelquefois la membrane moyenne de l'artère se rompt et laisse passer en s'écartant la membrane interne, qui forme alors une sorte de hernie; ce cas, désigné d'abord sous les noms d'*anevrysma herniosum, anevrysma herniam arteriæ sistens*, l'a été depuis sous le nom d'*anévrysme mixte*. Mais je crois qu'il faut que la tumeur soit bien petite pour que la membrane interne la tapisse complètement. Chez un sujet dont l'aorte présentait deux anévrysmes, l'un du volume d'une noix, l'autre gros seulement comme une aveline, je n'ai pu suivre la membrane interne que jusqu'à une distance d'un pouce à trois lignes pour le plus grand, et de deux à trois lignes pour le plus petit. Dans l'un et dans l'autre, il était évident que la plus grande partie du sac anévrysmal était formée par la membrane celluleuse seulement.

891. M. Scarpa, au contraire, dans l'excellent ouvrage qu'il a publié sur les anévrysmes (*a*), avance qu'il n'y a point d'anévrysmes sans rupture des tu-

---

(*a*) Réflexions et observations anatomico-chirurgicales sur l'Anévrysme, par Scarpa, etc., trad. par Delpech. *Paris*, 1801.

niques interne et moyenne, et que le sac anévrysmal est formé uniquement par la tunique celluleuse (a). Il porte sans doute trop loin cette assertion, puisqu'il va jusqu'à dire que l'anévrysme vrai des auteurs n'existe pas, que la dilatation de l'aorte près du cœur ne constitue pas un anévrysme, et que cette dilatation n'est jamais commune au reste de l'artère (b).

Nous avons exposé ci-dessus des faits contraires à cette dernière opinion, et l'on en trouve plusieurs autres dans l'ouvrage de M. Corvisart. Une semblable opinion n'a pu même être soutenue par un homme de ce mérite que parce que, plus habituellement occupé de l'étude des maladies chirurgicales que de celles des lésions internes, il n'a pas eu sans doute beaucoup d'occasions d'observer les anévrysmes de l'aorte; mais en bornant la proposition de l'illustre chirurgien de Pavie aux anévrysmes faux consécutifs, elle devient incomparablement plus facile à soutenir que l'opinion également exclusive qui paraît dominer aujourd'hui dans l'école de Paris, et qui est celle que nous avons exposée ci-dessus (§ 890). L'observation suivante prouvera d'une manière incontestable la possibilité de la formation d'un anévrysme par la rupture des membranes interne et fibrineuse de l'artère. Elle présentera d'ailleurs un exemple unique jusqu'ici de la dissection presque complète

_____

(a) Réflexions et observations anatomico-chirurgicales sur l'Anévrysme, par Scarpa, etc., trad. par Delpech. *Paris*, 1801, pag. 72, § 3.

(b) *Ibid.*, pag. 142, § 37.

de la tunique celluleuse de l'aorte, et dans la plus grande partie de l'étendue de cette artère, par le sang infiltré entre elle et la tunique fibrineuse (a).

OBS. L. *Anévrysme* disséquant *de l'aorte chez un sujet attaqué d'hypertrophie simple du ventricule droit.* — Jean Millet, mercier, âgé de soixante-sept ans, d'une assez haute taille, d'un teint pâle et un peu blafard, entra à l'hôpital Necker le 22 avril 1817. Il avait, disait-il, beaucoup maigri depuis peu de temps; il éprouvait une céphalalgie frontale assez intense; il avait la langue chargée, et présentait, en général, les symptômes d'un embarras gastrique sans fièvre. Il parlait très-peu, et l'expression de ses traits annonçait une sorte de stupidité et d'insouciance qui paraissaient tenir à sa maladie.

D'après ces symptômes, on porta le diagnostic suivant : *Embarras gastrique chez un homme menacé d'apoplexie.* Le pouls était dans l'état naturel, la respiration parfaitement libre, et rien ne faisait soupçonner que cet homme eût une maladie du cœur.

Au bout de quelques jours et après l'emploi des évacuans, les symptômes d'embarras gastrique disparurent entièrement, l'appétit revint, et Millet ne présentait plus d'autres signes d'altération dans sa santé que l'expression de stupidité des traits de la face et une sorte de lenteur et de paresse assez marquée dans

_____

(a) Cette observation a été présentée l'année dernière à la Société de la Faculté de Médecine par mon cousin M. Ambroise Laennec, actuellement docteur en médecine à Nantes, qui l'avait recueillie.

les mouvemens. Il ne se plaignait jamais, et pendant son séjour à l'hôpital, rien n'a pu faire soupçonner qu'il éprouvât des palpitations, de la dyspnée, des rétentions d'urine ou des douleurs de la vessie, symptômes qui ont cependant dû exister, au moins par momens, d'après ce que l'on verra dans l'autopsie. Cet homme, enfin, était plutôt considéré comme infirme que comme malade, et il était sur le point de sortir de l'hôpital, lorsque, le 20 mai, à la visite, on le trouva dans un état assez difficile à décrire, et plutôt spasmodique que comateux.

Il était immobile dans son lit; mais il pouvait cependant remuer également à volonté tous les membres : l'action musculaire avait seulement moins d'énergie que les jours précédens. Lorsqu'on levait un bras, le malade semblait l'oublier quelques instans dans cette position, et le retirait ensuite, ou même le laissait retomber. Il se plaignait de vertiges plus marqués que les jours précédens. La face, qui auparavant était pâle, était devenue assez rouge; les lèvres, jusqu'alors décolorées, étaient bleuâtres; le pouls était naturel; la respiration grande et un peu lente; les fonctions intellectuelles n'étaient pas sensiblement plus altérées que les jours précédens : seulement le malade mettait plus de temps à répondre aux questions qui lui étaient adressées. (Saignée d'une palette et demie; vésicatoire à la nuque; le lendemain, un vomitif.)

Les jours suivans, même état. (Applications réitérées des sinapismes; infusion d'arnica émétisée.)

Le 22 mai, les symptômes étaient toujours les mêmes, sans augmentation ni diminution. La face était toujours rouge, la peau moite, le pouls tout-à-fait naturel, soit sous le rapport de la fréquence, soit sous ceux du développement et du rhythme; l'inspiration profonde et accompagnée d'un grand développement des parois thoraciques; le malade restait toujours couché sur le côté droit et revenait à cette position lorsqu'on le retournait dans son lit. (Potion antispasmodique avec quinze gouttes d'huile de girofle saturée de phosphore.)

Le 23 mai, il y avait un léger trismus. M. Laennec pensa que l'on ne trouverait à l'ouverture du cadavre ni épanchement sanguin ni ramollissement de la substance cérébrale, mais plutôt une exhalation séreuse générale à la surface du cerveau et dans les cavités tapissées par l'arachnoïde.

Le 24 mai, même état. Les pupilles n'étaient pas notablement dilatées. Les deux bras étaient devenus insensibles depuis la veille, mais pouvaient se mouvoir encore.

Le malade expira dans la nuit (a).

Ouverture faite trente-six heures après la mort.— Pâleur et amaigrissement général. Le tissu cellulaire de la pie-mère était infiltré d'une sérosité gélatiniforme, mais très-liquide, parfaitement transparente, qui remplissait par-tout les intervalles des circonvolutions cérébrales. Les ventricules latéraux contenaient chacun une demi-once d'une sérosité très-légèrement

---

(a) Ce malade n'ayant présenté aucun signe de lésion des organes de la respiration et de la circulation, sa poitrine n'avait point été explorée. Ce fait, et quelques autres analogues, m'ont fait prendre l'habitude d'examiner les battemens du cœur chez tous les malades.

trouble, ou qui au moins n'était pas d'une limpidité parfaite. Les troisième et quatrième ventricules en étaient également pleins. La substance cérébrale, extraordinairement ferme, laissait suinter à l'incision un assez grand nombre de gouttelettes de sang. Les circonvolutions cérébrales, à la face inférieure des lobes postérieurs du cerveau, offraient beaucoup plus d'aplatissement que dans l'état naturel; par-tout ailleurs elles étaient médiocrement déprimées plutôt qu'aplaties. La substance du cervelet était beaucoup moins ferme que celle du cerveau, qui faisait plier la lame d'une lancette quand on cherchait à en soulever des couches d'une ligne d'épaisseur. Il y avait en tout environ une demi-once de sérosité dans la cavité de l'arachnoïde extérieure et à la base du crâne; l'arachnoïde rachidienne paraissait en contenir proportionnellement davantage, car il en coula au moins autant du canal rachidien, quoique, d'après la position du sujet, elle ne pût venir que de la portion cervicale du canal.

Le cœur surpassait en volume les deux poings du sujet. Le ventricule droit était petit, avait des parois assez minces, et avait l'air d'être pratiqué dans l'épaisseur des parois du gauche. Sa cavité était remplie de concrétions polypiformes d'une consistance très-ferme, et intriquées dans ses colonnes charnues; le ventricule gauche présentait une cavité capable tout au plus de loger une amande revêtue de son péricarpe; ses parois avaient un pouce et demi dans leur plus grande épaisseur et un pouce dans les endroits plus minces, excepté vers la pointe du cœur, où elles avaient tout au plus une épaisseur de deux

lignes. L'une des sigmoïdes aortiques présentait trois
ou quatre petites excroissances analogues aux poireaux vénériens, de consistance charnue et très-adhé-
rentes à la valvule.

La crosse de l'aorte, dilatée de manière à pouvoir
contenir une pomme de moyen volume, était in-
crustée de quelques plaques osseuses. L'aorte descendante, à environ deux pouces de son origine, présentait intérieurement une fente transversale, occupant les deux tiers de son contour cylindrique, et
intéressant seulement ses membranes interne et fibrineuse. Les bords de cette division étaient amincis,
inégaux et comme déchirés par endroits. La membrane celluleuse était saine et décollée de la fibrineuse
depuis cette fente jusqu'à l'origine des iliaques primitives, de manière qu'au premier coup-d'œil on aurait pu croire que la cavité de l'aorte était divisée par
une cloison médiane. Le décollement n'était pas complet, et n'occupait que les deux tiers ou la moitié
de la surface du cylindre artériel, et tournait par
endroits autour de ce cylindre ; il occupait cependant principalement sa partie postérieure ; il s'étendait de quelques lignes sur le tronc cœliaque et les
iliaques primitives, et y était complet ; en haut il remontait jusqu'à la courbure de la crosse de l'aorte.
Ce décollement formait une sorte de sac oblong, dont
les parois offraient une teinte d'un rouge violet et
très-intense, qui ne s'enlevait pas avec le scalpel. Par
endroits, cette teinte n'existait pas ou était moins
foncée ; et dans quelques points, des plaques d'un tissu
analogue à celui des fibro-cartilages (rudimens des
incrustations osseuses), enfoncées dans la tunique fibri-

neuse, contrastaient par leur blancheur avec la rougeur foncée des parois du sac auquel elles adhéraient.

Ce sac était traversé dans plusieurs endroits par les
artères intercostales et médiastines ; il était rempli de
caillots de sang et de concrétions fibrineuses polypiformes, presque toutes ayant une couleur grise violacée, peu de demi-transparence, et une consistance
très-ferme. A l'une des extrémités de la fente résul-
tant de la déchirure des membranes interne et fibrineuse, on remarquait que l'une des lèvres de la division, plus déprimée que la lèvre opposée, avait contracté une nouvelle adhérence, dans l'étendue de quelques lignes, avec la tunique celluleuse, par des lames
et des filamens rougeâtres, courts, et d'une consistance très-fermé ; ils étaient évidemment formés par
des concrétions fibrineuses. Cette disposition présentait tout-à-fait l'aspect d'un commencement de cicatrisation.

La tunique celluleuse était parfaitement saine, au
décollement près, dans toute l'étendue de l'aorte, et
particulièrement vis-à-vis de la fente transversale décrite ci-dessus. Ses petits vaisseaux (*vasa vasorum*),
injectés jusque dans leurs dernières ramifications, lui
donnaient une couleur d'un gris violacé.

Les poumons étaient amples, crépitans, et contenaient un grand nombre de taches formées par la
matière noire pulmonaire. Le droit était plus gorgé
de sang que le gauche.

Les intestins étaient légèrement distendus par des
gaz ; la membrane muqueuse de l'estomac présentait
une couleur rosée. Vers le pylore, on voyait quelques taches semblables à des ecchymoses, situées au

milieu d'une partie de la muqueuse, dont la teinte était grise.

L'intestin grêle était par endroits d'une couleur grise violette, tant extérieurement qu'intérieurement. Cette couleur était surtout marquée vers la terminaison de l'iléon, lieu où se trouvait un ascaride lombricoïde; mais elle n'existait pas dans d'autres endroits où se trouvaient d'autres vers de même espèce. Elle était due à l'injection des petits vaisseaux sous – muqueux et sous-péritonéaux. Il n'existait ni gonflement ni aucune autre altération dans les membranes intestinales.

Le cœcum offrait quelques légères rougeurs vers la valvule iléo-cœcale; ces rougeurs ne s'étendaient pas au-delà de la membrane muqueuse.

La rate, ayant trois pouces de long sur deux de large, laissait suinter un suc trouble lorsqu'on la raclait avec le scalpel.

Le rein gauche avait des calices très – dilatés, un bassinet très-vaste; sa substance était pâle, et n'avait pas plus de trois à quatre lignes d'épaisseur. L'uretère avait le volume du doigt annulaire du sujet.

Le rein droit offrait une disposition analogue à celle du rein gauche; ses calices étaient seulement un peu moins dilatés. L'uretère avait acquis la grosseur du pouce du sujet.

La vessie contenait environ une chopine d'urine; malgré sa distension, sa membrane musculaire avait au moins une épaisseur de deux lignes. On trouva dans la vessie un calcul de la grosseur d'une noix, lisse et blanchâtre à sa surface. Ce calcul était situé au-dessous d'une éminence formée par la prostate, qui était très-volumineuse et faisait une saillie assez

II.

marquée dans l'intérieur de la vessie. En l'incisant, on distinguait dans son tissu de petites tumeurs d'un blanc jaunâtre, de grosseur variable, et divisées en lobules ; elles avaient l'aspect graisseux, sans néanmoins graisser nullement le scalpel : une de ces tumeurs offrait au centre un point d'un jaune verdâtre, qui laissait suinter, par la pression et sous forme de vermisseaux, une matière dense, de consistance de pus très-épais et d'un jaune vert. Le tissu de ces tumeurs fournissait d'ailleurs par la pression une assez grande quantité d'un fluide lactescent.

892. Je ne crois pas pouvoir conclure autre chose du fait que l'on vient de lire, sinon que l'anévrysme faux consécutif de l'aorte peut, dans certains cas, se former par la rupture des tuniques interne et fibreuse de l'artère ; mais je ne crois pas pour cela pouvoir nier, avec M. Scarpa, la possibilité de la formation de l'anévrysme par hernie de la membrane interne dont il a été parlé ci-dessus (§ 890). Il me paraît seulement difficile que cette membrane, vu sa ténuité et sa texture cassante, puisse long-temps prêter à l'extension ; il est plus que probable que, quand elle a été distendue jusqu'à un certain point, elle se rompt, et qu'elle ne peut dans aucun cas tapisser d'autre partie du sac anévrysmal que le voisinage de l'ouverture de communication : au moins n'ai-je jamais pu la retrouver plus loin dans aucun des anévrysmes que j'ai disséqués. Je pense, au reste, que ce mode de formation de l'anévrysme faux consécutif est incomparablement plus rare que la rupture simultanée des tuniques interne et fibrineuse ; car, d'après l'examen attentif de tous les anévrysmes que j'ai eu occasion de

voir, il me paraît constant que les causes les plus communes de l'anévrysme faux consécutif sont; 1° les incrustations osseuses des artères et l'espèce de soulèvement de ces incrustations décrit ci-dessus (§ 886); 2° les gerçures et les petites ulcérations de la membrane interne (*ibid.*); 3° enfin des tubercules ou de petits abcès développés dans l'épaisseur de la membrane fibrineuse et qui se font jour dans l'intérieur de l'aorte : cette dernière cause est la plus rare; mais j'en ai vu des exemples. Cette opinion me paraît d'autant mieux fondée que mes observations à cet égard se rencontrent tout-à-fait avec celles de M. Scarpa. Les *dégénérations stéatomateuses, ulcéreuses, fongueuses et squameuses* de la tunique interne des artères sont, suivant lui, la cause la plus commune de la rupture de la tunique propre de l'aorte, et par conséquent de l'anévrysme (*a*); et il appuie son opinion d'un grand nombre de faits empruntés à plusieurs observateurs.

893. Peut-être n'est-il pas impossible que dans quelques cas l'anévrysme dit *faux consécutif* se développe par suite d'une dilatation locale et très-bornée de toutes les tuniques artérielles. Au mois de décembre 1806, j'ai trouvé, chez un homme mort presque subitement, à la suite de vives douleurs dans la poitrine, un anévrysme vrai de l'aorte ascendante, du volume de la tête d'un fœtus à terme, et un second du volume d'une grosse noix ou d'un petit œuf, situé à la partie antérieure de l'aorte descendante, immédiatement au-dessus de l'origine du tronc cœliaque. Ce dernier présentait tous les caractères de l'ané-

(*a*) *Op. cit.*, § 20, 21, 22.

vrysme faux consécutif ; il formait une tumeur distincte de l'artère, et ne communiquait avec elle que par une ouverture de la grandeur d'une amande ; le calibre de l'artère n'était d'ailleurs nullement dilaté dans ce point. En disséquant avec soin le sac anévrysmal, qui était plein de caillots fibrineux, je retrouvai par-tout dans ses parois les trois tuniques artérielles.

894. M. Corvisart a émis sur le mode de développement de l'anévrysme faux consécutif une opinion remarquable en ce qu'elle s'éloigne totalement des précédentes. Elle est fondée sur deux faits qui se sont présentés à lui. Dans celui de ces cas qu'il a examinés avec le plus de soin, il trouva une tumeur de la grosseur d'une noix à la partie antérieure de la courbure de l'aorte. Cette tumeur était formée par un kyste fibreux dont les parois avaient environ deux lignes d'épaisseur et qui « renfermait une substance » moins consistante que du suif, et d'une couleur » rouge foncée assez semblable aux caillots de sang » anciennement formés qui adhèrent à l'intérieur des » parois des poches anévrysmales.... Les couches externes de l'aorte, à l'endroit correspondant à la ca- » vité du kyste, étaient détruites, et l'épaisseur des pa- » rois des vaisseaux était, dans ce lieu seulement, in- » finiment moins considérable que sur tout autre » point ». La couleur de la matière contenue dans le kyste fit penser à M. Corvisart qu'il communiquait avec la cavité de l'aorte : mais il ne put apercevoir aucune ouverture de communication ; il vit seulement une « tache grisâtre, livide, qui répondait à la base » même du kyste ». Une tumeur tout-à-fait semblable, mais un peu moins volumineuse, adhérait à l'aorte

au-dessus du tronc cœliaque (a). Dans le second cas, simplement indiqué par M. Corvisart, on voyait sur l'aorte ventrale *deux* ou *trois* tumeurs tout-à-fait semblables aux précédentes ; les artères iliaques primitives en présentaient aussi chacune *une* ou *deux* (b).

D'après ces faits, M. Corvisart pense que, si le malade eût vécu plus long-temps, les tumeurs auraient tout-à-fait usé les parois de l'artère, et qu'alors « le sang aurait pu passer plus librement » dans la cavité de ce kyste subitement transformé » en tumeur sanguine qui serait devenue plus vo-» lumineuse à mesure que le sang aurait opéré la di-» latation de la poche fibreuse » (c).

895. M. Corvisart paraît disposé à croire que les anévrysmes faux consécutifs se forment de cette manière. Cette opinion est évidemment inadmissible pour le plus grand nombre de ces affections, d'après les faits qui ont été exposés ci-dessus (§ 886 et suivans). Mais il ne serait pas impossible que, dans quelques cas particuliers, un anévrysme se formât de cette manière. Cependant, pour pouvoir tirer une pareille conclusion des faits sur lesquels s'appuie M. Corvisart, il faudrait quelques détails qui ne se trouvent ni dans l'une ni dans l'autre de ses observations. En effet, si les enveloppes des tumeurs étaient de véritables kystes, c'est-à-dire des sacs sans ouverture, il faudrait, pour que le sang pût y pénétrer, non-seulement que l'aorte fût usée par ces tumeurs, mais

(a) *Op. cit.*, pag. 329, obs. XLV.
(b) *Op. cit.*, pag. 327.
(c) *Op. cit.*, pag. 328.

encore que le kyste lui-même s'usât aussi dans le point correspondant ; car, sans cela, le sang s'épancherait autour du kyste et non pas dans son intérieur ; et il semble bien difficile qu'un kyste *fibreux* puisse s'user, surtout contre l'aorte. L'opinion de M. Corvisart semble d'ailleurs fondée en partie sur la couleur rouge de la matière contenue dans le kyste, couleur qu'il paraît attribuer à une sorte de transsudation du sang, d'après l'expression que nous avons citée plus haut : *le sang aurait pu passer* plus librement *dans la cavité de ce kyste.*

Cette dernière opinion me paraît tout-à-fait mal fondée. J'ai trouvé dans différentes parties du corps fort éloignées des gros troncs artériels, et notamment dans l'épiploon et les ovaires, des kystes fibreux remplis par une matière de consistance de bouillie très-épaisse et un peu sèche, et dont la couleur était d'un rouge d'ocre plus ou moins foncé. Ces productions, dont la nature était très-probablement la même que celle des tumeurs observées par M. Corvisart, sont du nombre de celles qui n'ont point d'analogues dans les tissus naturels de l'économie animale, et ne doivent probablement pas leur coloration au sang.

ARTICLE II.

Des Concrétions du sang dans les sacs anévrysmatiques.

896. Dans tous les anévrysmes faux consécutifs et dans les anévrysmes vrais un peu considérables, les parois internes du sac anévrysmal sont tapissées par des couches plus ou moins épaisses de fibrine et de

sang à divers degrés de concrétion. Vésale, qui le premier a décrit un anévrysme de l'aorte, n'a point oublié cette circonstance. Il trouva sur ses parois « une sorte de concrétion carniforme sans fibres, et » une matière blanchâtre dure, assez semblable à du » lard bouilli ». (a). Ces concrétions ont quelquefois des caractères d'organisation si marqués, que Valsalva les a prises pour une excroissance carniforme des parois artérielles (b), quoique Harvée eût déjà averti de la possibilité de cette erreur (c). Morgagni reconnaît que ces concrétions se forment avant la mort, et il se fonde à cet égard sur ce qu'elles tiennent aux parois du sac anévrysmal, quelque position qu'on lui donne ; sur ce que leur substance est comme desséchée (exsucca) et bien différente de celle des concrétions polypeuses du cœur ; enfin sur ce que la stagnation seule du sang ne suffit pas pour les produire ; car, dit-il, on a lié inutilement l'artère d'un chien sans déterminer rien de semblable (d). Cette dernière raison ne serait pas d'un grand poids, car il est aujourd'hui hors de doute que, lors de la ligature d'une artère, son extrémité se remplit d'une concrétion fibrineuse qui peu à peu s'organise, et finit par s'oblitérer complètement depuis la ligature jusqu'à la plus prochaine artère collatérale. Quoi qu'il en soit, je ne pense pas que personne aujourd'hui voulût soutenir l'opinion contraire. Le seul examen

(a) *Sepulchr., lib. VI, sect. II, obs. XXI, § 17.*
(b) Morgagni, *Epist. XVII, n° 29.*
(c) *De Circ. sang. Exercit. III.*
(d) *Epist. XVII, n° 29.*

de ces concrétions suffit en effet pour prouver qu'elles n'ont pas pu se former en un jour.

897. Ces concrétions présentent un aspect très-varié suivant leur degré d'ancienneté, et probablement aussi suivant d'autres circonstances qui ne sont pas aussi faciles à apprécier. Les plus centrales, ou, pour parler plus exactement, les plus voisines du canal parcouru par le sang sont formées par du sang plus ou moins fortement caillé. Un peu plus loin les caillots sont comme desséchés, d'un rouge moins noir, et évidemment mêlés d'une forte proportion de fibrine; plus profondément encore on trouve des couches de fibrine pure, blanches ou jaunâtres, plus fermes, plus opaques et moins humides que les concrétions polypiformes du cœur. Sous ces dernières on rencontre des couches d'une matière assez semblable et de même couleur, mais tout-à-fait opaque, friable et de consistance de pâte sèche. Ces dernières adhèrent aux parois du kyste, et on les a souvent prises pour des *stéatomes*. Quelquefois elles sont ramollies à consistance de bouillie, sans perdre d'ailleurs leurs autres caractères. Il est évident qu'elles sont formées par de la fibrine dans un état de décomposition plus ou moins avancé. Cette matière est évidemment la même que celle qui se rencontre au centre des veines oblitérées. (§ 813), et quelquefois dans l'intérieur des végétations globuleuses (§ 829).

898. Ces matières sont celles qui se trouvent le plus communément dans les sacs anévrysmatiques. Quelquefois, mais plus rarement, on y rencontre encore des couches fortement demi-transparentes et tout-à-fait diaphanes quand on les coupe en

lames minces, d'un gris brunâtre, avec des veines blanchâtres plus opaques. Cette matière, tout-à-fait semblable pour l'aspect et la consistance à de la corne fortement ramollie par la chaleur, est très-compacte, se coupe facilement et ne laisse aucune trace d'humidité sur le scalpel. Elle ne se trouve guère que dans les anévrysmes volumineux et forme ordinairement des couches très-épaisses. J'en ai vu qui avaient plus de cinq travers de doigt d'épaisseur.

Le sang s'insinue souvent entre ces diverses couches de concrétions, souille et pénètre celles qui sont formées par de la fibrine décomposée à consistance de pâte sèche ou de bouillie. C'est en séparant les plus extérieures des parois auxquelles elles adhèrent, que le sang finit par percer le sac anévrysmal et se faire jour à l'extérieur.

Les couches de ces diverses espèces de concrétions sont d'autant plus nombreuses que le sac anévrysmal est plus considérable. Dans les anévrysmes faux, le sac en est ordinairement rempli en entier; mais les couches les plus voisines de l'ouverture de communication sont presque toujours formées de sang simplement caillé, et par conséquent elles sont, suivant toutes les apparences, postérieures à la mort. Dans les dilatations légères de l'aorte, quoiqu'il n'existe aucun obstacle à la circulation, on trouve quelquefois une petite concrétion fibrineuse de consistance de pâte sèche, très-adhérente à un point des parois de l'artère dilatée. Ce fait semble rentrer dans la catégorie de ceux qui, comme nous l'avons déjà dit, peuvent donner à penser que les concrétions sanguines adhérentes aux parois des vaisseaux se forment sous l'influence d'un état pathologique de leur membrane interne.

ARTICLE III.

Des Effets des anévrysmes de l'aorte sur les organes voisins.

899. Les anévrysmes produisent des effets très-variés sur les organes qui les environnent, suivant leur volume et leur position. La simple dilatation de l'aorte, quand elle n'est pas portée loin, n'en produit presqu'aucun ; mais les plus petits anévrysmes faux consécutifs, ou même les anévrysmes vrais occupant une petite partie de l'artère et formant tumeur, peuvent en produire de très-graves.

De ces effets, le premier et le plus commun est la compression, qui gêne surtout l'action des poumons et celle du cœur. Celle des organes abdominaux est rarement altérée d'une manière sensible par les anévrysmes les plus volumineux de l'aorte ventrale. Quand la tumeur est énorme, ou quand, à raison de sa position, elle devient une cause de compression très-énergique, elle déforme souvent plusieurs des parties environnantes, change leur position, se les applique en quelque sorte, et s'en fait une enveloppe extérieure. Ainsi, dans les anévrysmes placés vers l'origine de la cœliaque, ou vers la fin de l'aorte pectorale, les piliers du diaphragme distendus et aplatis tapissent ordinairement les parties latérales et même la partie antérieure de la tumeur. Les vaisseaux, les nerfs, et surtout le tissu cellulaire environnant, s'étendent également à la surface de la tumeur, et contribuent à augmenter l'épaisseur de ses parois que renforcent encore les plèvres ou le péritoine.

900. Soit que la tumeur se développe à-peu-près également dans tous les sens, soit que la dilatation se fasse plus particulièrement d'un seul côté, elle finit ordinairement par attaquer la texture de quelqu'un des organes voisins. Cette altération varie suivant la nature de ces organes. Quand l'effort de pression de l'anévrysme se porte principalement sur l'un ou l'autre poumon, ses effets se bornent ordinairement à la compression ; cependant il peut arriver quelquefois que le tissu pulmonaire en soit altéré ou usé, et que, l'anévrysme venant à se rompre, le sang s'infiltre dans les cellules aériennes. J'ai déjà cité un exemple remarquable de ce cas rare. J'ai vu une autre fois un anévrysme faux consécutif de l'aorte ascendante à peine aussi volumineux qu'une grosse aveline, qui faisait corps par une adhérence intime avec le poumon droit, dans lequel il s'était enfoncé. Ses parois très-minces montraient que le même accident ne pouvait pas tarder à avoir lieu pour peu que le malade eût vécu.

901. Souvent l'anévrysme de l'aorte ascendante ou de la crosse comprime la trachée-artère ou l'un des deux troncs bronchiques, les aplatit, use leurs cerceaux cartilagineux, et finit, en s'y ouvrant, par produire une hémoptysie subitement mortelle.

902. L'œsophage est aussi fréquemment percé de la même manière, et la mort arrive alors par un vomissement de sang. Ce cas est plus rare que le précédent : je ne l'ai observé que trois fois.

903. Les effets des anévrysmes de l'aorte sur le cœur se bornent ordinairement à le déjeter en en bas, à droite ou à gauche, suivant la position et le volume

de la tumeur. Quelquefois cependant elle perce les enveloppes, et la mort a lieu par l'effusion du sang dans le péricarde. Morgagni (*a*) et M. Scarpa (*b*) ont réuni plusieurs exemples de ce cas, qui doit être assez rare ; car je ne l'ai jamais rencontré. Il ne produit pas une mort aussi subite que les précédens, parce que la cavité du péricarde se prête d'autant moins à une grande effusion de sang qu'elle se trouve resserrée et comprimée, comme tous les organes thoraciques, par la présence de la tumeur anévrysmale. Il paraît même que quelquefois la rupture d'un anévrysme dans le péricarde peut n'être qu'une cause de mort assez éloignée. Je me rappelle avoir vu, il y a quelques années, sur une pièce présentée à la Société de la Faculté de Médecine par M. Marjolin, un anévrysme ouvert dans le péricarde par une ouverture lisse qui paraissait déjà ancienne et comme fistuleuse.

904. On a vu aussi, mais beaucoup plus rarement, des anévrysmes de l'aorte ascendante s'ouvrir dans l'artère pulmonaire. MM. Payen et Zeink ont présenté à la Société de la Faculté de Médecine un exemple de ce cas pathologique (*c*).

905. La cavité de la plèvre gauche est le lieu où s'ouvrent la plus grande partie des anévrysmes et presque tous ceux de l'aorte pectorale ; il est extrêmement rare, au contraire, qu'un anévrysme s'ouvre dans la plèvre droite.

_____

(*a*) *Epist.* XXVI, n°s 7, 17, 21 ; *Epist.* XXVII, n° 28.
(*b*) *Op. cit.*, § XIX, pag. 103 et suiv.
(*c*) Bulletin de la Faculté de Médecine, 1819, n° 3.

J'ai vu une seule fois un anévrysme faux consécutif de l'aorte descendante qui avait comprimé et
détruit le canal thoracique et produit l'engorgement
de tous les vaisseaux lactés. Ce cas, qui a été publié
ailleurs (a), doit être rangé au nombre des effets
les plus rares des anévrysmes : je n'en connais pas
d'autre exemple. M. Corvisart a vu un anévrysme de
l'aorte ascendante qui comprimait la veine cave supérieure de manière à gêner beaucoup le retour du
sang des parties supérieures. Le malade mourut dans
un état *sub-apoplectique* (b).

906. Les effets locaux les plus remarquables des
anévrysmes sont ceux qu'ils produisent sur les os. Les
anévrysmes faux consécutifs de l'aorte descendante
surtout, presque toujours situés à la partie postérieure
interne de cette artère, détruisent le corps des vertèbres dorsales et souvent jusqu'à une grande profondeur. Je ne sache pas qu'on ait jamais observé l'ouverture d'un anévrysme dans le canal rachidien ; mais
je suis persuadé que ce cas se rencontrera, d'après
le peu d'épaisseur qui restait dans quelques points
du corps des vertèbres dans plusieurs des cas que
j'ai observés. J'ai conservé une pièce anatomique dans
laquelle l'aorte descendante présente deux anévrysmes
faux consécutifs, l'un de la grosseur d'un œuf de
cane, l'autre d'un volume double ; les parties antérieures gauches des quatrième, cinquième et sixième
vertèbres dorsales sont corrodées par ce dernier, et

(a) Journal de Médecine par MM. Corvisart, Leroux et
Boyer, tom. XII, pag. 159.
(b) *Op. cit.*, pag. 350.

celles des huitième et neuvième par le premier; à la partie latérale gauche de la cinquième, il ne reste guère que deux à trois lignes de substance spongieuse, entre le point le plus profondément corrodé et le canal vertébral. On conçoit d'autant plus facilement que le sang puisse y pénétrer, que la substance spongieuse de l'os en est entièrement infiltrée, de sorte qu'une lame de substance compacte mince et perforée, comme l'on sait, d'un grand nombre de petits trous, est la seule barrière qui l'empêche de s'épancher à la face externe de la dure-mère ou de percer cette membrane.

907. La destruction de la substance osseuse, dans ce cas, se fait par une sorte d'usure et par une action tout-à-fait mécanique. On ne retrouve ici rien d'analogue à ce travail de cicatrisation ou de reproduction irrégulière de la substance osseuse que l'on remarque dans certaines parties des os cariés. Les cartilages intervertébraux restent presque toujours parfaitement intacts, et figurent des cloisons incomplètes au fond du sac anévrysmal, même lorsque le corps de l'os est rongé le plus profondément; lors même qu'ils sont un peu attaqués, ils le sont incomparablement moins que le corps des vertèbres. Cette circonstance, tout-à-fait constante, est encore propre à prouver que la corrosion de la substance osseuse se fait, dans ce cas, par une véritable usure : on sait qu'en général le frottement des liquides use moins vite le cuir que le bois et que d'autres corps plus solides.

908. Il est à peine nécessaire de dire que, dans tous les cas où l'on trouve le corps des vertèbres usé, la portion du sac anévrysmal qui les recouvrait primi-

tivement est tout-à-fait détruite ; ses bords adhèrent alors très-fortement aux points où cesse l'usure des vertèbres. Je ne me rappelle pas avoir jamais vu un anévrysme s'ouvrir par leur décollement. Les concrétions fibrineuses sont alors percées dans le point correspondant à l'usure des vertèbres, et rassemblées sur les parois latérales du sac, de manière que la colonne du sang liquide frappe continuellement et à nu le corps des vertèbres.

909. Quoique les anévrysmes faux consécutifs de l'aorte pectorale descendante soient ceux qui causent le plus souvent l'usure des vertèbres, ils ne sont pas les seuls qui puissent la produire. J'ai vu un anévrysme vrai de l'aorte ascendante, d'un volume quadruple de celui du poing du sujet, qui avait rongé les parties antérieures des troisième, quatrième et cinquième vertèbres dorsales, et même un peu leurs cartilages.

910. Les anévrysmes de l'aorte ventrale produisent beaucoup plus rarement cet effet, sans doute à raison de la facilité plus grande qu'a la tumeur de se développer dans le tissu cellulaire lâche qui entoure les vertèbres lombaires.

911. Les anévrysmes vrais ou faux consécutifs de l'aorte ascendante corrodent aussi quelquefois le sternum, le percent entièrement, et viennent se prononcer au dehors de cet os et immédiatement sous la peau. J'ai vu deux ou trois tumeurs de ce genre qui faisaient au-devant de la poitrine une saillie telle qu'on ne pouvait les couvrir entièrement avec les deux mains.

912. Les anévrysmes de la crosse de l'aorte et ceux

de l'artère innominée viennent aussi quelquefois faire saillie au haut du sternum, au-dessus de cet os, ou sous les cartilages des premières fausses côtes droites, plus rarement du côté gauche. Dans ces cas, on remarque encore que les os sont usés et que les cartilages sont à peine attaqués, ou sont simplement écartés et repoussés en avant. M. Corvisart a vu un cas dans lequel la clavicule n'avait pas été usée, mais luxée, par la pression de la tumeur, à son extrémité sternale.

913. Il est assez remarquable que ce ne sont pas toujours les tumeurs les plus volumineuses qui usent le sternum et se portent ainsi au dehors. On voit des anévrysmes du volume d'un œuf produire cet effet, et on en voit d'aussi gros que la tête d'un fœtus à terme rester cachés dans l'intérieur de la poitrine, quoique leur face antérieure soit en quelque sorte comprimée par le sternum.

ARTICLE IV.

Des Signes des anévrysmes de l'aorte.

914. Il est peu de maladies aussi insidieuses que l'anévrysme de l'aorte; on ne le reconnaît que lorsqu'il se prononce à l'extérieur; on peut à peine le soupçonner lorsqu'il comprime quelque organe essentiel et en gêne les fonctions d'une manière grave; et lorsqu'il ne produit ni l'un ni l'autre de ces effets, souvent le premier indice de son existence est une mort aussi subite que celle qui est donnée par un coup de feu. J'ai vu mourir de cette manière des hommes que l'on croyait dans l'état de santé le plus florissant, et qui ne s'étaient jamais plaints de la plus légère incommodité.

915. On peut donc dire que l'anévrysme de l'aorte par lui-même n'a point de symptômes qui lui soient propres. Tous ceux qui ont été indiqués par les auteurs, et particulièrement par M. Corvisart, annoncent seulement l'altération ou la compression des organes environnans. C'est ce que prouvera l'exposition succincte de ces signes.

Les seuls signes communs à tous les anévrysmes de l'aorte sont l'oppression, et quelquefois des différences sensibles dans le pouls examiné aux deux bras (a). Ce dernier symptôme a lieu quand la tumeur anévrysmale comprime l'artère sous-clavière gauche ou l'artère innominée, quand des caillots bouchent en partie l'ouverture de ces artères, ou quand le volume de la tumeur change beaucoup l'angle sous lequel elles naissent et le rend très-aigu. Les anévrysmes de l'aorte ascendante produisent quelquefois un *bruissement* sensible à la main vers le milieu et le haut du sternum (b). Le son rendu par la percussion est quelquefois obscur dans le même lieu (c). Lorsque la tumeur comprime la trachée, on entend du râle ou un sifflement *particulier et très-reconnaissable* quand le malade parle ou respire (d); il éprouve le sentiment d'un tiraillement du larynx et de la trachée en en bas; la voix devient rauque ou même se perd tout-à-fait (e). Quand les anévrysmes font saillie au dehors, l'oppression devient moins *insupportable* que

(a) *Op. cit.*, pag. 352.
(b) *Ibid.*, pag. 353.
(c) *Ibid.*
(d) *Ibid.*, pag. 352.
(e) *Ibid.*, pag. 350.

quand ils restent entièrement cachés dans la poitrine (a).

916. Ces symptômes s'observent effectivement quelquefois, et on pourrait en ajouter beaucoup d'autres du même genre, c'est-à-dire dépendans de la compression ou de la destruction de quelque organe voisin de la tumeur anévrysmale. Ainsi, j'ai entendu plusieurs des malades chez lesquels j'ai trouvé des anévrysmes de l'aorte descendante avec corrosion des vertèbres, se plaindre d'éprouver, dans le point correspondant du dos ou des lombes, des douleurs vives et *térébrantes* ou analogues à l'action d'un vilebrequin. Une malade dont j'ai déjà parlé, et chez laquelle l'anévrysme s'était ouvert dans le tissu pulmonaire (528), se plaignait d'éprouver une espèce de bouillonnement dans le sommet du poumon droit. Je crois aussi avoir entendu plusieurs sujets attaqués d'anévrysmes de l'aorte se plaindre de hoquets et de nausées.

917. Tous ces symptômes, au reste, sont trop équivoques de leur nature pour pouvoir constituer des signes de l'anévrysme de l'aorte; tout au plus pourraient-ils le faire soupçonner quand ils sont réunis en certain nombre. L'oppression est un symptôme commun à presque toutes les affections de la poitrine; l'inégalité du pouls aux deux bras peut tenir à une disposition originelle, si elle n'existe que dans la force des pulsations: y eût-il différence de rhythme, on serait encore incertain sur sa cause, puisque, comme nous l'avons dit, une concrétion sanguine peut

_____

(a) *Op. cit.*, pag. 346.

produire le même effet. M. Corvisart a vu lui-même un cas dans lequel il dépendait d'une ossification saillante placée à l'origine de l'artère sous-clavière (a). Je n'ai jamais senti à la main le *bruissement* sous le sternum donné par M. Corvisart comme un signe de l'anévrysme de l'aorte ascendante, que dans des cas où la tumeur était déjà visible à l'extérieur. On peut presque dire la même chose de la percussion. J'ai trouvé des dilatations considérables de l'aorte ascendante chez des sujets dont la poitrine résonnait très-bien sous le sternum. Tous les symptômes de l'anévrysme comprimant la trachée ou les troncs bronchiques peuvent être produits par toute autre espèce de tumeur développée au voisinage des conduits aériens, ainsi que M. Corvisart l'a observé lui-même (b). Il est très-vrai qu'un anévrysme qui, après avoir percé le sternum et repoussé les cartilages des côtes, forme une tumeur considérable au-devant de la poitrine, occasione moins d'oppression qu'une tumeur de même volume qui, cachée en entier sous le sternum, presse les poumons de dedans en dehors et les refoule vers les côtes : mais la dyspnée la plus intense peut être due à tant de causes différentes, que ce symptôme seul ne pourra jamais devenir un signe de quelque maladie que ce soit.

918. Les douleurs *térébrantes* du dos ou des lombes étaient accompagnées, dans les cas dont j'ai parlé (§ 916), de symptômes si vagues et si peu graves, que si de semblables cas se représentaient à moi, je

(a) *Op. cit.* pag. 221, obs. 32.
(b) *Op. cit.* pag. 352, obs. 51.

n'oserais en rien conclure. Une affection rhumatismale, goutteuse ou nerveuse, peut d'ailleurs produire des douleurs fort analogues. Celles de la goutte surtout ont assez souvent ce caractère *térébrant*. Le bouillonnement senti par la femme dont j'ai parlé plus haut est un symptôme qu'éprouvent quelquefois les phthisiques lorsqu'il existe un râle très-fort dans les excavations tuberculeuses. Je l'ai même observé dans des catarrhes pulmonaires intenses, et particulièrement dans les exacerbations du catarrhe chronique muqueux.

919. On peut donc dire que, dans l'état actuel de la science, il n'existe aucun moyen sûr de reconnaître l'anévrysme de l'aorte, si ce n'est dans les cas où la tumeur peut être sentie extérieurement, cas qui se réduisent aux anévrysmes de l'aorte ventrale et au très-petit nombre d'anévrysmes de l'aorte ascendante ou de la crosse qui usent le sternum ou déjettent les cartilages des côtes. Encore, dans ces cas mêmes, pourrait-on se tromper. J'ai vu, il y a dix ou douze ans, en consultation avec M. Bayle, une jeune personne attaquée d'une fièvre pernicieuse double-tierce. En portant la main sur le ventre pour m'assurer si l'épigastre n'était pas douloureux, je trouvai au bas de cette région une tumeur du volume du poing, rénitente, donnant des pulsations fortes, isochrones à celles du pouls, et accompagnées d'un mouvement de dilatation générale bien marqué. M. Bayle répéta l'observation, et nous ne doutâmes ni l'un ni l'autre que la malade ne fût attaquée d'un anévrysme de l'aorte vers la hauteur de l'artère cœliaque. Nous donnâmes cependant le quinquina pour parer aux accidens plus ur-

gens de la fièvre, qui fut coupée très-facilement. Pendant plus d'un mois, la tumeur présenta les mêmes battemens. La malade, quoique sans fièvre, restait toujours très-faible et éprouvait beaucoup d'agitation nerveuse. Ce ne fut qu'environ six semaines après la cessation des accès qu'elle commença à reprendre des forces et à se sentir en pleine convalescence. Vers cette époque, j'examinai de nouveau le ventre, et je fus surpris de ne plus trouver ni la tumeur ni les battemens qui existaient encore quelques jours auparavant. Je fis part de cette singulière observation à M. Bayle, qui fut curieux de vérifier le fait, et ne trouva non plus que moi aucun vestige de l'anévrysme que nous avions cru reconnaître. J'ai eu souvent occasion de revoir et d'examiner le sujet de cette observation, qui n'a plus présenté rien d'analogue. J'ai rencontré depuis plusieurs cas tout-à-fait semblables. J'exposerai plus bas la manière dont ils me paraissent pouvoir être expliqués, et les signes auxquels on peut reconnaître ces faux anévrysmes.

920. L'anévrysme perforant lui-même pourrait quelquefois être simulé par des tumeurs d'une autre nature. J'ai trouvé, à l'ouverture d'un sujet dont je n'avais pas suivi la maladie, une tumeur cérébriforme allongée et plus grosse qu'un œuf de cane, placée sous la partie supérieure du sternum, dont elle avait détruit presque entièrement la pièce supérieure. Cette tumeur faisait une saillie très-prononcée tant en ce point qu'à la partie inférieure du cou. La peau était violette dans presque toute l'étendue de la tumeur, dont la partie supérieure était totalement infiltrée de sang et mêlée de caillots, par suite de l'espèce d'exhala-

tion que nous avons dit avoir lieu fréquemment dans les encéphaloïdes (§ 336). Je ne sais si, pendant la vie, cette tumeur offrait des pulsations ; mais il me paraît difficile que cela ne fût pas, car elle reposait par sa partie gauche sur la crosse de l'aorte. Si ce symptôme existait, il eût été certainement de toute impossibilité de distinguer, par l'application de la main, une semblable tumeur d'un anévrysme.

921. Je ne sais trop encore jusqu'à quel point l'auscultation médiate pourra servir à établir le diagnostic des anévrysmes de l'aorte. J'en ai peu rencontré depuis le commencement de mes recherches. Quelques-uns de ces faits donnent l'espérance et même la certitude que, dans plusieurs cas au moins, le cylindre fera reconnaître la maladie avant qu'elle n'ait produit aucun symptôme local ou général grave. D'autres, au contraire, prouvent qu'un anévrysme très-volumineux de l'aorte pectorale peut exister sans que l'auscultation le fasse reconnaître, surtout si l'on n'a d'ailleurs aucun motif d'en soupçonner l'existence; et des raisons assez fortes me portent à croire que ce résultat négatif sera le plus fréquent. Je vais entrer dans quelques détails à cet égard.

922. J'ai observé, depuis que je me sers du cylindre, une douzaine de sujets chez lesquels j'ai cru reconnaître des anévrysmes de l'aorte pectorale. La plupart d'entre eux sont sortis de l'hôpital après avoir éprouvé un soulagement notable par la saignée et la diète. Chez deux, une dilatation médiocre de l'aorte ascendante ou de la crosse, soupçonnée d'après les signes donnés par le cylindre, a été vérifiée par l'autopsie; chez un troisième, la tumeur faisait déjà une légère

saillie sous les cartilages des premières côtes droites, et sa nature pouvait être reconnue par l'inspection seule et l'application de la main. Ce dernier m'a fourni l'occasion de faire plusieurs observations d'autant plus utiles que le diagnostic de la maladie était tout-à-fait sûr. Les battemens de la tumeur, parfaitement isochrones au pouls, donnaient une impulsion et un bruit beaucoup plus forts que la contraction des ventricules du cœur. On n'entendait nullement celle des oreillettes. Ces battemens, que j'appellerai *simples*, par opposition à ceux du cœur, qui sont *doubles* (à raison des contractions alternatives des ventricules et des oreillettes), s'entendaient très-distinctement entre l'omoplate droite et la colonne vertébrale. Je fis subir à ce malade le traitement de Valsalva. L'intensité des battemens diminua beaucoup après les premières saignées, et au bout d'environ un mois la tumeur était évidemment moins volumineuse : mais deux mois étaient à peine écoulés, que le malade, effrayé de la fréquence des saignées, et surtout lassé de la diète rigoureuse à laquelle on le tenait, sortit de l'hôpital.

923. D'après les observations que j'ai faites sur ce malade, et sur deux sujets attaqués d'anévrysme de l'aorte ventrale, il est certain que, dans plusieurs cas, on reconnaîtra les anévrysmes de l'aorte à des battemens *simples*, et ordinairement beaucoup plus forts que ceux du cœur : mais je pense que ce signe manquera dans beaucoup d'autres. Il m'est arrivé trois fois, depuis que je me sers du cylindre, de méconnaître des anévrysmes de l'aorte. La première, chez la femme dont l'anévrysme s'ouvrit dans le tissu du poumon droit (§ 528) ; la seconde, chez un vieillard

qui avait une dilatation de la crosse assez considérable pour y loger deux œufs de cane ; la troisième, chez une femme de cinquante ans, de petite taille, et dont la poitrine, bombée en avant et en arrière, paraissait avoir été ainsi déformée par le rachitis. La cause réelle de cette déformation était un anévrysme vrai de l'aorte ascendante, plus volumineux que la plus grosse tête de fœtus à terme, et qui occupait au moins le tiers de la capacité de la poitrine.

924. Je dois dire que, chez aucun de ces sujets, on n'avait appliqué le cylindre sur le sternum. Cependant, d'après ces faits, et d'après ceux mêmes dans lesquels j'ai reconnu la maladie, je pense que le plus souvent les anévrysmes de la partie ascendante et de la crosse de l'aorte pourront facilement être méconnus. En effet, pour peu que les cavités du cœur soient amples, ses contractions s'entendent dans toute la longueur du sternum, et dans les parties de la poitrine situées immédiatement au-dessous des clavicules. La contraction des ventricules étant isochrone au battement de la tumeur anévrysmale, elle se confondra nécessairement avec lui ; et la contraction des oreillettes, que l'on entendra à travers la tumeur, fera croire que l'on entend les battemens du cœur.

925. Cependant il resterait encore, dans ce cas, un signe qui, quoique moins saillant que le battement *simple* de la tumeur, n'en serait pas moins suffisant pour faire connaître son existence. Si l'on sent sous le sternum ou au-dessous de la clavicule droite une impulsion isochrone au pouls, et notablement plus forte que celle des ventricules du cœur explorée dans les régions précordiales droite et gau-

che, on a au moins une forte raison de soupçonner que l'aorte ascendante ou la crosse sont dilatées, d'autant qu'il est extrêmement rare que l'impulsion du cœur se fasse sentir, même dans l'hypertrophie la plus forte, au-delà des régions précordiales (§ 617). Si le phénomène, examiné à plusieurs reprises, est trouvé constant, le diagnostic peut être regardé comme certain. C'est par ce signe que j'ai reconnu les deux cas de dilatation de l'aorte ascendante dont j'ai parlé plus haut (§ 922.)

926. Les anévrysmes de l'aorte pectorale descendante, et surtout ceux qui rongent la colonne vertébrale, seront probablement plus faciles à reconnaître, d'autant que le cœur s'entend très-rarement dans le dos (§ 599). Je ne doute pas que, dans ce cas, il n'existe des battemens *simples* très-forts dans le point du dos correspondant aux vertèbres corrodées et aux têtes des côtes voisines.

927. Les anévrysmes de l'aorte ventrale se reconnaissent avec la plus grande facilité à l'aide du cylindre. On sent des battemens énormes, qui font mal à l'oreille, et de l'intensité desquels la main ne peut donner une idée, lors même qu'elle les sent très-distinctement. Ces battemens sont *simples*; et, lors même que la tumeur se trouve à la hauteur du tronc de la cœliaque et qu'elle remonte un peu au-dessus, on n'entend nullement les contractions des oreillettes du cœur. Le bruit qui accompagne les battemens de la tumeur est ordinairement clair et sonore comme celui des oreillettes; mais beaucoup plus fort. J'ai reconnu, à l'aide de ces signes, deux anévrysmes de l'aorte ventrale dont le diagnostic aurait été fort incertain

par la seule application de la main, et qui ont été trouvés effectivement à l'ouverture.

928. J'ai reconnu aussi, dans deux cas qui se sont présentés à moi depuis peu, l'anévrysme simulé dont j'ai parlé plus haut (§ 919). Le sujet de la première de ces observations était une femme de moyen âge, qui éprouvait des battemens très-incommodes vers la partie inférieure gauche de la région épigastrique. En portant la main sur ce lieu, on sentait distinctement une tumeur qui donnait des battemens très-forts et isochrones à ceux du pouls. Les élèves qui avaient examiné la malade avant la visite ne doutaient point qu'elle n'eût une dilatation anévrysmale de l'aorte vers la hauteur des artères cœliaque ou mésentérique supérieure. Je le crus moi-même au premier moment; mais, en appliquant le cylindre sur le point où les battemens se faisaient sentir, je trouvai que l'impulsion n'était pas beaucoup plus forte qu'elle ne l'est chez les sujets assez maigres pour qu'on puisse sentir les battemens de l'aorte à travers la masse intestinale. J'entendais le sang passer dans l'artère avec un bruit analogue à celui d'un soufflet; et le stéthoscope me donnait la sensation de la forme et des dimensions de l'artère, dont le calibre semblait tout-à-fait égal et de grandeur naturelle. Ces sensations sont aussi celles que l'on obtient par l'examen de l'aorte ventrale saine chez un sujet très-maigre; tandis que dans l'anévrysme le bruit est différent, l'impulsion beaucoup plus forte, et l'on ne sent nullement la forme et le diamètre de l'artère. Je ne balançai pas en conséquence à prononcer qu'il n'y avait pas d'anévrysme; et effectivement, après une saignée, deux applications

de sangsues à l'anus, et l'usage d'un régime délayant, la tumeur et les battemens disparurent. Quelques jours après, je rencontrai un cas assez semblable dans la ville, chez une dame d'environ trente ans, excessivement sensible, susceptible, irritable, sujette à des affections nerveuses très-variées, cultivant avec passion les arts, et particulièrement la peinture. Ici l'on sentait seulement à la main des pulsations très-fortes vers la hauteur de l'artère mésentérique supérieure; mais on ne pouvait assurer s'il y avait ou non une tumeur. Le cylindre donnait la sensation du calibre de l'artère et des battemens très-forts, mais non pas énormes, dans une étendue beaucoup plus grande que celle où l'on pouvait les sentir à la main. La flaccidité des parois abdominales permettait de suivre l'aorte, à l'aide de l'instrument, dans une étendue de plus de six pouces, quoique la malade eût assez d'embonpoint, et par-tout on trouvait les mêmes signes. Les mêmes moyens furent suivis d'un succès semblable, mais qui se fit attendre un peu plus long-temps. Il est à remarquer que cette dame avait éprouvé pendant plusieurs mois, l'année précédente, des symptômes de maladie du cœur assez apparens pour effrayer son médecin ordinaire, qui me fit appeler en consultation. Je trouvai les contractions du cœur dans l'état naturel: je conseillai de saigner la malade, à laquelle on n'avait osé tirer du sang à raison des accidens nerveux auxquels elle était sujette, et ce moyen, joint aux bains, fit disparaître tous les signes de maladie du cœur.

929. Je pense que ces battemens artériels intenses et simulans l'anévrysme sont des faits à ajouter à ceux

(§ 683) qui paraissent prouver que l'énergie de la faculté contractile propre des artères est beaucoup plus grande que quelques auteurs modernes ne l'ont pensé. Il me semble, en effet, qu'on ne peut guère se rendre raison des faits que je viens d'exposer qu'en admettant une augmentation locale de l'énergie des contractions artérielles. Le pouls de ces malades était tout-à-fait naturel. J'ai fait quelquefois sur d'autres artères des observations analogues. J'ai trouvé surtout assez souvent les battemens de l'une des carotides ou des temporales incomparablement plus forts que celui de l'autre. Quelquefois aussi on trouve le pouls de l'une des artères radiales beaucoup plus fort que celui de l'autre. Il existe même dans l'état de santé, chez un grand nombre d'hommes, une différence notable à cet égard. Le pouls droit est presque toujours plus fort que le gauche : serait-ce parce que le bras droit est celui que l'on exerce le plus ? J'ai vu quelquefois dans la même maladie chacune des artères radiales devenir alternativement la plus forte ou la plus faible, et plus souvent encore l'artère radiale gauche devenir la plus forte, quoique le contraire eût lieu dans l'état de santé.

930. On ne peut guère expliquer la formation et la disparition de la tumeur qui accompagne dans quelques cas l'anévrysme simulé de l'aorte ventrale, qu'en admettant qu'elle est formée par des gaz emprisonnés en quelque sorte dans l'une des cellules du colon transverse. J'ai vu, au reste, des tumeurs abdominales dues à cette cause persister pendant des mois entiers et disparaître ensuite ; et les cas dans lesquels les praticiens croient avoir réussi à *fondre* des ob-

structions palpables sont toujours ou celui-ci ou celui où les tumeurs, contenant des vers vésiculaires qui sont venus à mourir, se sont, par cette cause, resserrées sur elles-mêmes, et réduites à un si petit volume qu'on ne peut plus les sentir.

931. De tout ce que nous venons de dire des anévrysmes de l'aorte, il résulte, 1° que dans plusieurs cas les anévrysmes de l'aorte ascendante pourront être reconnus par le cylindre ; 2° que dans d'autres, on ne pourra qu'à l'aide de beaucoup d'attention distinguer leurs battemens de ceux du cœur ; 3° que les anévrysmes de l'aorte pectorale descendante pourront être reconnus surtout quand ils rongent la colonne vertébrale ; 4° que les uns et les autres seront souvent méconnus, parce qu'il n'existera aucun motif d'explorer la poitrine, et même parce que le malade ne croira pas avoir la moindre raison de se défier de sa santé ; 5° enfin, que les anévrysmes de l'aorte ventrale seront faciles à reconnaître, même dans les cas où l'application de la main ne donnerait qu'un diagnostic douteux, et que les anévrysmes simulés (§ 919) qui le rendraient toujours plus ou moins incertain, si l'on était borné à ce seul moyen d'exploration, deviendront faciles à distinguer à l'aide du cylindre.

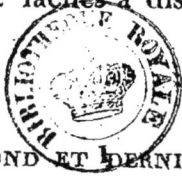

FIN DU SECOND ET DERNIER VOLUME.

TABLE DES MATIÈRES

PAR ORDRE ALPHABÉTIQUE.

Les chiffres arabes indiquent les paragraphes et les chiffres romains les observations.

A

C.

II.

ladies peuvent produire plusieurs de celles du poumon, 702. — Il présente des proportions très-variées, 704. — Son exploration par le cylindre donne des résultats très-exacts, 710. — Sa dilatation, 720. — Dilatation d'un seul de ses ventricules, 721. — Son ramollissement, 766. — Sa dégénération graisseuse, 779. — Son aspect quand il est surchargé de graisse, 775. — Il présente alors des parois très-minces, 776. — Son action n'est point troublée par cette accumulation de graisse, 778. — Ses abcès sont difficiles à reconnaître, 789. — Sa substance musculaire peut devenir cartilagineuse ou osseuse, 781. — Sa rupture est rare, 793. — Productions accidentelles qui se développent dans ses parois, 810. — Sa conversion en une substance squirrheuse, 810. — Rougeur de sa membrane interne, 836. — Rougeur intense de ses valvules, 841. — Communication contre nature de ses cavités, 846. — Ses déplacemens, 851. — Son prolapsus, *ibid.* — Ses fonctions ne sont nullement troublées par son adhérence au péricarde, 860. — Ses plaques blanches sont le produit de la transformation d'une exsudation albumineuse, 862. — Sa substance est ramollie, pâle et décolorée, dans quelques péricardites, 865. — Il est ma-

céré dans l'hydro-péricarde, suivant quelques auteurs, 874. — Il est déjeté quelquefois par les anévrysmes de l'aorte, 903. — Son adhérence complète, 882, XLIX. — Cœur ayant l'aspect d'une pomme ridée, 772. — Pétrifié, 781. — Plus gros que le poing du sujet, 99, II; 526, XXXVI; 828, XLVI; 833, XLVII. — Plus petit que le poing du sujet, 772. — Présentant des plaques blanches à sa surface. Ex., 111, VII; 274, XXI; 526, XXXVI; 872, XLVIII. — Présentant des plaques blanches sur la membrane interne de son ventricule gauche. Ex., 526, XXXVI. — Présentant des irrégularités dans ses battemens. Ex., 882, XLIX. — Donnant de l'impulsion et un son obtus. Ex., 410, XXVIII. — Faisant entendre un bruit analogue à un coup de lime. Ex., 507, XXXIII. — (Douleur à la région du) 872, XLVIII.

COMMOTION hippocratique. Importance que lui donne l'auscultation médiate, 17. — Pratiquée. Ex., 586, XXXIX, XL, XLI; XLIII.

CONCRÉTIONS pulmonaires. Crétacées; leur nature, 293, 298. — Cartilagineuses, osseuses, pétrées, crétacées; leur siége, *ibid.* — Osseuses et crétacées sont ordinairement fort petites, 301. — Opinion des pathologistes sur leur origine, 302, 308. — Opinion de M. Bayle

CYLINDRE. *Voyez* STÉTHOS-
COPE.

CYSTIQUE (canal). Son oblitération. Ex., 99, 1.

D

DIAGNOSTIC (le) des maladies
de poitrine est très-obscur,
en s'en tenant à l'observation des symptômes, 3.—
Des maladies du cœur est
souvent difficile, 736.

DIATHÈSE HÉMORRHAGIQUE. 435.

DILATATION des ventricules du
cœur, 271, 720. — Son
effet sur d'autres affections,
651.—(Signes qui indiquent
la prédisposition à la), 650.
—Avec hypertrophie, 729.
—Ses signes, 730.—De l'un
des ventricules avec hypertrophie de l'autre, 734. —
Des oreillettes du cœur, 742.
— Toujours accompagnée
d'hypertrophie, 748. — De
l'oreillette droite, 749. —
De l'oreillette gauche, *ibid.*
— Dilatations partielles du
cœur, 753 et suiv.—Dilatation notable de la poitrine,

420.—Du côté affecté, dans
la pleurésie, 370. — Dans
l'emphysème du poumon,
254. — Dans l'hydrothorax,
424.—Dans le pneumo-tho-
rax, 465. — Générale de
l'aorte, 884.—De plusieurs
autres artères, *ibid.*

DILACÉRATION du tissu pulmonaire par une exhalation
sanguine, 515.

DOULEURS TÉRÉBRANTES pro-
duites par les anévrysmes de
l'aorte descendante, 916.

DURE-MÈRE fongueuse, 440.

DYSPNÉE nerveuse, 557. —
Dans le catarrhe chronique,
556.—Dans le catarrhe sec,
558.— Ses différences dans
les maladies du cœur et l'emphysème du poumon, 691,
692.—Est quelquefois con-
sidérable dans les anévrysmes de l'aorte, 915.

E

EGOPHONIE OU PECTORILOQUIE
CHEVROTANTE, 153, 385. —
En quoi elle consiste, 71.—
Cas dans lesquels on l'observe, 157, 166. — A quelle
époque elle se manifeste,
157. — A quoi on doit l'attribuer, 155, 161, 162, 164,
165. — Sa durée, 158. —
Sa valeur sous le rapport du

pronostic, 167. — Change-
mens qu'elle peut éprouver,
163. — Signe pathogno-
monique de l'épanchement
pleurétique, 171. — Sa coexistence avec la pectoriloquie, *ibid.*—L'hépatisation
du poumon ne l'empêche
pas, 168. — Ne s'observe
jamais dans la péripneumo-

F

L

LARYNX (le cylindre appliqué sur le) transmet directement la voix, 25.—Très-rouge et ulcéré, 586.

LANCISI. Son opinion sur l'adhérence du péricarde au cœur, 860.—(Signes de l'hydro-péricarde, suivant), 876. — (Signes des maladies des cavités droites du cœur, suivant), 714, 725.

M

MAIGREUR. Obstacle qu'elle apporte à l'auscultation médiate, et comment on y remédie, 15.

MAIN (application de la); ce qu'elle peut indiquer dans les maladies du cœur, 6.

MALADIES de poitrine, plus souvent incurables que toutes les autres maladies internes graves, 3.

MASSES tuberculeuses et cancéreuses de la plèvre, 439. —Ayant corrodé deux côtes et venant faire saillie au-dehors du thorax. Ex. xxix, 440.

MATIÈRE NOIRE PULMONAIRE, 322, 323, 324. — Quelquefois difficile à distinguer des mélanoses, 325. — Signes qui la distingue des mélanoses, 326. — Accompagne souvent les productions accidentelles du poumon, 105. Ex., 329, xxiii; 507, xxxiii.

MECKEL. Son opinion sur l'adhérence du péricarde au cœur, 860.

MÉLANOSES du poumon, 308. —Leur nature, 309.—Leurs espèces, 308. — Existent sous quatre formes différentes, 310.—Enkystées ou non enkystées, 311, 312. —Époque de leur ramollissement, 313.—Leurs effets généraux et locaux, 314, 315. — Leurs signes, 317. —Caractères qui les distinguent de la matière noire pulmonaire et des glandes bronchiques, 319. — Ne peuvent être rangées parmi les espèces de phthisie de M. Bayle, 331. — Ont été confondues par M. Bayle avec la matière noire pulmonaire, ibid. — Leur rareté, ibid. Ex., xii, xxii, xxx; 152, 316, 327, 328, 392, 460.

MEMBRANES fibro-cartilagineuses. Opinion de l'auteur sur leur formation, 396. —Accidentelles, analogues aux séreuses, 859. Ex., i, xxv, xlii; 99, 571, 586.

MÉNINGES jaunies par l'ictère, Ex., xlviii, 872.

MORGAGNI. Son opinion sur les concrétions qu'on trouve dans les sacs anévrysmaux, 896.

MUSCLES (tubercules dans les), 46.

O

II.

ricardite, 869, 870.—Ses différences, dans les anévrysmes de l'aorte, 915. —Irrégularité dans le retour de ses battemens, 671.

POUMON. Son organisation, 246. — Ses cicatrices, 105. — Dépressions de sa surface causées par ses cicatrices, 107, 108, 109. — Son aspect dans l'emphysème, 269. — Sa destruction par la suppuration; ce qu'il faut en penser, 370. — Sa hernie à travers les muscles intercostaux, 444. — Sa consomption, 446. —Ses productions accidentelles, en général, 275. — Altérations qu'il éprouve dans la phthisie, 30, 37, 40. — Son tissu reste crépitant dans l'intervalle des tubercules, 279. — Altérations qu'il éprouve dans la péripneumonie, 186, 366. — Dans l'œdème, 493. — Dans l'apoplexie pulmonaire, 514. —Dans la pleurésie, 365. — Par les tumeurs développées dans son tissu, 279, 285, 290, 314. —Dans l'emphysème, 246. —Altérations qu'il éprouve quand la gangrène s'y développe, 227. — Ses calottes cartilagineuses, 858. —Son tissu exsangue. Ex., 460, XXX. — Percé de deux ouvertures pouvant laisser passer le doigt, 586, XLIII. — Infiltré de sang séreux, III, VII. — Hépatisé, III, VII; 872, XLVIII. — Adhérent, 99, III; 586, XL, XLI, XLII, XLIII. — (Adhérences celluleuses du). Ex., 99, II, III; 882, XLIX. — (Surface du), raboteuse et déprimée, 99, III; 329, XXIII. —Calotte cartilagineuse enveloppant son sommet. Ex., 507, XXXIII. — (Volume du), diminué par un épanchement, 387, XXV; 409, XXVII; 410, XXVIII; 586, XLI, XLII. —Comprimé par des masses tuberculeuses de la plèvre. Ex., 440, XXIX.— (Carnification du). Ex., 242, XVI. — Ruptures de ses cellules. Ex., 274, XXI.

PRESSION ABDOMINALE de Bichat, ses inconvéniens, 591.

PROSTATE. Ses tubercules se ramollissent souvent, 45.

PUS. Dans la substance musculaire du cœur, 787. — Entre les tuniques des artères, 842.

R

RALE, sa définition, 474. — Ses variétés difficiles à décrire, 475. —Crépitant; ce que c'est, quels signes il fournit, 477. —Crépitant, dans quelles maladies on l'observe, 477. —Muqueux ou gargouillement; en quoi il consiste, 478. —Sonore, ce que c'est; ne doit pas être confondu avec le ronflement guttural, 479. — Sonore, ses variétés, son siége, ibid. —Sonore, dépend du rétrécissement de l'ouverture d'un rameau bronchique,

U

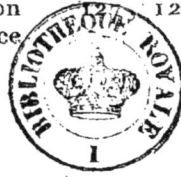

FIN DE LA TABLE ALPHABÉTIQUE.